# 生理学

## ヒトの体はこんなにすごい

岡田隆夫

順天堂大学保健看護学部長／
医学部生理学第二講座・医学教育研究室教授

医学書院

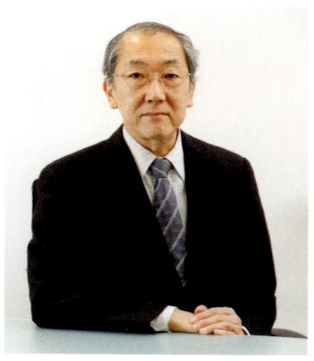

【著者紹介】
岡田隆夫(Takao Okada)
順天堂大学保健看護学部長
同大学医学部生理学第二講座・医学教育研究室教授
医学博士
1951年　東京都生まれ
1977年　順天堂大学医学部卒業
【専門分野】心臓・血管系の病態生理学
【趣　　味】かつては動物や鳥の写真撮影
　　　　　　現在は忙しくて読書程度
【好きな言葉】「冬来たりなば春遠からじ」
・岡田の田をタと読むと，上から読んでもオカタタカオ，
　下から読んでもオカタタカオ

---

みるよむわかる生理学──ヒトの体はこんなにすごい

| 発　　行 | 2015年3月15日　第1版第1刷Ⓒ |
| --- | --- |
| 著　　者 | 岡田隆夫（おかだたかお） |
| 発行者 | 株式会社　医学書院 |
|  | 代表取締役　金原　優 |
|  | 〒113-8719　東京都文京区本郷1-28-23 |
|  | 電話　03-3817-5600(社内案内) |
| 印刷・製本 | 横山印刷 |

本書の複製権・翻訳権・上映権・譲渡権・公衆送信権(送信可能化権を含む)は(株)医学書院が保有します．

ISBN978-4-260-02120-3

本書を無断で複製する行為(複写，スキャン，デジタルデータ化など)は，「私的使用のための複製」など著作権法上の限られた例外を除き禁じられています．大学，病院，診療所，企業などにおいて，業務上使用する目的(診療，研究活動を含む)で上記の行為を行うことは，その使用範囲が内部的であっても，私的使用には該当せず，違法です．また私的使用に該当する場合であっても，代行業者等の第三者に依頼して上記の行為を行うことは違法となります．

JCOPY〈出版者著作権管理機構　委託出版物〉
本書の無断複製は著作権法上での例外を除き禁じられています．複製される場合は，そのつど事前に，出版者著作権管理機構(電話 03-3513-6969，FAX 03-3513-6979，info@jcopy.or.jp)の許諾を得てください．

# 序

　ここに『みるよむわかる生理学』をお届けします．楽しんでいただければ幸いです．

　私は序文を書くのが苦手です．何故だか構えてしまってリラックスして書けないのです．しかし本を出版する以上，序文なしでは格好がつかないようで，本文とは違い，いやいや書いています．

　実はこれは「生理的に好きになる生理学」というタイトルで Medical Tribune 社の薬剤師さん向けの雑誌『Pharma Tribune』に連載していたものに手を加え，単行本化を医学書院が引き受けてくださって出版に漕ぎ着けたものです．薬剤師さん向けということで，薬に関連する記載も多く，それらの部分はできるだけ削除したのですが，文章の流れから削除しきれない部分も若干残ってしまいました．そこのところはご容赦ください．

　私は医学部や看護学部で生理学を教えています．その関係で真面目な教科書も書いていますが，もう少し柔らかい，読んでいて楽しいものを書きたいと常々思っていました．というのは，生理学に拒絶反応を示す学生が意外に多いからです．そのような学生さんに生理学の面白さ，楽しさを伝えることができればと考えました．そこで雑学的な話題，会話の中でちょっと知識をひけらかせることのできるような話題をコラムとして随所に挿入してみました．自分で言うのもちょっと気が引けますが，読者の皆様にはなかなか好評でした．ただ，コラムだけを拾い読みするのではなく，本文にも目を通していただければ幸いです．本書の題名で，「みる」が最初に来ているように，画家の村山絵里子さんがとても楽しい挿絵を描いてくれました．挿絵もぜひとも楽しんでいただければと思います．

　最後になりましたが本書の出版に際しては医学書院編集部の金井真由子さん，安部直子さんに大変お世話になりました．また，お堅いことで有名な医学書院がこのような本を出版してくださることも意外でした．紙面を借りて厚く御礼申し上げます．

2015 年 1 月

岡田隆夫

# 目次

## 1 細胞の機能とその調節　1
　細胞の構造 ……………………………………………………………………………… 1
　細胞膜 …………………………………………………………………………………… 3
　細胞内情報伝達 ………………………………………………………………………… 7

## 2 血液　8
　血液の細胞成分と液体成分 …………………………………………………………… 8
　赤血球 …………………………………………………………………………………… 9
　白血球 …………………………………………………………………………………… 12
　血小板と血液凝固 ……………………………………………………………………… 15

## 3 免疫グロブリンの働き ── 血液型とアレルギー　17
　免疫と抗体 ……………………………………………………………………………… 17
　ABO 式血液型 …………………………………………………………………………… 18
　Rh 式血液型 ……………………………………………………………………………… 20
　HLA 抗原 ………………………………………………………………………………… 21
　アレルギーと自己免疫疾患 …………………………………………………………… 21
　花粉症 …………………………………………………………………………………… 22

## 4 静止電位と活動電位　25
　細胞内液と細胞外液 …………………………………………………………………… 25
　静止電位の成り立ち …………………………………………………………………… 26
　細胞の興奮 ……………………………………………………………………………… 29
　心筋の活動電位 ………………………………………………………………………… 32

## 5 心臓の電気的活動とその異常 ── 不整脈　33
　心臓の電気的活動と心電図 …………………………………………………………… 33
　心臓における興奮の発生と刺激伝導系 ……………………………………………… 33

徐脈性不整脈と頻脈性不整脈 ……………………………………………………… 35
　　　頻脈性不整脈の成因 ……………………………………………………………… 37
　　　心室細動と心肺蘇生法 …………………………………………………………… 40

## 6 心臓の収縮と前負荷・後負荷・収縮性　41

　　　ヒトの心拍出量 …………………………………………………………………… 41
　　　スターリングの心臓の法則 ……………………………………………………… 42
　　　ラプラスの法則 …………………………………………………………………… 43
　　　心臓の仕事 ………………………………………………………………………… 43
　　　心周期と心室の圧−容積関係 …………………………………………………… 45
　　　収縮性 ……………………………………………………………………………… 45
　　　慢性心不全 ………………………………………………………………………… 47

## 7 血圧　48

　　　血圧の単位 ………………………………………………………………………… 48
　　　最高血圧と最低血圧，平均血圧 ………………………………………………… 49
　　　なぜ高い血圧が必要なのか ……………………………………………………… 50
　　　高血圧 ……………………………………………………………………………… 51
　　　起立性低血圧 ……………………………………………………………………… 53

## 8 微小循環と物質交換　55

　　　拡散と血液の循環 ………………………………………………………………… 55
　　　肺におけるガス交換 ……………………………………………………………… 56
　　　末梢組織における物質交換 ……………………………………………………… 59
　　　ショック …………………………………………………………………………… 61

## 9 呼吸とガス交換　65

　　　生命＝エネルギー産生 …………………………………………………………… 65
　　　呼吸運動 …………………………………………………………………………… 65
　　　気道の働き ………………………………………………………………………… 67
　　　肺気量 ……………………………………………………………………………… 68
　　　ガス交換 …………………………………………………………………………… 71

## 10 腎臓の役割と排尿　74

- 腎臓によって調節されるもの ……………………………………………………………… 74
- 浸透圧 ……………………………………………………………………………………… 75
- 腎臓による尿の生成 ……………………………………………………………………… 77
- クリアランス ……………………………………………………………………………… 79
- 蓄尿と排尿 ………………………………………………………………………………… 80

## 11 消化と栄養素の吸収　83

- 胃 …………………………………………………………………………………………… 83
- 十二指腸 …………………………………………………………………………………… 84
- 空腸と回腸 ………………………………………………………………………………… 85
- 大腸 ………………………………………………………………………………………… 87

## 12 ホメオスタシス ── 内分泌とホルモン　90

- 自律神経とホルモンの役割分担 ………………………………………………………… 91
- 分泌の種類と特徴 ………………………………………………………………………… 92
- ホルモンの特徴 …………………………………………………………………………… 94
- ホルモン分泌の調節 ……………………………………………………………………… 95

## 13 糖質コルチコイドと炎症　98

- 副腎 ………………………………………………………………………………………… 98
- 副腎皮質ホルモン ………………………………………………………………………… 99
- 副腎皮質の機能異常 ……………………………………………………………………… 101
- 炎症のしくみ ……………………………………………………………………………… 103
- 炎症に対する糖質コルチコイドとNSAIDsの効果 …………………………………… 104

## 14 体温　106

- 熱の出納 …………………………………………………………………………………… 106
- 熱の放散 …………………………………………………………………………………… 107
- 体温の臨床的意義 ………………………………………………………………………… 108

## 15 骨と皮膚　112

骨 ............................................................................................................... 112
皮膚 ........................................................................................................... 116

## 16 神経系 1 ── 末梢神経・中枢神経（脊髄・脳幹・間脳）　120

末梢神経 ...................................................................................................... 120
中枢神経 ...................................................................................................... 123

## 17 神経系 2 ── 中枢神経（大脳・小脳）　128

大脳 ........................................................................................................... 128
小脳 ........................................................................................................... 133

## 18 受精・妊娠と胎児の発生　136

減数分裂と生殖細胞の形成 .................................................................................. 136
女性の性周期 ................................................................................................. 137
受精と卵の着床 .............................................................................................. 138
胚の成長 ...................................................................................................... 139
胎児の血液循環 .............................................................................................. 142

## 19 成長と老化　144

成長 ........................................................................................................... 144
老化 ........................................................................................................... 146
死 .............................................................................................................. 148

## 20 感覚 ── 痛みを中心に　151

- Q1 気圧と頭痛の関係性はどうなっているの？ ........................................................ 152
- Q2 なぜ冷たいものを食べると頭がキーンとするの？ ................................................ 153
- Q3 なぜ風邪をひくと頭が痛くなるの？ ................................................................. 153
- Q4 なぜ走ると横隔膜が痛くなるの？ ................................................................... 153

- Q5 なぜ痛い部分をさすると痛みが和らぐの？ ……………………………………… 154
- Q6 なぜ痛風発作は足の親指の関節に出るの？ …………………………………… 155
- Q7 なぜ年をとると腰痛になりやすいの？ ………………………………………… 156
- Q8 なぜ肩こりが起こるの？ ………………………………………………………… 157
- Q9 なぜ「朝のこわばり」が起こるの？ …………………………………………… 158

## 21 睡眠  159

- Q1 なぜ動物は眠らないといけないの？ …………………………………………… 159
- Q2 なぜ眠いと欠伸(あくび)が出るの？ …………………………………………… 161
- Q3 なぜ欠伸をすると涙が出るの？ ………………………………………………… 161
- Q4 欠伸はどうしてうつるの？ ……………………………………………………… 161
- Q5 なぜ電車で眠くなるの？ ………………………………………………………… 162
- Q6 なぜ寝入りばなに手足がピクッとするの？ …………………………………… 163
- Q7 なぜ金縛りは起こるの？ ………………………………………………………… 163
- Q8 なぜ就寝時にこむら返りが起こりやすいの？ ………………………………… 164
- Q9 なぜ夢を覚えている時といない時があるの？ ………………………………… 165

索引 ……………………………………………………………………………………… 167

本書は『Pharma Tribune』の連載「生理的に好きになる生理学」(2011年5月号〜2014年2月号/24回分)に手を加えてまとめたものである。

## Column 目次

1. 母親由来のミトコンドリア遺伝子　2
2. 乳糖不耐症　4
3. 鉄欠乏性貧血　10
4. リンパ球のBとT　14
5. ピンポン感染　15
6. ABO式血液型と相性診断　19
7. 減感作療法　24
8. お吸い物の塩気はどれくらいが美味しいか　26
9. 挫滅症候群と高カリウム血症　32
10. スポーツ選手の徐脈　36
11. アダムス・ストークス失神　37
12. 年齢で異なる心拍数と血圧　44
13. スポーツ心臓　46
14. 甲状腺機能亢進症　50
15. ショック　52
16. 脳と心臓　61
17. 浮腫　64
18. 水道の術　70
19. エコノミークラス症候群　73
20. 糖尿病と糖尿　79
21. 脱水　82
22. 食欲を増進させるメニュー　85
23. 常在細菌叢　89
24. 高地トレーニングとエリスロポエチン　93
25. フェロモン　97
26. 防衛反応と死にまね反応　100
27. プロスタグランジン　105
28. 酒でも飲んで温まろう　109
29. 乳児突然死症候群　111
30. 骨軟化症と骨粗鬆症　115
31. アトピー性皮膚炎　119
32. 二重支配の血管　123
33. 満腹中枢の障害　126
34. 脂肪とホルモン分泌の関係　127
35. 夫婦間の摩擦を避けるには…　132
36. 脳が直に頭蓋骨に入っていたら…　135
37. がんと肉腫　141
38. 幹細胞　143
39. サビ抜きの寿司　147
40. 体のサイズと寿命との関係　150

イラスト：村山絵里子

# 1 細胞の機能とその調節

　私たちの身体を構成する基本的最小単位である細胞の話から始めましょう。私たちの身体は約60兆個の細胞でできています。たった1個の受精卵が分裂を繰り返してこれだけの数になるわけです。もちろん、細胞はその役割に応じてさまざまな形態に分化していきますが、もともとは1つの細胞だったのですから共通する機能・構造を持っています。

## 細胞の構造

　**細胞**は細胞膜に包まれており、その中に原形質と呼ばれるいろいろな構造を見ることができます（図1-1）。成分としては水が85％で最も多く、次いでタンパク質10％、脂質2％、無機質1.5％、核酸（DNAやRNA）1％と続きます。

### 核

　赤血球などの例外的な細胞を除き、ほとんどすべての細胞が1個ないしは複数個の核を持っています。核は核膜に包まれ、その中に遺伝子を含ん

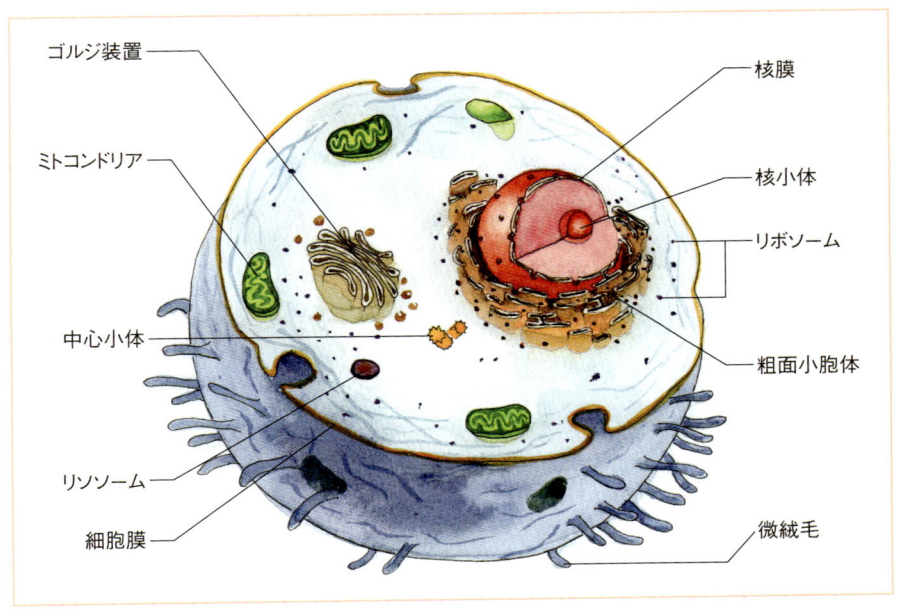

図1-1　細胞の構造

だ**染色体**が入っています。染色体はDNAの二重らせんがヒストンというタンパク質に巻きついて折りたたまれた状態になっています（図1-2）。染色体は46本（22対の常染色体と、XXまたはXYの性染色体）ありますが、これを全部つなぎ合わせると2mの長さになるというから驚きです。1人の人間を構成する細胞が持っている遺伝子はすべて同じですが、どの遺伝子が活性化するか（これを「遺伝子が発現する」といいます）によって細胞の形や機能が違ってきます。遺伝子（DNA）はRNAを使ってタンパク合成を開始させます。

### 細胞質

核以外の原形質のことを細胞質といいます。細胞質にも様々な構造が見られ、それらを細胞小器官と呼びます。細胞小器官には小胞体、ゴルジ装置、リボソーム等々いろいろなものがあります。それぞれの小器官が果たしている役割については、ここでは省略しましょう。ただ1つ、省略で

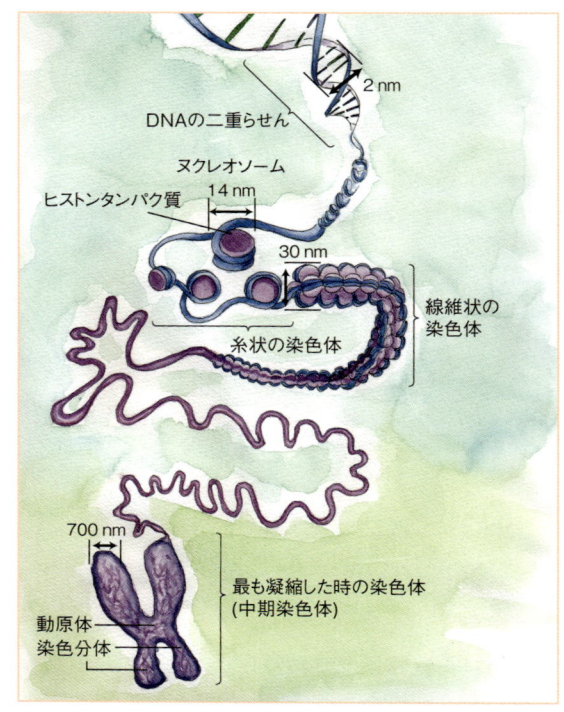

図1-2　染色体の構造

## Column 1　母親由来のミトコンドリア遺伝子

　ミトコンドリアは細胞内でエネルギーを産生する部位として必要不可欠な小器官です。しかし、大昔には私たち（その頃は私たちも単細胞の生物でした）とは別の生命であり、何かのきっかけで私たちの細胞に寄生し、共生関係に入ったと考えられています。その証拠に、ミトコンドリアは核の中にある私たちの遺伝子とは別の、独自の遺伝子を持っています。

　受精に際し、精子が卵に進入して父親の遺伝子を半分持ち込むことで新しい命が誕生しますが、この時、精子が持ち込むのは私たちの遺伝子のみであり、ミトコンドリアは持ち込みません。したがって私たちの細胞が持っているミトコンドリアはすべて母親由来のものなのです。

　まれな病気ですが、ミトコンドリアの遺伝子に異常があり、エネルギー消費の大きい骨格筋や中枢神経系に症状が現れることがあります。代表的な症状は筋力低下です。このようなミトコンドリア病は母親からのみ遺伝します。

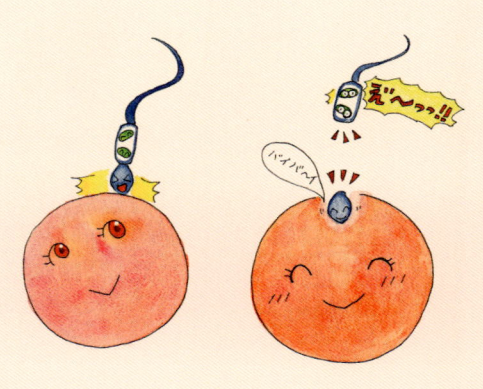

きないのは**ミトコンドリア**です。ミトコンドリアでは細胞のエネルギー源である**ATP**（アデノシン三リン酸）が産生されています（図1-3）。ATPはグルコースや脂肪酸を原材料として産生され，リン酸が1個離れる時にエネルギーが発生し，細胞はそのエネルギーを利用して収縮したり（筋細胞），信号を伝えたり（神経細胞），栄養素を吸収したり（腸粘膜細胞），といった仕事をしています。

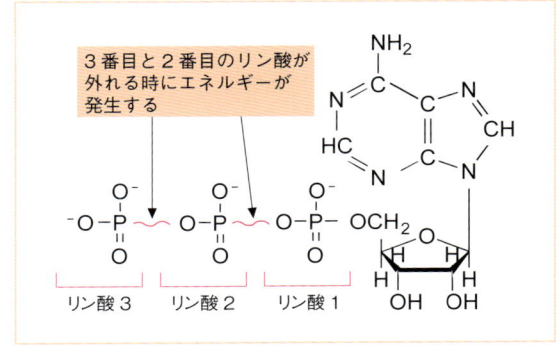

図1-3　ATPの化学構造

## 細胞膜

細胞膜は主として**リン脂質**からなり，これにコレステロールやタンパク質などが加わって構成されています。リン脂質はリン酸からできていて親水性（水に溶けやすい）の頭部と，疎水性（水に溶けにくい）の尾部からなり，尾部を間に挟んだ二重層を形成しています。そしてこの**脂質二重層**を貫通してタンパク質が島嶼状（大小様々な島のよう）に散在しています（図1-4）。

細胞膜は水は通しますが，水に溶けているグルコースや$Na^+$，$K^+$，$Ca^{2+}$などの各種イオンは通さない半透膜です。しかし，脂肪ですから脂溶性の物質は自由に通ることができます。酸素や二酸化炭素などのガスは水にも溶けますが，脂肪にも溶けるため，細胞膜を速やかに透過して細胞内外を自由に移動することができます。副腎皮質ステロイドや性ホルモンも脂溶性ですので，細胞膜を透過して直接細胞内に作用します。

さて，細胞膜上に島のように散在するタンパク

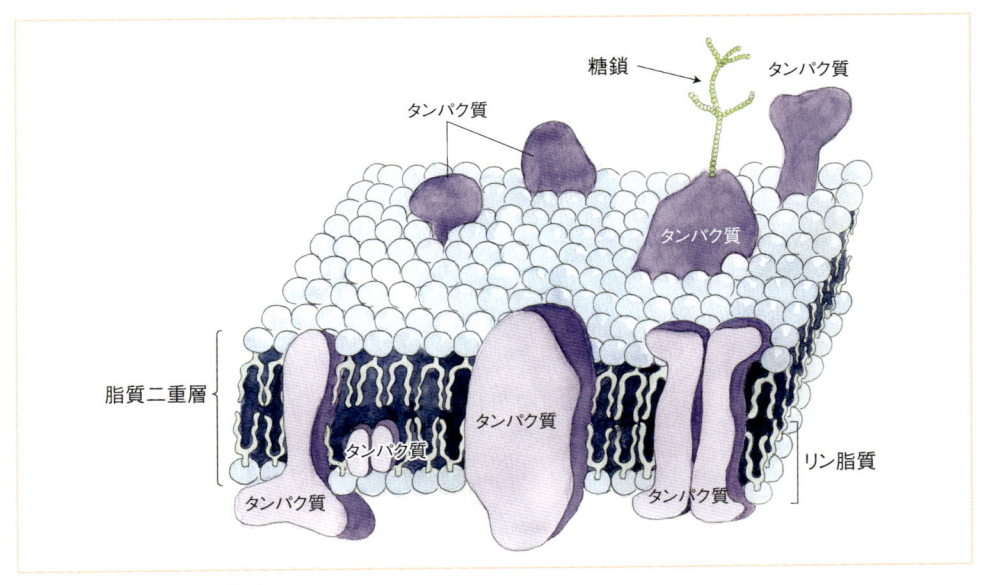

図1-4　細胞膜の構造

質ですが，これが重要な役割を担っています。タンパク質は酵素，受容体，チャネル，そして輸送体（トランスポーター）として働いています。

## 酵素

大部分の酵素は細胞内にあって様々な代謝の過程を触媒していますが，消化酵素のように細胞外に分泌されて働く酵素や，細胞表面に存在して働いている酵素もあります。この細胞表面に存在する酵素の代表はアンジオテンシン変換酵素（angiotensin converting enzyme：ACE）でしょう。アンジオテンシンは血圧を上昇させるホルモンですが，このアンジオテンシンを活性化するのが血管の一番内側を覆っている血管内皮細胞の細胞膜上にあるACEなのです。

## 受容体

受容体は細胞外からの情報・指令を受け取るためのタンパク質です。アセチルコリンやノルアドレナリンなどの神経伝達物質に対する受容体，各種のホルモンに対する受容体などがあります。受容体にホルモンなど（これを**アゴニスト**といいます）が結合すると，その情報が細胞内に伝えられ，細胞内での代謝が変化して様々な効果が現れます。細胞表面には何種類もの受容体が存在しますが，特定のアゴニストは特定の受容体にだけ結合することができます（図1-5）。例えばインスリンは肝細胞や筋細胞表面のインスリン受容体に結合してグルコースの取り込みを促進しますが，神経細胞や腎臓の細胞にはインスリン受容体がないため，これらの細胞には何の効果ももたらしません。一方で1つのアゴニストに対して複数種の受容体が存在することも多いのです。例えば，アドレナリンやノルアドレナリンなどのカテコールアミンに対する受容体は，大きく分けて$\alpha$と$\beta$，さらに細かく分けると$\alpha_1$，$\alpha_2$，$\beta_1$，$\beta_2$，$\beta_3$の5種類の受容体があります。血管平滑筋には$\alpha_1$と$\beta_2$受容体があり，アドレナリンが$\alpha_1$受容体に結合すると血管収縮を生じ，$\beta_2$受容体に結合すると逆に血管拡張を生じます。複数種の受容体に結合する薬やブロックする薬よりも，例えば$\alpha_1$受容体だけを刺激する薬，$\beta_2$受容体だけを

## Column 2　乳糖不耐症

本文では細胞膜上に存在する酵素の例としてACEだけを挙げましたが，小腸粘膜の細胞膜上には二糖類を分解する酵素があります。細胞膜表面で二糖類を単糖に分解し，そのまま糖輸送担体によって細胞内に吸収します。乳汁に含まれている糖が乳糖であり，この乳糖を細胞膜上のラクターゼがグルコースとガラクトースに分解して吸収します（図11-4，➡p86）。ところが，成長するにつれてラクターゼの活性が低下してしまう人がいます。そうなると，乳糖を分解・吸収できなくなりますから，腸管内に乳糖が留まり，浸透圧の関係で水を腸管内に引き出して下痢を起こしてしまいます。これが乳糖不耐症です。冷たい牛乳を飲むと下痢を起こす人，あなたは乳糖不耐症です。昔から牛乳を飲む習慣があった欧米人にはまれですが，その習慣がなかった日本人には多いことで有名です。乳糖不耐症であっても，牛乳を飲まなければいいだけで，何の問題もありません。

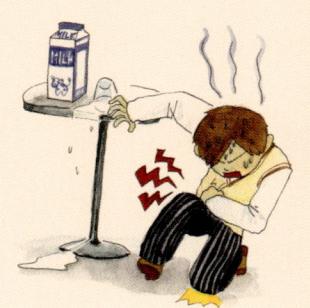

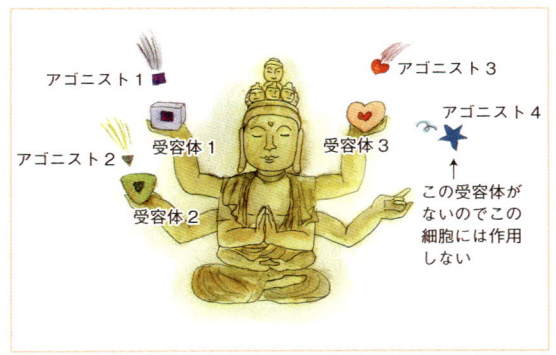

図1-5　アゴニストはそれぞれ受け手が決まっている

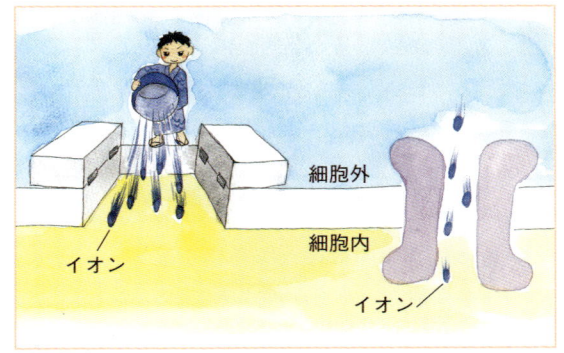

図1-6　チャネルが開くとイオンは流入できる

ブロックする薬のほうが他の細胞への影響や副作用が少なくて使いやすいですから，特異性の高い薬の開発に製薬会社はしのぎを削ることになります。

### チャネル

チャネルが開くことによってイオンが濃度差あるいは電位差に従って細胞内に急速に流入したり，細胞外に流出したりします。細胞のふたを開けてバケツでイオンを流し込むようなもので，ふたさえ開ければ苦もなく（エネルギーを消費せずに）流れ込んでいきます（図1-6）。よく通るイオンの種類によって$Na^+$チャネル，$K^+$チャネル，$Cl^-$チャネル，$Ca^{2+}$チャネルなどと呼ばれます。

例えば$Na^+$チャネルが開くと$Na^+$は濃度の高い細胞外から濃度の低い細胞内へと流入します。逆に$K^+$は$K^+$チャネルが開くと濃度の高い細胞内から濃度の低い細胞外へと流出します。骨格筋細胞のアセチルコリン受容体は，受容体であると同時に$Na^+$チャネルでもあります。神経の末端からアセチルコリンが放出され，これが骨格筋細胞の受容体に結合すると，受容体の形が変わって自動的に$Na^+$チャネルが開き，$Na^+$が細胞内に流入して活動電位が発生し，そして収縮することになります（図1-7）。

フグを食べて死ぬ人がときどきいますが，これはフグの毒であるテトロドトキシンが強力に$Na^+$チャネルを遮断し，神経の活動電位発生が抑制さ

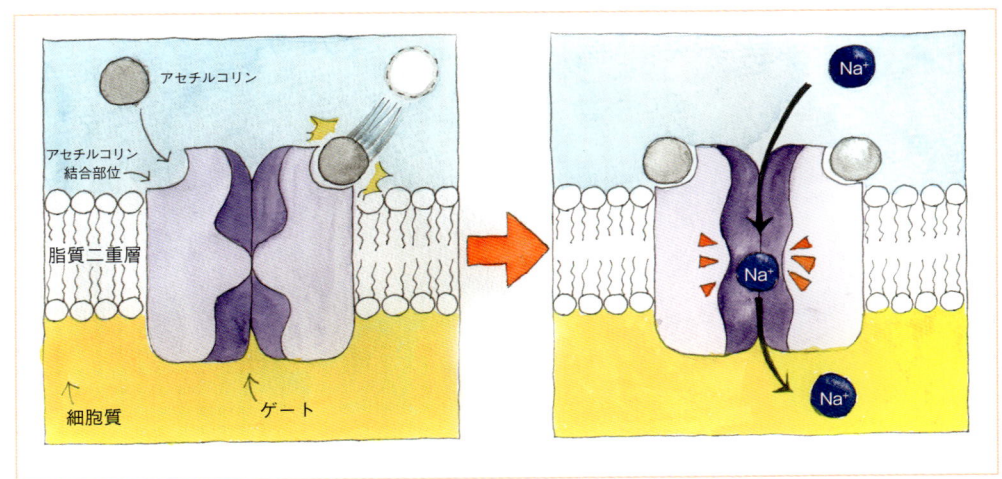

図1-7　アセチルコリン受容体は$Na^+$チャネルでもある

れて呼吸筋が麻痺して窒息するためです。弱い$Na^+$チャネル遮断薬は不整脈の治療薬として使われますし，$Ca^{2+}$チャネル遮断薬は不整脈のみならず，高血圧の治療にも用いられます。

### 輸送体

輸送体は細胞内に様々な物質を取り込んだり，イオンの交換を行うタンパク質です。エネルギーを消費して物質を輸送するポンプと，エネルギーを消費しないキャリアーに分けられます。

● ポンプ

エネルギー（ATP）を消費して，濃度勾配に逆らってイオンを輸送します。$Na^+/K^+$ポンプが代表的で，$Na^+$を濃度の低い細胞内から濃度の高い細胞外へと汲み出し，逆に$K^+$を濃度の低い細胞外から濃度の高い細胞内へと移動させます。力づくで$K^+$を細胞内に押し込み，代わりに$Na^+$を強引に取り出しているようなものです（図1-8）。活動電位に伴って細胞内に流入した$Na^+$を排出し，流出した$K^+$を補うことによって細胞内の$K^+$濃度を高く保ち，静止電位を維持するうえで極めて重要な役割を果たしています。積極的に$Na^+$を細胞外に輸送するという意味から，**能動輸送**とも呼ばれます。$Na^+/K^+$ポンプ以外にも，細胞内の$Ca^{2+}$貯蔵部位である小胞体の$Ca^{2+}$ポンプや，胃の粘膜細胞の$H^+/K^+$ポンプ（いわゆるプロトンポンプ：胃酸の生成に関与）などがあります。胃潰瘍の治療薬であるプロトンポンプインヒビターはこのポンプを阻害しています。

● キャリアー

$Na^+/K^+$ポンプによって作り出された，細胞内の$Na^+$濃度が低いという環境を利用して，エネルギーを消費せずに輸送を行います。エネルギーを消費するポンプによって作られた環境を利用していることから，**二次性能動輸送**とも呼ばれます。例えばグルコースの輸送体（glucose transporter：GLT）は細胞内外の$Na^+$濃度勾配を利用してグルコースを$Na^+$とともに細胞内に送り込みます（図1-9）。輸送される物と$Na^+$とが同じ方向に移動しますので，**共輸送**と呼ばれます。一方，$Ca^{2+}$は$Na^+$が細胞内に流入する力を利用して細胞外に排出されます。滑車を用いて$Na^+$が細胞内に入る力を利用して$Ca^{2+}$を取り出していると考えてよいでしょう（図1-10）。この場合は逆向きに移動しますから，**対向輸送**と呼んだり，このキャリアーのことを**交換系**（exchanger）と呼んだりします。ここで流入した$Na^+$は再び$Na^+/K^+$ポンプによって細胞外に排出されます。

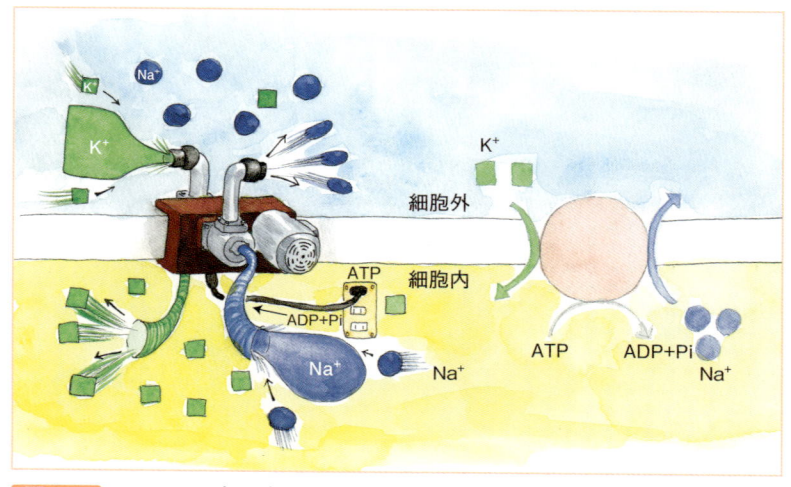

図1-8　$Na^+/K^+$ポンプ

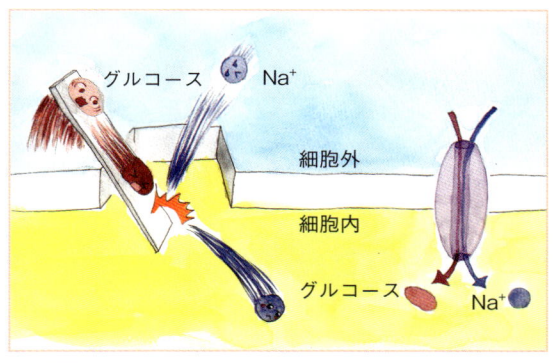

図1-9　共輸送

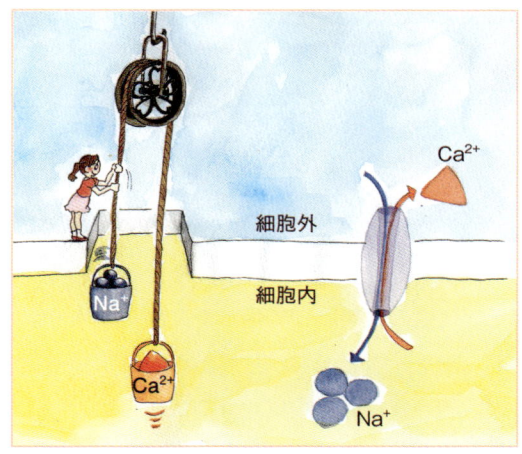

図1-10　対向輸送

## 細胞内情報伝達

　細胞外からの情報が神経伝達物質やホルモンとして伝えられ，細胞膜の受容体に結合するところまで解説しました。受容体にアゴニストが結合すると，細胞内で次々と酵素反応が起こります。

　アドレナリンを例にとると，アドレナリンがβ受容体に結合した場合は細胞膜直下にあるGタンパク質に伝えられ，これがアデニル酸シクラーゼという酵素を活性化してサイクリックAMP（cAMP）が産生されます。cAMPはAキナーゼを活性化してタンパク質がリン酸化されて生理作用が発揮されます（図1-11）。cAMPは細胞内で情報を伝える役割を担っていることから，セカンドメッセンジャーと呼ばれ，その他にサイクリックGMP（cGMP）やイノシトール三リン酸（$IP_3$），ジアシルグリセロール（DAG）などがあります。どの受容体にアゴニストが結合し，どのような経路で，どのタンパク質がリン酸化されるかによって違った作用が生じます。

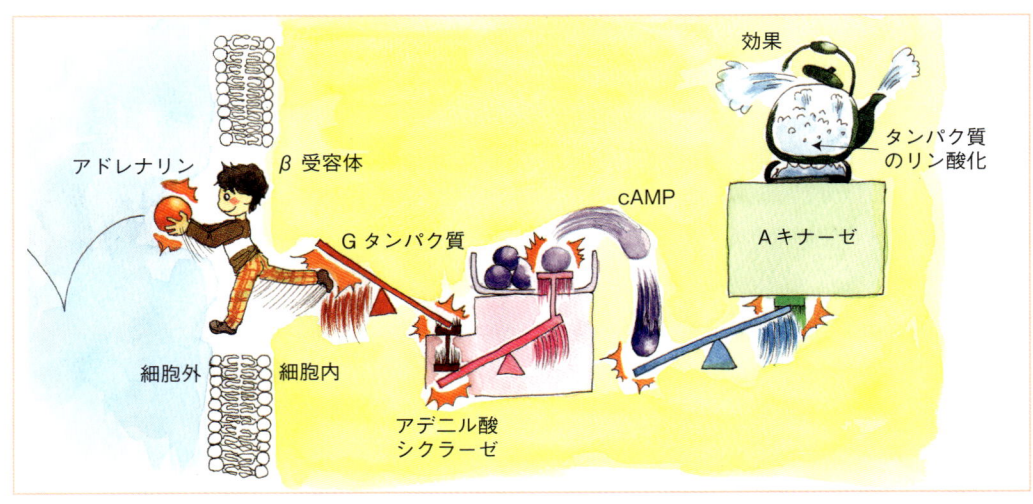

図1-11　受容体にアゴニストがくっつくと，次々と反応が進む

# 2 血液

　私たちの身体には体重の約8％の血液が流れています。体重60kgの人なら5L足らずです。この血液が心臓の働きによって全身を巡ることによって，全身の細胞に酸素や栄養素を与え，細胞での代謝の結果として生じた二酸化炭素や老廃物を肺や腎臓に送って処理することが可能となります。また，内分泌腺から放出されたホルモンも血流に乗って全身の細胞に送り届けられます。

　血流が運ぶのは物質だけではありません。体の中で産生された熱も血流に乗って運ばれます。外界と接している皮膚にどの程度の血液を流すかによって体温が調節されています。つまり血流は身体の恒常性（ホメオスタシス）を保つために非常に重要な働きをしています。

## 血液の細胞成分と液体成分

　血液は**血漿**と呼ばれる液体成分に赤血球，白血球，血小板という3種類の細胞成分が浮かんでいるものです。血漿には各種イオンの他，タンパク質やグルコース，脂質，代謝産物である尿素やクレアチニンなどが溶けています。

　東名高速道路や名神高速道路などをよく「経済の大動脈」などと呼びますが，逆に血管を道路に，血液の成分を車にたとえることもできます。数が一番多いのは酸素を満載して運ぶトラック（＝赤血球）です。鉄や各種ホルモン，コレステロール，ビリルビンなどはタンパク質に結合して運ばれますから，タンパク質は乗用車といったところ。グルコースは単独で流れていますからバイクでしょうか。異物や細菌などが体内に侵入していないかどうかを監視し，発見次第攻撃して処理してくれる白血球はパトロールカー，血小板は道路を点検し，その補修を任務とする道路公団の工事車両といえるでしょう（図2-1）。

　このように血液は物質や熱の運搬（赤血球と血漿），生体防御（白血球），そして血管が損傷を受けた時の補修（血小板と血漿中の様々な凝固因子）といった役割がありますが，もう1つ重要な仕事があります。最初に書きましたように，血液は体重の約8％，血漿でいうと体重の約5％に過ぎません。私たちの体に含まれる水は体重の約60％ですから量的には微々たるものです。しかし，全身の水に含まれる成分はすべて血液を介して調節

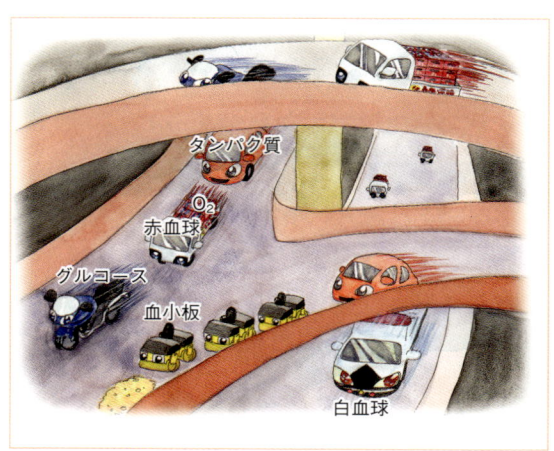

**図2-1**　血液ハイウェイ

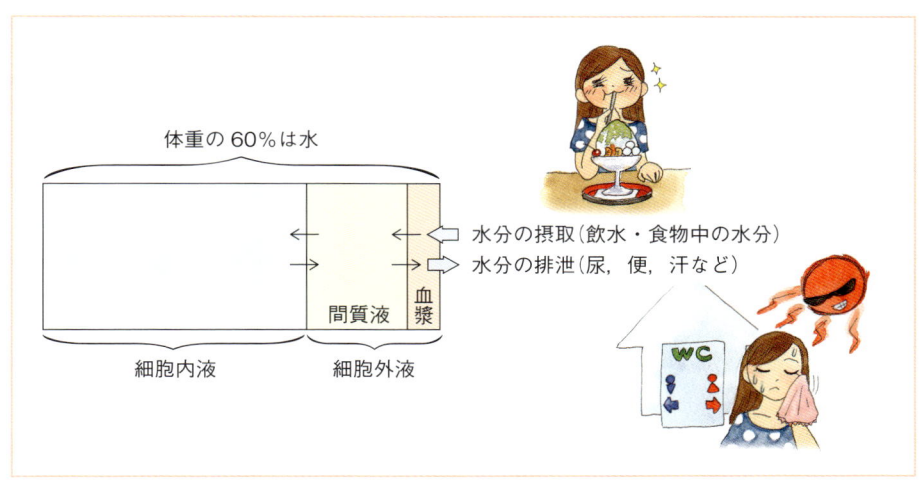

図2-2　体液の移動

されています。水を飲むとその水は胃や腸から吸収されて血液に入り，そして間質液→細胞内へと移動します。栄養素についても同様です。一方，細胞内での代謝の結果として生じた老廃物は細胞内液から間質液へ，そして血液に入って腎臓から排泄されます。つまり血液は全身の体液の成分や浸透圧を調節する出入り口として機能しているといえます(図2-2)。

## 赤血球

赤血球(図2-3)は，中心部分がくぼんだ核のない直径7μmほどの円盤状の細胞です。血液1mm³中に400万〜500万個存在します。その中には**ヘモグロビン**(Hb)と呼ばれる赤い色素(図2-4)が詰まっています。そしてその中心部分に鉄(Fe)があり，酸素はこの鉄に結合します。血液が赤いのは赤い細胞である赤血球を多量に含むからであり，赤血球が赤いのは赤い色素であるヘモグロビンを多量に含むからであり，そしてヘモグロビンが赤いのは鉄を含んでいるからなのです。鉄というと銀色を思い浮かべるかもしれませんが，赤さびの色，あれが鉄の色です。つまり私たちの赤い血の色は鉄の色なのです。

ちなみにハマグリやホタテガイの血を見たことはないでしょう。でも貝の身をどけて貝殻にたまった液を注意深く見てください。うっすらと青っぽい透明な液体が見えるはずです。これが彼らの血液です。貝やイカ，タコなどの軟体動物の血液はヘモグロビンの代わりにヘモシアニンという銅を含む色素を持っているのです。銅の色，つまり緑青の色が彼らの血液の色ということになります。

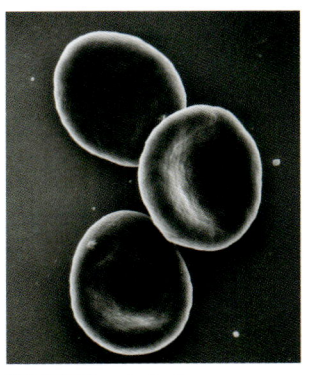

図2-3　赤血球

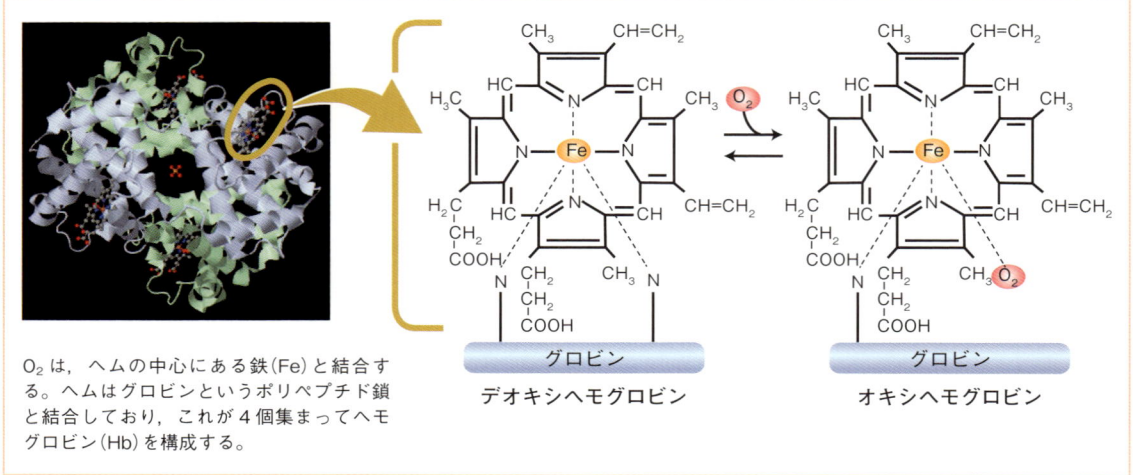

O₂は，ヘムの中心にある鉄(Fe)と結合する。ヘムはグロビンというポリペプチド鎖と結合しており，これが4個集まってヘモグロビン(Hb)を構成する。

図2-4　ヘモグロビンの構造

## Column 3　鉄欠乏性貧血

　ヘモグロビンの中心には鉄があります。つまり鉄がないとヘモグロビンが作れません。鉄不足のためにヘモグロビンが作れず，したがって小さな赤血球を少ししか作れなくなった状態が鉄欠乏性貧血と呼ばれ，貧血の原因の中で最も多いものです。

　私たちの体内には3gの鉄があります。そのうちの2gはヘモグロビンとして赤血球の中にあり，残りの1gつまり1,000 mgは骨髄や肝臓に貯蔵されています。鉄は貴重な資源ですから，尿中に出て行ってしまわないようにトランスフェリンというタンパク質に結合して運ばれますが，それでも1日に1 mg，1か月で30 mgほどが尿中に排泄されてしまいます。しかし貯蔵されている鉄が1,000 mgありますから，全く食事から鉄を摂取しなかったとしても1,000日，つまり2年半ほどは鉄不足に陥らなくてすむわけです。ただしこれは男性に限っての話です。

　成熟した女性には月経があります。出血するのですからヘモグロビンに含まれている鉄も当然，体外に失われます。1回の月経で約30 mgの鉄が失われます。尿中への排泄と合わせるとちょうど男性の2倍の鉄を失っていることになります。まだあります。1回の妊娠・出産で，胎児への鉄の供給，そして出産時の出血のために500 mgが失われます。貯蔵鉄の半分です。さらに授乳中は母乳へと1日1 mgが失われます。

　このようなことから，女性は非常に鉄欠乏性貧血になりやすい体質であるといえるでしょう。鉄を多く含む食事を心がけましょう。鉄を多く含む食材，もうおわかりですね。鉄の貯蔵場所である肝臓です。ところがどういうわけでしょうか。私の知っている女性は皆さん，レバーが嫌いなのです。

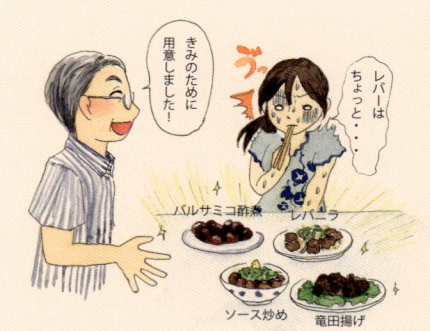

## ヘモグロビンの性質

さて、ヘモグロビンに話を戻しましょう。ヘモグロビン1分子は酸素1分子を結合することができます。ヘモグロビンは肺のように酸素が多量にある（酸素分圧が高い）ところではどんどん酸素と結合して100％近く酸素で飽和します。ところが末梢組織のように酸素が消費されて少なくなっている（酸素分圧が低い）ところでは、酸素を結合していることができなくなって、どんどん酸素を手放してしまいます。ヘモグロビンから手放された酸素が組織の細胞によって利用されるわけです。各酸素分圧でヘモグロビンがどの程度の酸素と結合していることができるかを示しているのがヘモグロビン酸素解離曲線（図2-5）です。ヘモグロビンが酸素と結合すると、血液はそれまでの暗赤色（静脈血の色）から鮮紅色（動脈血の色）に変わります。この色調の変化を利用して赤外線を照射することで動脈血の酸素飽和度（SpO$_2$：Sは飽和度 saturation のS、pは末梢 peripheral のp）を指先などでモニターすることができます。

やっかいな物質があります。一酸化炭素（CO）です。一酸化炭素は酸素の230倍もヘモグロビンに結合しやすく（親和性が高い）、そしていったん結合すると一酸化炭素分圧が低くなっても解離しません。つまり、ヘモグロビンはいったん一酸化炭素を結合してしまうと酸素とは結合できなくなり、酸素運搬能を失ってしまうのです。これが一酸化炭素中毒の本体であり、全身の組織が酸素不足となって、重症では死に至ります。一酸化炭素を結合したヘモグロビンも鮮紅色に変わりますので、一酸化炭素中毒を起こした人はピンクのとてもよい顔色になります。

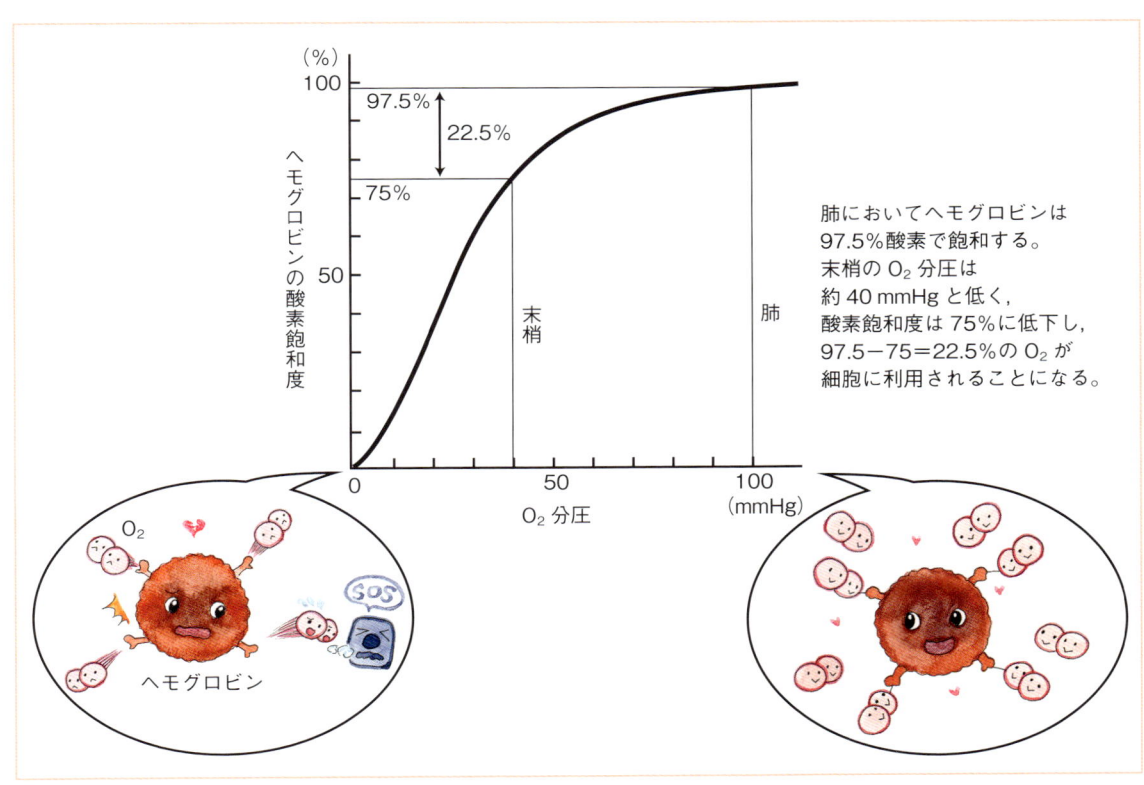

図2-5　ヘモグロビン酸素解離曲線

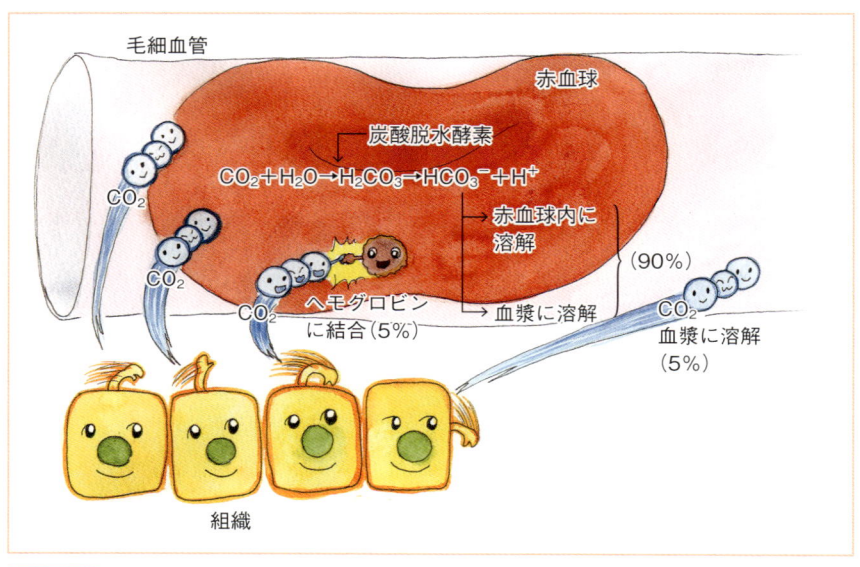

図2-6　赤血球による二酸化炭素の運搬

### 赤血球の特徴

赤血球は二酸化炭素の運搬でも重要な役割を演じます。大部分（約90％）の二酸化炭素はいったん赤血球内に入り，赤血球が持っている炭酸脱水酵素の作用によって重炭酸イオンとなり赤血球内や血漿中に溶解して運ばれます（図2-6）。この反応は血漿のpHの調節で重要なものとなります。

赤血球は白血球や血小板と同様に骨髄で産生されます。そして生まれてから4か月ほどで古くなり，脾臓や肝臓で破壊（溶血）されます。つまり赤血球は絶えず更新されているわけです。細胞を更新するためには骨髄において赤血球の元の細胞である赤芽球がどんどん分裂増殖をする必要があり，細胞分裂のためにはDNAを合成する必要があります。多くの抗がん剤はDNA合成を阻害してがん細胞の分裂増殖を抑制する薬ですが，同時に赤血球や血小板産生のためのDNA合成をも抑制してしまうために，副作用として貧血（赤血球数の減少）や血小板減少が起こってしまいます。

## 白血球

白血球（図2-7）は図2-8に示すように大きく顆粒球，リンパ球，単球に分けられ，それぞれ役割分担があります。**顆粒球**は血流に乗って流れ，炎症箇所などに遊走して異物を貪食します。**リンパ球**は免疫を担当，**単球**はマクロファージとなって組織中に潜み，異物や古くなった細胞，奇形の細胞などを貪食します。

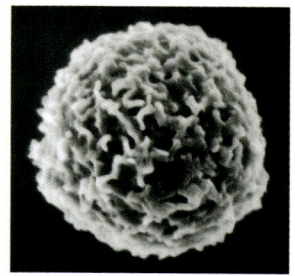

図2-7　白血球

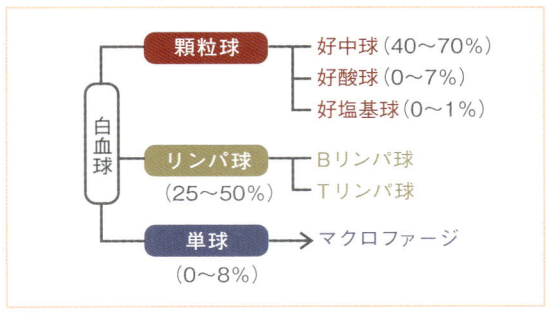

図 2-8　白血球の種類と割合

## 顆粒球

　好中球, 好酸球, 好塩基球の 3 種類があります。この名前は別に酸性の環境が好きとか, アルカリ性の環境を好む, といった意味ではなく, 単に中性の色素でよく染まるか, 酸性の色素に染まるか, アルカリ性の色素で染まるかという違いから便宜的につけられた名前です。これらのうち最も多いのが**好中球**で, 貪食作用(図 2-9)も強く生体防御の最前線で働く細胞です。最も強力な生体防御メカニズムは次に述べるリンパ球が働く免疫系ですが, この免疫が立ちあがるには 1 週間以上の時間が必要です。それまでの間はこの好中球が頑張って私たちの身体を守ってくれるのです。好中球は食作用という肉弾戦ばかりではなく化学兵器も使います。細菌などに近寄り, 活性酸素(スーパーオキシド：$O_2^-$)を放出して細菌の細胞膜を破壊します。細菌感染や炎症があると好中球が増加するので, 血液検査をするとすぐにわかります。

　**好酸球**は自身よりもはるかに大きな寄生虫を化学兵器で攻撃します。このため寄生虫を持っている人では好酸球の数が増加します。また, 花粉症などのアレルギーを持っている人でも好酸球が増加します。ただし, 好酸球がアレルギーを引き起こすのではなく, 炎症の拡大を防ぐ方向に働いていると考えられています。

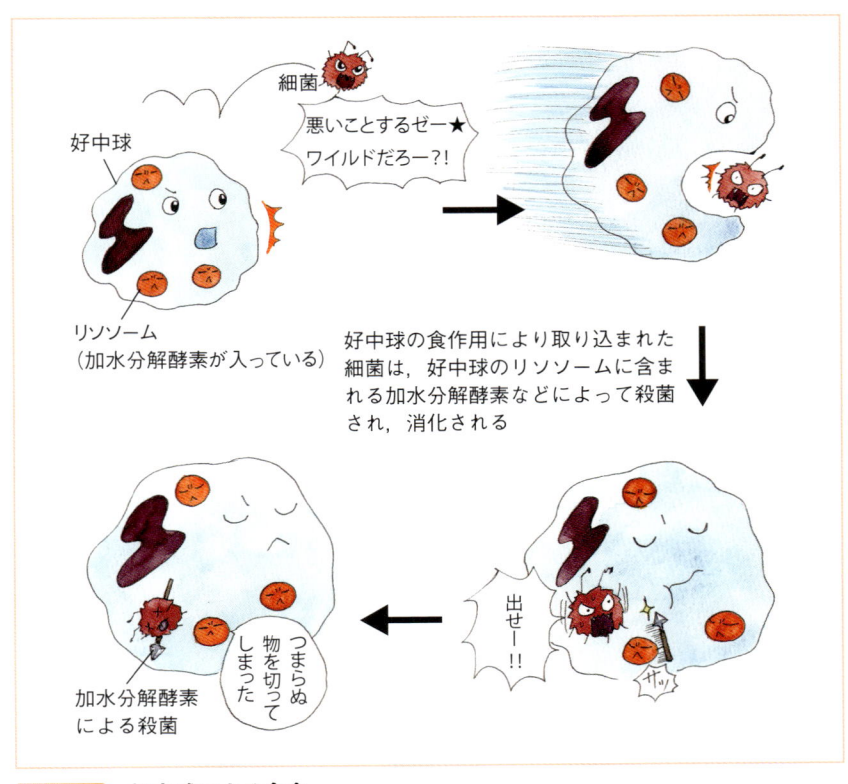

図 2-9　好中球による貪食

**好塩基球**はヒスタミンやブラジキニン，セロトニンなどを放出して炎症を引き起こし，好中球を引き寄せます。

### リンパ球

Bリンパ球とTリンパ球の2種類があります。**Bリンパ球**は抗原（細菌や異種タンパクなど）に特異的な抗体を産生して放出します。抗体は血流に乗って全身を巡り，抗原と接触するとそれを破壊します。好中球が肉弾戦を行うのに対し，こちらはミサイルを連続発射するようなものですから効率は非常によくなります。このような免疫を**体液性免疫**と呼びます。抗体は細菌など組織中や血流中に存在するものには有効ですが，ウイルスなど私たち自身の細胞の中にもぐり込んでしまうものには効果がありません。

**Tリンパ球**はこのような感染した細胞を見つけ出し，細胞ごと破壊してしまいます。これを**細胞性免疫**といいます。リンパ球の一種ですが，変わり種がいます。**ナチュラルキラー(natural killer：NK)細胞**と呼ばれる細胞です。「生来の殺し屋細胞」という恐ろしい名前ですが，このNK細胞は腫瘍細胞やウイルスに感染した細胞を効率よく殺滅します。私たちの身体内では1日に3,000〜6,000個のがん細胞が発生していますが，このNK細胞がただちに発見して殺してくれているお陰で私たちはがんにならずに済んでいます。加齢とともにNK細胞の活性が低下することも，中年以降でがんの発生率が上昇する原因の1つと考えられています。笑うとNK細胞の活性が上昇し，抑うつ状態では活性が低下することも報告されています。がん予防のためにも人生を楽しく過ごしましょう。

### 単球

血流中に認められる単球は未成熟な細胞で，これが組織中に出ると成熟して攻撃能力の高い**マクロファージ**になります。マクロファージは好中球と同等の食作用を示しますが，免疫系によって賦活されるとさらに強力になり，食作用は5倍以上に上昇します。

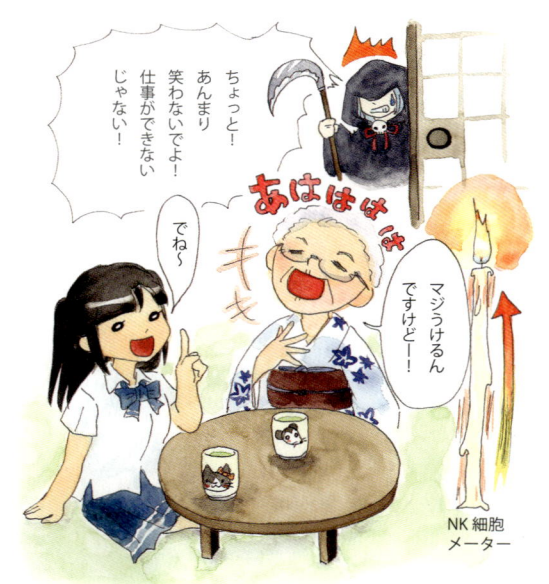

NK細胞メーター

---

**Column 4　リンパ球のBとT**

**Bリンパ球**のBは，鳥類が持つファブリキウス嚢(bursa of Fabricius)のBです。鳥のBリンパ球は，この嚢で成熟します。ヒトにはこの嚢はなく，ファブリキウス嚢に相当するどこかで成熟すると考えられたのでこの名前がつきました。しかし現在では，ヒトのBリンパ球は骨髄で未熟な状態で産出された後，リンパ節で成熟することがわかっています。

また**Tリンパ球**も生まれは骨髄ですが，胸腺(thymus)で成熟しますのでその頭文字をとってTリンパ球と名付けられました。

## Column 5　ピンポン感染

　免疫は1回成立すると記憶され，2度目に同じ病原体に感染した場合は極めて早く，そして強い免疫応答を生じて発病を免れることができます。これを利用して予防接種が行われます。麻疹（はしか）や水痘（水ぼうそう）などがその代表です。一方で，免疫学的記憶が成立しにくい，あるいは記憶がすぐに失われてしまう病気も少なくありません。赤痢や梅毒が代表的で，これらの感染症には何度でも罹患します。

　夫婦がいました。旦那は奥さんには当然内緒で浮気をしていました。奥さんも旦那に内緒で浮気をしています。旦那が浮気相手から梅毒をもらってしまいました。奥さんに内緒で治療をします。治療の甲斐があって旦那の梅毒は治癒しましたが，その間に奥さんに感染させてしまいました。奥さんはてっきり自分の浮気相手からもらったものと思い，これも旦那に内緒で治療します。そして治療の間に旦那にうつしてしまいます。再び旦那はあわてて治療に向かい，その間に奥さんに…。ちょうど夫婦で卓球をするように，ピンポン玉，つまり梅毒を起こすトレポネーマ（スピロヘータ）が夫婦の間で行ったり来たりすることをピンポン感染といいます。

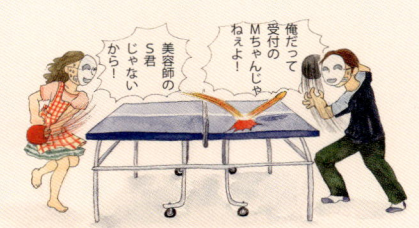

# 血小板と血液凝固

　血液は相互に矛盾する性質を兼ね備えていなくてはなりません。まず血液は血管内ではサラサラで，よく流れてくれなくてはなりません。ところが血管が損傷を受けた場合は，できるだけ速やかに凝固して出血を止めてくれなくてはなりません。この難題を見事に解決しているのが，血小板と血漿中の凝固因子です。

### 血小板による一次血栓

　血管が損傷を受けると血管内皮が剥がれ，血小板が血管壁のコラーゲンに接触します。これによって血小板が活性化され，血管壁にペタペタと張り付いて損傷部位の応急手当をします(図2-10)。これが**一次血栓**と呼ばれるもので，いかに大切かは血小板の数が減ってしまった場合に明らかになります。紫斑病と呼ばれる病気では，体のあちこちに青あざが多数出現します。普段なら気付かないような軽い接触や足や腕を軽くぶつけただけでも血管は損傷を受けています。正常では血小板による応急処置のおかげで青あざとなるような皮下出血が予防されているのです。凝集した血小板ではシクロオキシゲナーゼが活性化されて細胞内の顆粒（血小板因子と呼ばれるリン脂質を含む）が放出され，血流中の凝固因子が活性化されて，血液凝固が始まります。

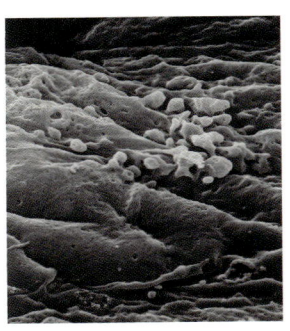

図2-10　一次血栓

## 凝固因子による二次血栓

血液凝固の過程を図2-11に示します。図中aの文字が付いている（例えばX→Xa）のは酵素が活性化（activate）されたことを意味します。このように活性化された酵素が次々に次の酵素を活性化していく反応を**カスケード反応**といいます。カスケードとは自然にできた，あるいは人工的な段々の滝のことです。このカスケード反応を経て，最終的にフィブリノゲンが線維状のフィブリンに変わり，そこに赤血球などが絡め取られて血液凝固が完成します。これが**二次血栓**です（図2-12）。

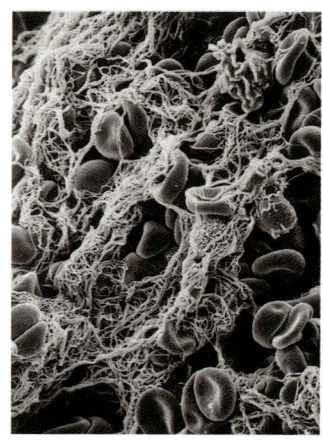

図2-12 血液凝固（二次血栓）

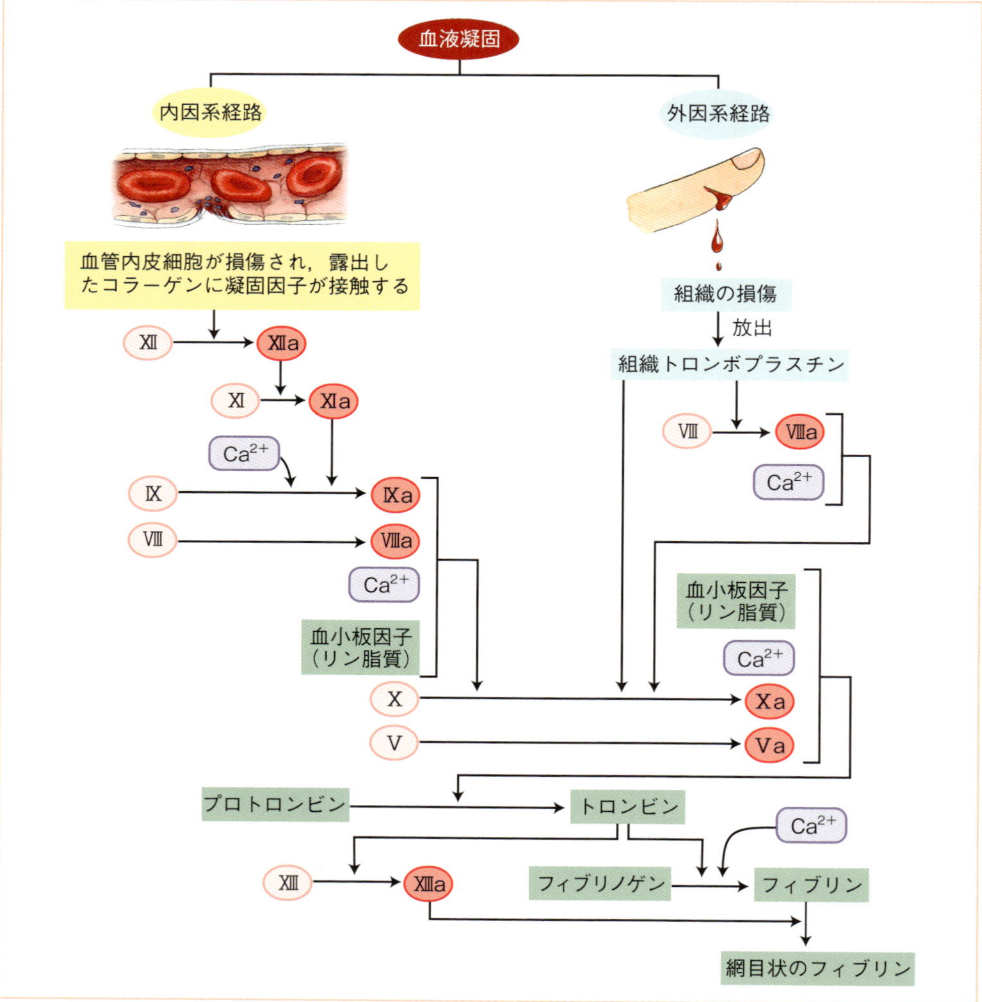

図2-11 血液凝固の過程

# 免疫グロブリンの働き
## 血液型とアレルギー

　免疫系は細菌やウイルスなどの病原微生物による攻撃から私たちの身体を守り，さらに細胞分裂の際に生まれた奇形の細胞を殺滅することによって，私たちががんなどになることを防いでくれています。

　このように免疫系は私たちが生きていくためには必須の機構なのですが，ちょっと調子が狂ったり，私たちが間違った操作（血液型不適合輸血など）をすると，病気を引き起こしたり，私たちを死に至らしめる場合もあります。血液型とアレルギーとでは何の関係もないようですが，どちらもBリンパ球が産生する抗体が関係しています（2章「血液」をご覧ください）。

## 免疫と抗体

　2章にも書きましたが（→ p14），免疫にはBリンパ球が担当する体液性免疫とTリンパ球が担当する細胞性免疫の2種類がありますが，血液型やアレルギーに関わるのは主として体液性免疫のほうです。Bリンパ球は特定の抗原（生体にとって異物とみなされる分子）に対してだけ反応する抗体を作り出します。この関係はよく鍵と鍵穴との関係に例えられ，例えばコレラ菌の菌体成分に対する抗体はコレラ菌にのみ作用し，他の細菌には全く無効です。

　この抗体ですが，その実体はγグロブリンというタンパク質で，免疫（immunity）に関わるグロブリン（globulin）であることから，その頭文字をつなげてIgと表します。**免疫グロブリンにはIgG，IgA，IgM，IgD，IgEの5種類**が知られています。IgGは最も多く，細菌やウイルスを攻撃する主要な抗体です。IgGは胎盤を通過しますので，お母さんが持っている抗体が胎児に移行し，そのため新生児はいろいろな感染症に対してお母さんと同等の高い抵抗力をもっています。ただし，お母さんといえども赤ちゃんにとっては他人です。他人からもらった抗体はいつまでも持っていることはできず，3～6か月でなくなってしまいます。その後は自分で抗体を作らなくてはなりません（図3-1）。IgAは涙や唾液，乳汁などに分泌される抗体で，粘膜の保護や，乳汁は乳児の経口感染に対する抵抗力増強に働きます。ABO式

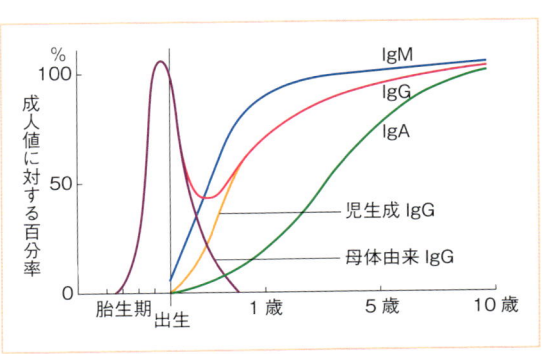

**図3-1** 血清免疫グロブリン濃度の年齢による変動
〔衣笠昭彦：発達．ナースの小児科学 改訂第2版（大国真彦ほか編），p45，中外医学社，1999より〕

血液型の抗体は大部分がIgMで，この抗体は胎盤を通過することができません。IgEはアレルギーに関係しますので，後で少し詳しく触れます。IgDは量的にも少なく，生理的意義も少ないので，ここでは無視します。これらの抗体は血流に乗って流れており，特定の抗原に接触すると抗原抗体反応を起こして抗原を破壊します。

## ABO式血液型

次に述べるRh式血液型もそうですが，血液型というよりは赤血球型と呼ぶほうが正確です。ABO式血液型では，赤血球の細胞膜上にA抗原と呼ばれる糖タンパク質を持つ人をA型，B抗原を持つ人をB型と呼びます。A抗原とB抗原の違いはタンパク質に結合している糖の違いによるものです。そしてA抗原とB抗原の両方を持つのがAB型，そしてA抗原もB抗原もどちらも持たない人がO型です(図3-2)。

A型の人の血清中にはB抗原を持つ赤血球を凝集させる抗B抗体があり，A型の人にB型の血液を輸血(血液型不適合輸血)すると，輸血されたB型の赤血球が抗B抗体によって破壊され，赤血球内にあったヘモグロビンが腎臓の尿細管に詰まって急性の腎障害をきたし，命に関わることになります。同様にB型の人の血清中には抗A抗体があり，A型の赤血球を凝集させてしまいます。AB型の人はどちらの抗体も持っておらず，O型の人は抗A，抗B両方の抗体を持っています。

血液型の合わない血液を輸血されたことがあるわけでもないのに，なぜ私たちは自分の赤血球以外の赤血球を凝集させてしまう抗体を持っているのでしょうか。当然のことながら，私たちは私た

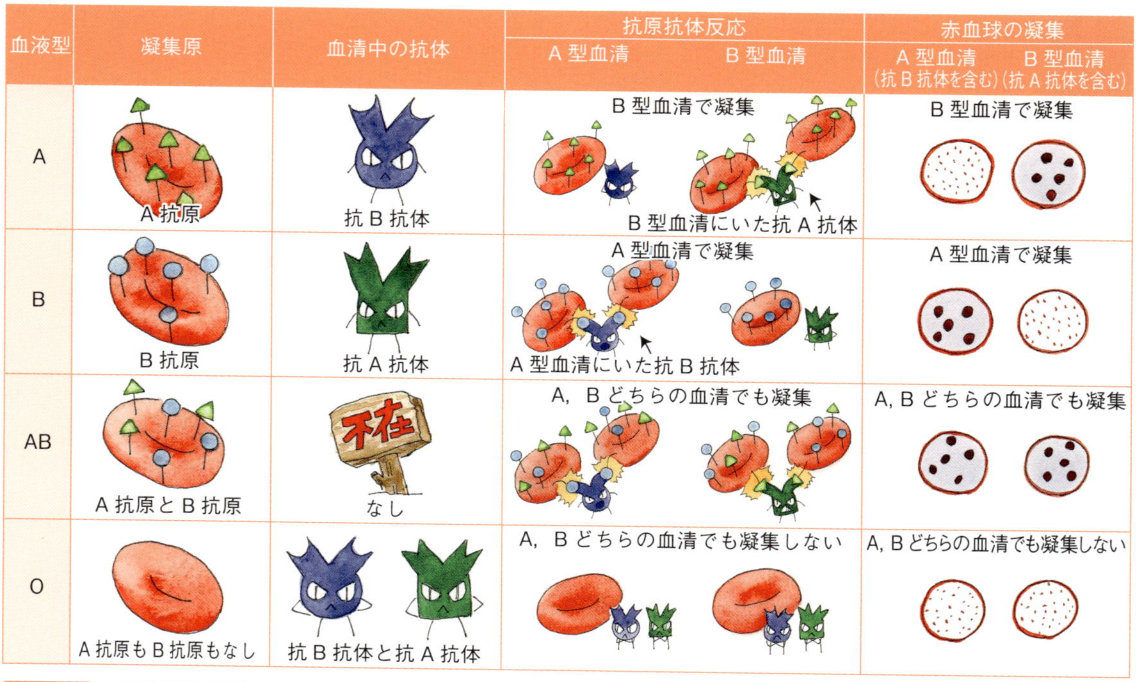

| 血液型 | 凝集原 | 血清中の抗体 | 抗原抗体反応 A型血清 / B型血清 | 赤血球の凝集 A型血清(抗B抗体を含む) / B型血清(抗A抗体を含む) |
|---|---|---|---|---|
| A | A抗原 | 抗B抗体 | B型血清で凝集 / B型血清にいた抗A抗体 | B型血清で凝集 |
| B | B抗原 | 抗A抗体 | A型血清で凝集 / A型血清にいた抗B抗体 | A型血清で凝集 |
| AB | A抗原とB抗原 | なし | A, Bどちらの血清でも凝集 | A, Bどちらの血清でも凝集 |
| O | A抗原もB抗原もなし | 抗B抗体と抗A抗体 | A, Bどちらの血清でも凝集しない | A, Bどちらの血清でも凝集しない |

図3-2　血液型と血清との反応

ち自身が持っているタンパク質（抗原）に対しては抗体を作りません（これを**自己寛容**あるいは**自己トレランス**といい，これが破綻するのが自己免疫疾患です）。A抗原やB抗原は極めてありふれた抗原であり，食物や腸内細菌が作り出す物質にも含まれています。このため自分が持っていない抗原に対して抗体を作ってしまうわけです。つまり，A型の人なら抗B抗体を，B型の人なら抗A抗体を作ります。その証拠に，生まれたばかりの新生児は血液型の抗体を持っていません。抗A抗体や抗B抗体が作られるようになるのは生後2～6か月からです。また，抗A抗体や抗B抗体は分子量の（したがってサイズも）大きなIgMなので，胎盤を通過しません。そのおかげで例えば血液型A型の女性がB型の児を妊娠しても血液型不適合による問題は滅多に起こりません。

ABO式の各血液型の割合は民族による違いが

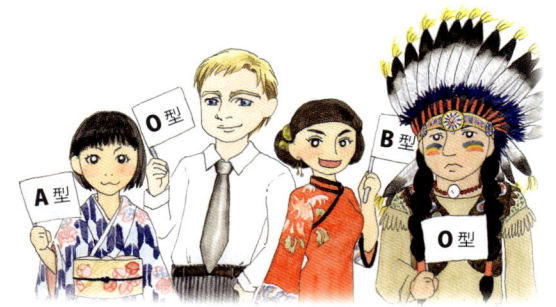

大きいことでもよく知られています。日本人ではA型が最も多く約40%，次いでO型の30%，B型20%，AB型10%と続きます。これが欧米の白色人種ではO型が最も多くて約50%，次いでA型約40%，B型約10%，AB型3%となり，B抗原を持つ人が少ないのが特徴です。B型が最も多いのは中国人（おそらく漢民族のデータ）で約

## Column 6　ABO式血液型と相性診断

ABO式血液型による性格の違いであるとか，相性診断などよく話題になりますが，これには医学的根拠は全くありません。でも，血液型による性格の違いなど全くないという医学的証拠もないわけで，楽しむ分には害がありません。かくいう私も酒の席などで，「やっぱり！そうだと思ったよ。あいつA型の性格してるもん」とか「へー，意外だな。てっきり彼女はO型だと思ってたよ」などとやっています。

人と人との血液型による相性診断も当てになりませんが，人と病気との相性診断（この場合は相性が悪いほうが望ましいわけですが）には血液型が関係しているという疫学的なデータがあります。例えばA型の人はインフルエンザに罹患しやすく，かつ胃がんの発生率が高い。B型の人は十二指腸潰瘍にかかりやすく，O型はペストによる死亡率が高いなどです。さらに心筋梗塞はB型の人に多く，O型の人に少ないというの

もあります。欧米でのデータで，日本人にも当てはまるかどうかわかりませんが，O型の男性はB型の男性より長生きしますが，女性では逆にB型の人のほうがO型よりも長生きなのだそうです。「AB型はどうなの？」ですか？　どの民族でもAB型は最も数が少ないので，統計学的な有意差が出ないのでしょう。

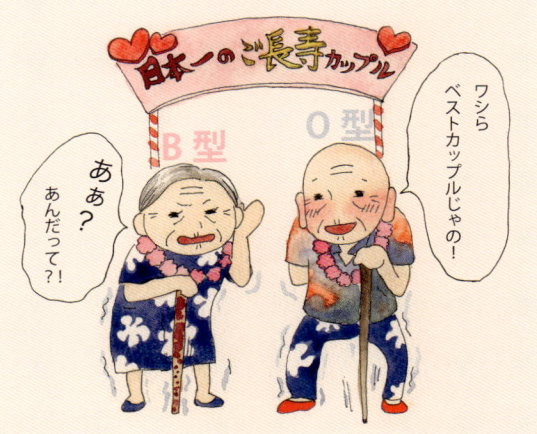

35%を占めます。これがインド，中近東，ヨーロッパへと向かうにつれて，B型が占める割合は低下していきます。日本人は中国に近いため，B型の割合がかなり高いほうです。極端なのはアメリカ原住民(いわゆるアメリカ・インディアンと呼ばれる人々)で，O型が90%以上を占め，B型はほとんどいないそうです。

## Rh 式血液型

　Rh 式血液型という名前はアカゲザル(Rhesus monkey)の最初の2文字から付けられたものです。つまりアカゲザルの赤血球膜にある抗原と同じ抗原を持っている人がRh(+)で，持たない人がRh(-)です。日本人を含む東洋人では99%以上の人がRh(+)で，Rh(-)は0.5%程度にすぎませんが，欧米の白色人種ではRh(-)の人が15%程度存在します。ABO 式血液型とは異なり，Rh(-)の人でもRh抗原に対する抗体は本来は持っていません。ですから初回の輸血であればRh(-)の人にRh(+)の血液を輸血しても何の問題も起こりません。しかし輸血後に体内で抗体が作られるため，2回目の輸血ではABO 式の場合と同様の血液型不適合による免疫反応が引き起こされることになります。ですから，輸血に際しては必ずABO 式に加えてRh 式の血液型も検査し，型の合致する血液を輸血します。

　Rh 式血液型が問題となるのは，Rh(-)の女性がRh(+)の男性の子どもを妊娠した場合です。Rh(+)はRh(-)に対して優性ですので，胎児は必ずRh(+)になります。母体と胎児との間でのガス交換や母体から胎児への栄養素などの移行は胎盤で行われ(図3-3)，母親の血液と胎児の血液とが混じり合うことはありませんから第1子は順調に生育して無事に誕生します。ところがこの出産時が問題です。胎児が産まれた後に胎盤が剥がれて排出される時に，少しではありますが母親と胎児の血液が混じり合ってしまいます。そうすると母親の免疫系はRh(+)の抗原を認識して，それに対する抗体を産生するようになります。第1子はもう誕生してお母さんのお腹の外にいますか

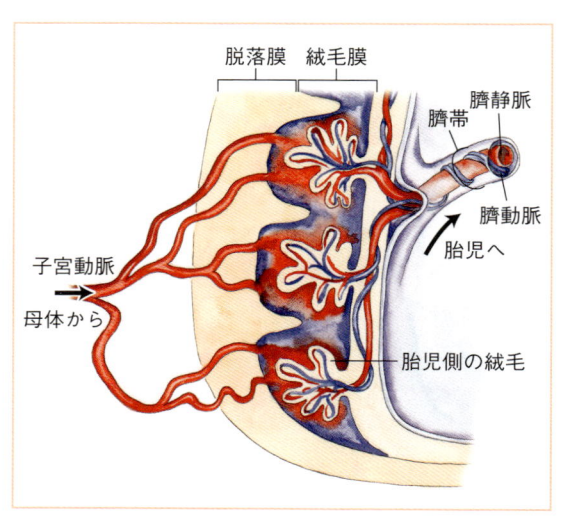

**図3-3** 胎盤の血液循環

ら，お母さんが抗体をどれだけ作ろうと関係ないのですが，問題は第2子です。前に書きましたように，ABO 式血液型の抗体はIgMで，これは胎盤を通過しないのですが，Rh 式血液型の抗体はIgGですので，胎盤を通過してしまいます。そうすると母親が持つ抗体によって胎児の赤血球が破壊され，胎児は重症の溶血性貧血(胎児赤芽球症)となって死亡してしまうことがあります。

　そうすると，Rh(-)の女性は1人しか子どもを持てないのでしょうか。大丈夫です，ご安心ください。第1子を産んだ直後に抗Rh抗体を外から注射すればよいのです。注射された抗Rh抗体によって母体内に入った胎児のRh(+)の赤血球はすぐに破壊されてしまいます。このためお母さんの免疫系はRh抗原を認識する暇がなく，したがって抗体は作られません。注射された外部から

の抗体はやがて消失してしまいますから（図3-1），出産直後に抗体を注射することを繰り返していれば何人でも子どもを産むことができます。

## HLA抗原

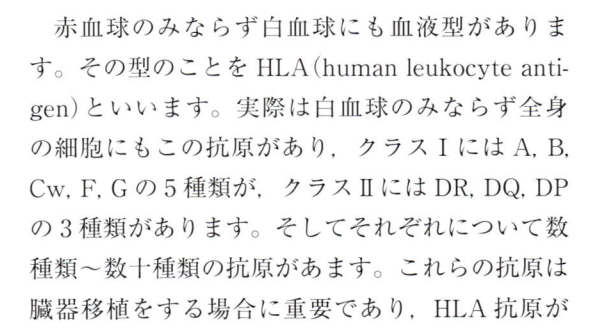

赤血球のみならず白血球にも血液型があります。その型のことをHLA（human leukocyte antigen）といいます。実際は白血球のみならず全身の細胞にもこの抗原があり，クラスIにはA, B, Cw, F, Gの5種類が，クラスIIにはDR, DQ, DPの3種類があります。そしてそれぞれについて数種類〜数十種類の抗原があります。これらの抗原は臓器移植をする場合に重要であり，HLA抗原が一致するほど拒絶反応が軽くなり，臓器の定着が容易になります。

しかしこれらの抗原性の組み合わせは一兆以上もあるため，一卵性双生児以外ではこれらを完全に一致させることはほとんど不可能です。そこで生体臓器移植の場合は親子，兄弟姉妹など，一致度のできるだけ高い人の臓器をもらうことになります。

## アレルギーと自己免疫疾患

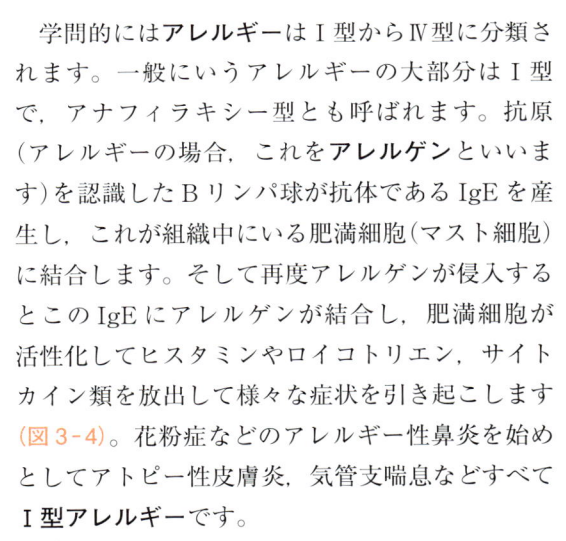

学問的には**アレルギー**はI型からIV型に分類されます。一般にいうアレルギーの大部分はI型で，アナフィラキシー型とも呼ばれます。抗原（アレルギーの場合，これを**アレルゲン**といいます）を認識したBリンパ球が抗体であるIgEを産生し，これが組織中にいる肥満細胞（マスト細胞）に結合します。そして再度アレルゲンが侵入するとこのIgEにアレルゲンが結合し，肥満細胞が活性化してヒスタミンやロイコトリエン，サイトカイン類を放出して様々な症状を引き起こします（図3-4）。花粉症などのアレルギー性鼻炎を始めとしてアトピー性皮膚炎，気管支喘息などすべて**I型アレルギー**です。

**II型アレルギー**は細胞障害型とも呼ばれ血液型不適合輸血，自己免疫性溶血性貧血，血小板減少症などがこれにあたります。**III型アレルギー**は免疫複合体型と呼ばれ，糸球体腎炎や全身性エリテマトーデス（SLE）などがこれに起因します。**IV型アレルギー**は遅延型あるいはツベルクリン型と呼ばれ，Tリンパ球が関与するものです。接触皮膚炎，ツベルクリン反応，移植臓器に対する拒絶反応などがこのメカニズムによっています。薬物アレルギーはペニシリンなどのβラクタム系抗菌薬やアスピリン，X線造影剤などに比較的多いものですが，そのメカニズムとしてはI型〜IV型までのどれでもあり得ます。

**自己免疫疾患**はなぜか全般的に女性に多い病気です。自分自身の細胞に対して抗体が作られ，組織が破壊されていきます。自己免疫疾患の代表的なものとしては関節リウマチやSLEなど結合組織が破壊される膠原病が挙げられます。しかしそれ以外にも前述の自己免疫性溶血性貧血や特発性血小板減少性紫斑病（ITP）などの血液疾患，甲状腺の機能が亢進して甲状腺ホルモンが出過ぎてしまうバセドウ病や，逆に甲状腺の機能が低下する橋本病も自己免疫によるものであることが判明しています。さらに過敏性肺炎などの呼吸器疾患，潰瘍性大腸炎やクローン病などの消化器疾患，糸球体腎炎やIgA腎症などの腎疾患など，自己免疫によると判明していたり，それが疑われている疾患が数多く存在します。

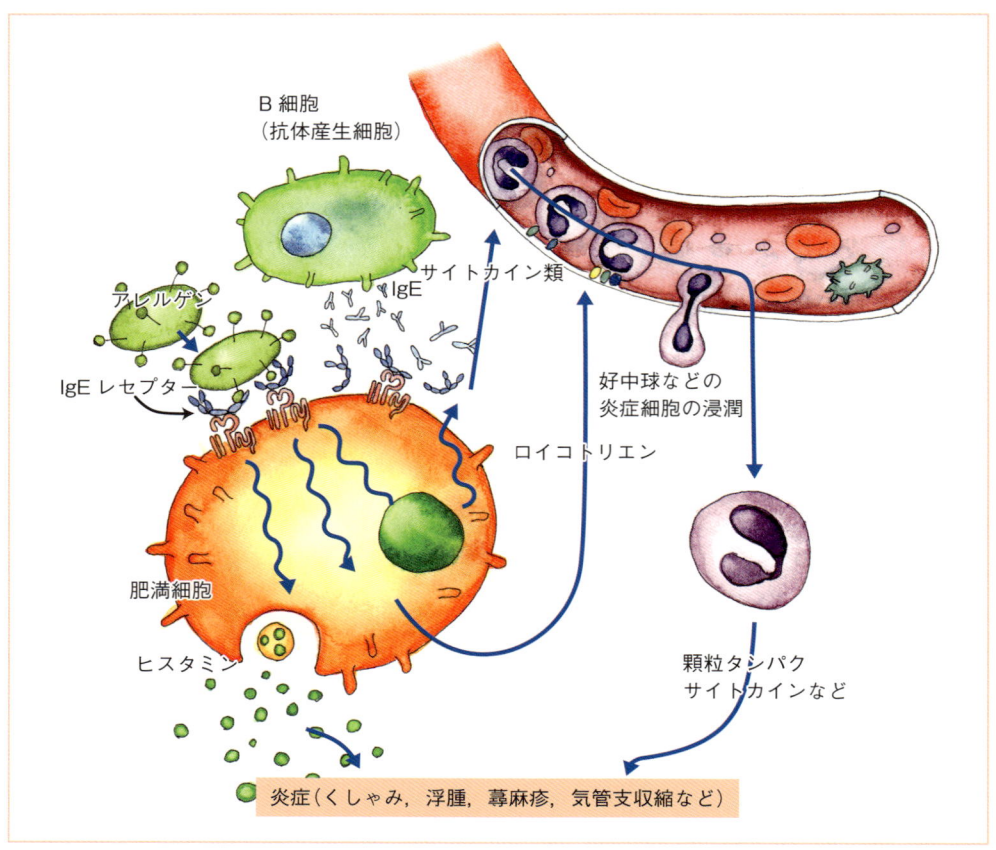

図3-4　アレルゲンに対する免疫反応

## 花粉症

　アレルギーとは，本来私たちにとって無害な物（花粉やダニ，そばや卵などの食物）に対して免疫系が過剰に反応してしまい，やっかいな症状を引き起こす病気であると定義できるでしょう。アレルギーの多くには遺伝的素因が関与しますが，やはりそれ以上に大気汚染などの環境要因が大きく関わっていると考えられています。その証拠に，一卵性双生児は遺伝子は完全に同じであるため，10歳以下の子ども時代には双子のアレルギーの現われ方はほぼ完全に一致します。ところが成人になると一致するのは25％程度であり，75％のペアでは一致しないのです。つまり生育環境や現在の住環境が大きく影響していると考えられるのです。具体的にはっきりと判明しているのはディーゼルエンジンの排気ガスに含まれる微粒子です。この微粒子がIgE抗体の産生を増加させることが明らかになっています。このため，スギのたくさん生えている田舎に暮らしている時には何ともなかったのに，都会に引っ越して来た途端にスギ花粉症になってしまう人も多いのです。

　もう花粉症になっておられる読者はすでにいろいろ研究されて詳しくご存じかもしれませんが，私のように花粉症ではない読者，あるいはこれから花粉症になるかもしれない読者のために，少し

❸ 免疫グロブリンの働き　23

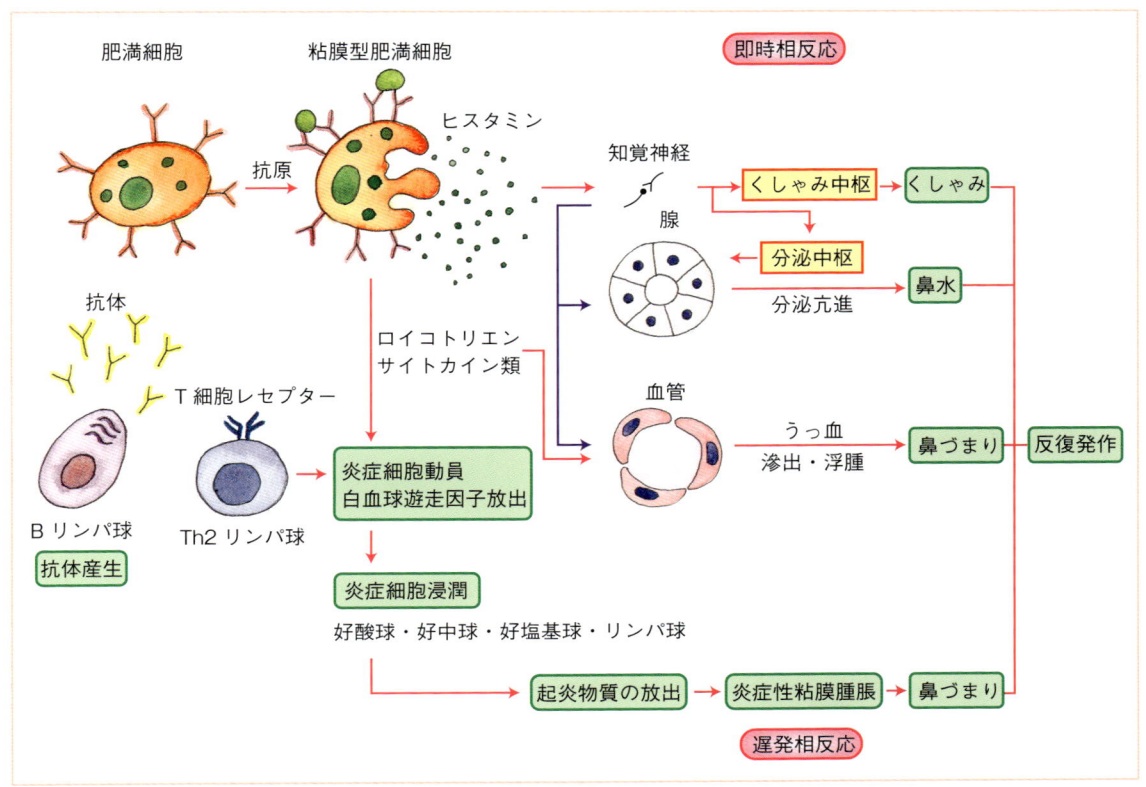

図3-5　アレルギー性鼻炎発症メカニズム

解説しておきましょう。現在では花粉症といえばスギ花粉症を思い浮かべますが，スギ以外にも花粉症を引き起こす植物はたくさんあります。年間スケジュールで見てみると，トップバッターはスギで，2月上旬から4月下旬（ここでは関東地方での時期に統一します），次いでヒノキが3〜5月中旬に花粉を飛ばします。そして5月上旬〜6月にカモガヤというイネ科の牧草，ブタクサは8〜9月，そしてヨモギの花粉が9〜10月に飛散します。複数の花粉にアレルギーを示す人も少なくありません。ですから症状の出ないのが7月と11月〜1月の4か月だけという人も珍しくありません。私の知人にもこのような人がいます。可哀そうなのですが，本人は怒っています。「こんなに苦しんでいるのに，命にかかわらないものだからあまり同情してもらえないんだよ。『大変だね。アハハハハ』で終わりなんだ」。

花粉症で起こるのはアレルギー性鼻炎とアレルギー性結膜炎です。これらによって起こる症状はくしゃみ，鼻水（鼻漏），鼻づまり（鼻閉）そして眼のかゆみ，ヒトによっては口の中やのどのかゆみを訴える場合もあります（図3-5）。ここではアレルゲン，すなわち花粉を避ける方法について述べておきましょう。箇条書きでいきます。

☆花粉の飛散量の多い時間帯（10〜15時）の外出を避ける。

☆マスク，メガネ，帽子を着用する。

☆マスクは100〜200円の安物で可。高価なマスクを買って長く使うよりも安物をしょっちゅう取り替えたほうが効果が高い。またマスクの内側のガーゼを濡らしておくと効果が高くなる。

☆帰宅時には玄関先で服を叩いて花粉を落とす。

☆帰宅時には手洗い，うがいを忘れずに行う。シャンプーをして髪についた花粉を落とす。

☆女性ではファンデーションやクリームに花粉が付着しているので，洗顔する。
☆窓はできるだけ閉めておく。
☆空気清浄機も有効だが，頻繁に掃除をし，テーブルや棚を濡れ雑巾でこまめに拭くのが効果が高い。
☆布団を干す時には化繊や綿の布をかけて，花粉の付着を防ぐ。
などです。

## Column 7　減感作療法

　花粉症に限らず，アレルギー疾患の場合はアレルゲン（スギ花粉症の場合ならスギの花粉）に近づかないことが一番です。スギ花粉でもそれがなかなか難しいのですが，もっと可哀そうな人々がいます。それは**職業性アレルギー**です。果樹園で働く人がリンゴやサクランボ，イチゴなどの花粉症に悩まされるのはまだよいほうで，製菓業者や製パン業者の小麦粉アレルギー，製麺業者のソバ粉アレルギー（これらは食物アレルギーではなく，これらの粉を吸い込むことによるアレルギーです），繊維業者の羊毛アレルギー，さらには大工さんの木材粉塵アレルギーなど多彩なものがあり，アレルギー性鼻炎や接触皮膚炎にとどまらず，気管支喘息を起こしてしまう人も少なくありません。これらの人がアレルゲンを避けるためには職場での配置転換をしてもらう必要がありますが，普通は零細な業者が多いので，転職せざるをえないことになります。

　それを避けるために**減感作療法**という治療法があります。これはアレルゲンを繰り返し投与することによって免疫反応を起こさせ，それを維持することによって症状を抑制しようとするものです。なぜ効くのか，そのメカニズムはよくわかっていないのですが，肥満細胞上のIgEとアレルゲンとの結合を阻止する遮断抗体が産生されるのではないかと考えられています。

　さて，その方法ですが，アレルゲンを皮下注射します。いきなり大量に注射してアナフィラキシーショックを起こしては大変ですから，微量から始めて少しずつ量を増やし，発赤が5cmになったところで維持量とします。ここまでが大変で，週に2回医者通いをして3〜6か月かかります（この期間を短縮するために様々な工夫がされていますので，今ではもう少し短くなっているかもしれません）。その後は月に1回のペースで1年間皮下注射を続けます。有効であれば1年の治療で5年間は症状が出ないで過ごせるようになります。ただ，これだけ努力しても無効な場合もあることは覚悟しておきましょう。もちろん，職業性アレルギーに限定された治療法ではなく，花粉症にも適用されます。

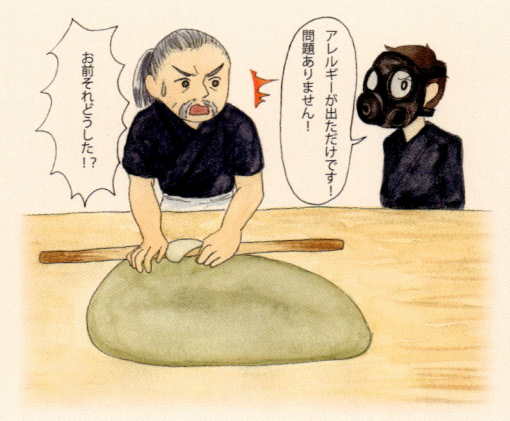

# 4 静止電位と活動電位

　この章では，生理学の教科書の最初のほうに出てきて，大部分の人を生理嫌いにさせる話題，「静止電位と活動電位」を解説したいと思います。

## 細胞内液と細胞外液

　ちょっと昔の話になりますが，約35億年前の地球の原始の海で生命が誕生しました。当時の海水の塩分濃度は0.9％で，現在の海水（塩分濃度は約3％）よりもかなり薄い濃度であったと推定されています。その後の進化を経て，単細胞生物は多細胞生物となり，そして陸上に進出しました（図4-1）。しかし，彼らは自分たちを産み，育んでくれた原始の海を捨て去ることができなかったのです。そこで，彼らは**細胞外液**という形で原始の海を体の中に取り込んで上陸しました。このため，細胞外液の主な陽イオンはナトリウム（$Na^+$）であり，陰イオンが塩素（$Cl^-$）なのです。そして，浸透圧（水を吸い込む，あるいは吸い出す力：これについては10章で説明します）は**0.9％食塩水**，つまり原始の海（**生理食塩水**ともいいます）に等しいのです。もちろん，細胞外液には（図4-2a）に示すようにカリウム（$K^+$）やカルシウム（$Ca^{2+}$）のような他の陽イオン，重炭酸イオン（$HCO_3^-$）などの陰イオンも含まれますが，これらは少数派であり，NaClつまり食塩が圧倒的に多いことがおわかりでしょう。

　細胞の中にも当然，水があります。というよりも，細胞の中にある水のほうがずっと多いのです。私たちの体重の約60％が水です。その2/3が細胞の中にあり，血漿など細胞の外にある水は

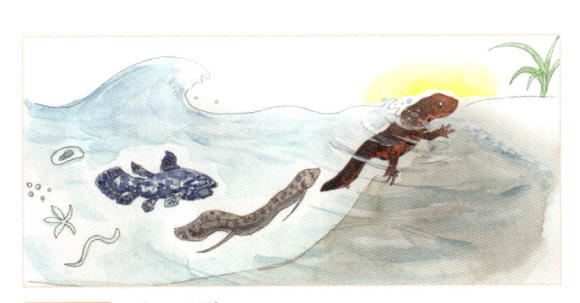

図4-1　海から陸へ

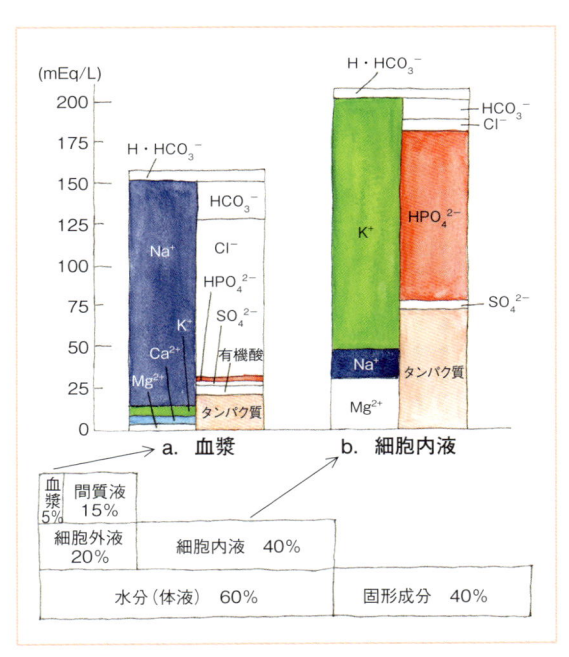

図4-2　体液の組成

## Column 8　お吸い物の塩気はどれくらいが美味しいか

　お料理の研究家に伺ったところでは、お吸い物の塩気は0.9％が最も美味しいそうです。細胞外液と同じ浸透圧ですから、塩分が多すぎもせず、少なすぎもせず、ちょうどよい濃度というわけです。それを感知できる私たちの舌も大したものだ、といわざるを得ません。

　生理食塩水(0.9％食塩水)とともに、5％ブドウ糖液も私たちの血漿(細胞外液)と同じ浸透圧(これを等張といいます)で、薬剤を静脈内投与するときに希釈する溶液としてよく用いられます。これは蒸留水のように浸透圧が低いと、投与された局所の浸透圧が低下し、赤血球内に水が流れ込んで破裂してしまう、つまり溶血するからです。逆に浸透圧が高すぎると、赤血球から水が吸い出され、赤血球は金平糖のようになって、機能しなくなります。

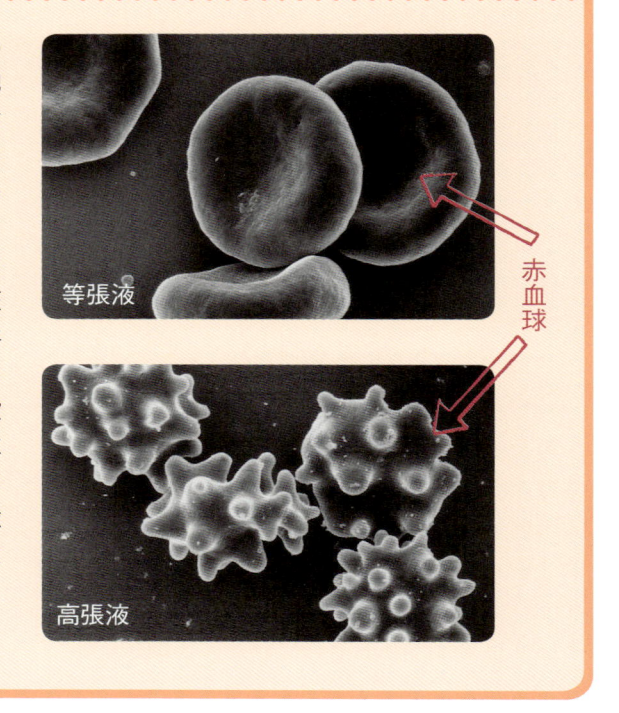

等張液

高張液

赤血球

1/3にすぎません。さて、その細胞の中にある水(これを**細胞内液**といいます)にも様々なイオンが溶けていますが(図4-2b)、細胞内の陽イオンとしてはカリウム($K^+$)が圧倒的に多いのです。そして、陰イオンとしてはリン酸水素イオン($HPO_4^{2-}$)が多いのですが、陰イオンとしての電荷を持つタンパク質もかなりの量を占めることに注目してください。なぜ、細胞内には$K^+$が多いのか、は考えないでください。私も知りません。なぜか知らないが、そうなのだ、と覚えてください。

## 静止電位の成り立ち

　話がちょっと変わります。細胞の表面を覆う細胞膜には必要に応じて様々なイオンを通す通り道があります。これを**チャネル**と呼びます。チャネルはそれぞれのイオン専用です(必ずしも完全に専用ではないのですが、ほとんど専用と考えてください)。つまり$Na^+$のみを通す$Na^+$チャネル、$Ca^{2+}$のみを通す$Ca^{2+}$チャネルといった具合です。これらのチャネルは普段はすべて閉じていて、細胞の内側と外側との間でイオンの行き来は

できません。ところが、例外があります。$K^+$チャネルだけは普段、開いているのです(図4-3)。さて、何が起きるでしょうか。

### 拡散、濃度勾配と電位勾配

　細胞内には$K^+$が多量にあり、細胞外には少ないのです。また話がちょっと変わります。水を入れたコップに赤インクをスポイトで一滴たらしたときのことを考えてください。インクは最初のう

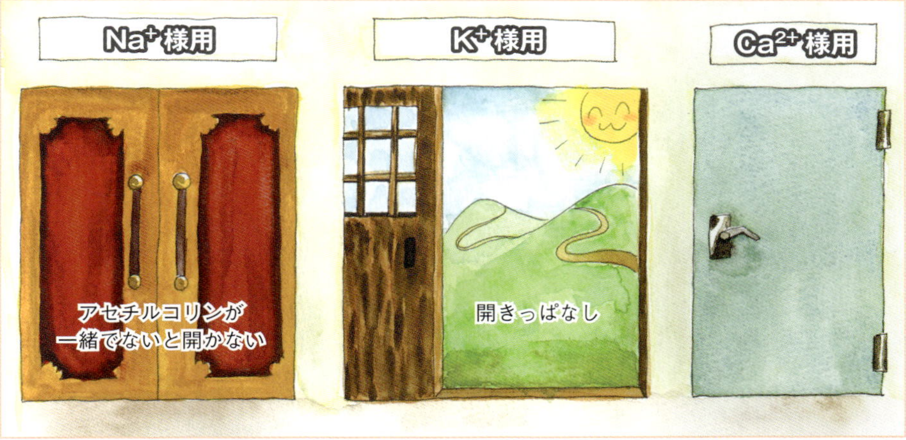

❹ 静止電位と活動電位　27

図4-3　チャネルをドアにみたてると

ちはたらした場所にかたまって濃い赤色に染めていますが、撹拌しないで放っておいても時間が経つと自然に全体に広がって薄赤くなっていきます（図4-4）。これが**拡散**です。つまり、ある物質は濃度の高いところから、薄いところへと移動する性質があるのです。

$K^+$の場合も同じことで、濃度の高い細胞内から、自由に通ることのできる$K^+$チャネルを通って、濃度の低い細胞外へと出て行こうとします。ところが、$K^+$イオンはプラスに帯電しています。プラスのイオンが出て行くと、細胞内はマイナスに帯電することになります。磁石のプラスとマイナスとが引き合うように、マイナスに帯電した細胞内はプラスのイオンを引き付けます。このように、$K^+$の**濃度勾配**によって外に出て行こうとする力と、**電位勾配**によって$K^+$を細胞内に引き付けようとする力が釣り合ったところ、それが**静止電位**となります。細胞によって様々ですが、神経細胞では$-70$〜$-60\,mV$、骨格筋や心筋では$-90$〜$-80\,mV$です。これで理解できた読者は、次は飛ばして「細胞の興奮」（→ p29）に進んでくださって結構です。

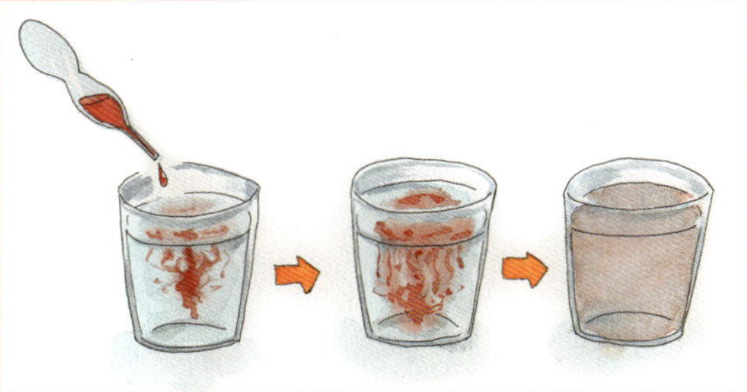

### 濃度勾配と電位勾配をたとえると

図4-5のイラストをご覧ください。陽（プラス

図4-4　拡散の様子

の）イオンを男の子、陰（マイナスの）イオンを女の子に例えましょう。特に深いわけはありません。昔から男を陽、女を陰に例える日本の習慣に従ったまでです。男の子がカリウムイオンのK坊や、女の子がリン酸水素イオンのP子ちゃん、そして太った女の子がタンパク質のタンパちゃんです。男の子と女の子の数は同じでした。

K坊やが大勢狭い部屋（細胞）に閉じ込められています。K坊や専用のドアは開いているので、混雑している部屋から外の広い世界に出て駆け回って遊ぶこともできます。そこで、何人かのK坊やは外に出て行きました。一方の女の子たちは外に出て行くことができません。タンパちゃんは細胞の構造を構築しているので、イオン化していても動けません。P子ちゃんもドアを通るこ

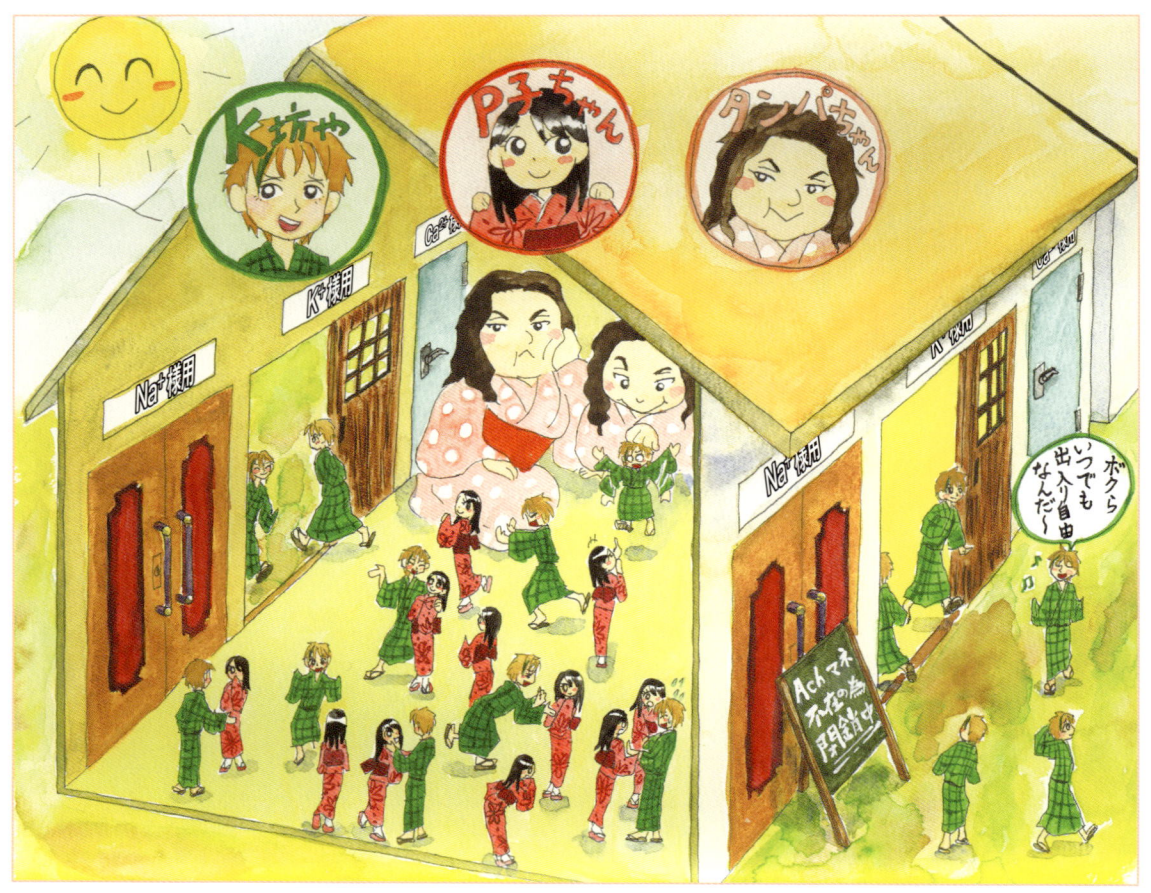

図 4-5 自由人 K 坊やはモテモテ！？

とができません。ところが，ある程度の K 坊やたちが出て行くと，部屋の中もちょっと空いてきました。出て行きたいという K 坊やたちの情熱は低下します。さらに，K 坊やたちが出て行ってしまったので，女の子が余ります。女の子たちは「寂しいから出て行かないで。一緒に遊ぼうよ」とK 坊やに頼みます。女の子にそんな風に頼まれては男冥利に尽きます。多くの K 坊やが部屋に留まりました。

つまり，K 坊や（陽イオン）が混雑がいやで，出て行きたいと思う気持ちが**濃度勾配**，女の子（陰イオン）のそばにいて留まりたいと思う気持ちが**電位勾配**です。両方の気持ちが釣り合ったところで，動きが止まります。その時の余っている女の子の数（本当は女の子の腕の数といったほうが正確です）が静止電位というわけです。

# 細胞の興奮

　細胞間での情報のやりとりは，ほとんどの場合，化学物質を放出することで行われます。放出される物質は，各種ホルモン，サイトカイン類など様々ですが，神経の末端からは，**ノルアドレナリン，アセチルコリン(ACh)** などの**神経伝達物質**が放出されます。神経伝達物質は神経の末端から放出され，そのすぐ近くにある，情報を伝えたい細胞表面の**受容体**(レセプター)に結合することで，情報を伝えます(図4-6)。

　さて，受容体で受け取った情報を，その細胞の隅々にまで速やかに伝えなくてはなりません。細胞なんて小さいからすぐ伝わるだろう，と思うのは間違いです。神経細胞からは長い軸索(いわゆる神経線維)が伸びており，長いものでは1m近くに達します。また，骨格筋細胞も細長い細胞で，大腿部の筋肉などでは30cm以上の長さがあります(図4-7)。このような長い距離を速やかに情報を伝えるために，電気信号が利用されます。この電気信号のことを**活動電位**と呼び，活動電位を発生することを，「興奮する」といいます。

　骨格筋を例にとりましょう。先ほど静止状態では細胞膜の内側は外側に対してマイナスの電位であると説明しました。このような状態を「負に分極している」といいます。このような負に分極している筋肉に，運動神経から収縮しろ，という命令が来ます。この指令は神経の末端から放出されるアセチルコリン(ACh)が骨格筋細胞膜の受容体に結合することで伝えられます。このACh受容体はチャネルでもあります(図4-8)。AChが結合すると，このチャネルが開いて細胞外に多い陽イオン(主として$Na^+$)が細胞内に流入します。プラスのイオンが流入しますから，細胞内の電位はちょっとだけプラス側に傾きます(図4-9A)。これを，分極している状態が減るので，**脱分極**といいます。神経末端から放出されるAChの量が増えれば増えるほど，流入する$Na^+$の量が増え

図4-6　活動電位の発生＝興奮

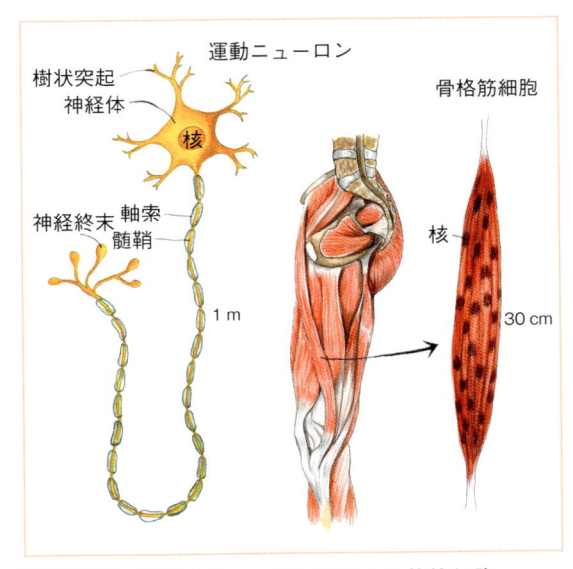

図4-7　意外と長い，神経線維と骨格筋細胞

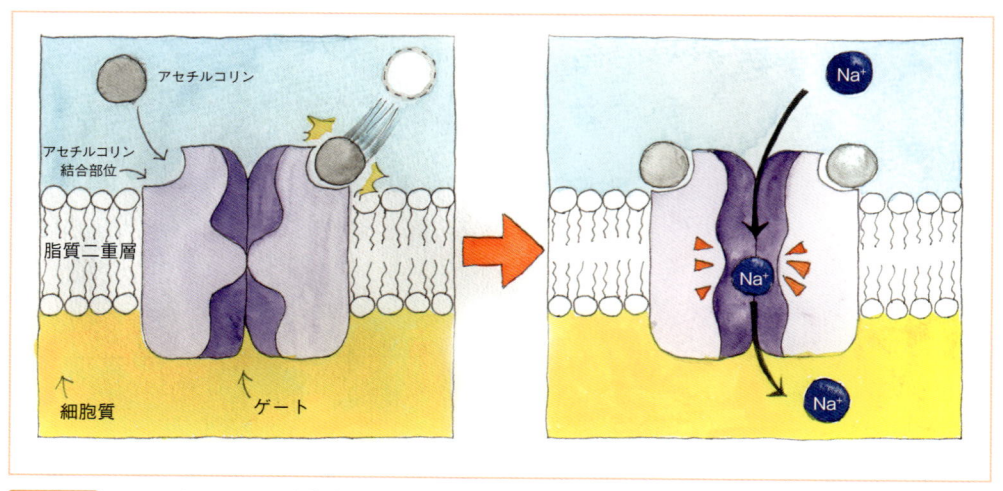

図 4-8　アセチルコリン受容体は Na⁺ のゲート

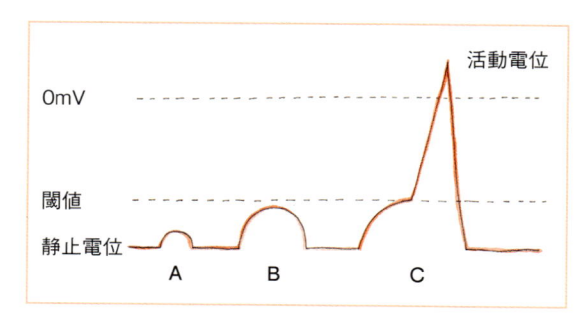

図 4-9　細胞内の電位がプラスに傾く＝脱分極

ますから，脱分極も大きくなっていきます（図 4-9B）。そしてこの脱分極がある限度（これを**閾値**といいます）を超えると，その周囲に多数あるNa⁺チャネルがいっせいに開きます。これは，Na⁺チャネルには，脱分極すると開く，という性質があるからです。Na⁺の通り道が開くとどうなるでしょう？

細胞外のほうがNa⁺の濃度が高いですから，濃度勾配に従ってNa⁺は細胞外から細胞内へと流入します。さらに細胞内は負に帯電していますからプラスのイオンであるNa⁺を引き付けます。つまり，電位勾配もNa⁺の流入に拍車をかけるわけです。図 4-5の例をちょっとモディファイすると，図 4-10になります。Na坊やのための

ドアが開いたのです。部屋（細胞）の中にはNa坊やはほとんどいません（濃度勾配）。おまけに可愛い女の子が大勢います（電位勾配）。Na坊やたちはいっせいに飛び込んでいきます。

こうしてNa⁺が流入して細胞内の電位はどんどん上昇し，ついには細胞の外側よりも高くなります。ところが，Na⁺チャネルは短時間しか開いていることができないので，すぐに閉じてしまい，K⁺との交換でNa⁺が細胞外に汲みだされることで，細胞膜は再び分極します。この短時間の電位変化が**活動電位**です（図 4-9C）。鋭く尖ったスパイク状（持続時間は 1〜5 ms）なので，神経の活動電位は**インパルス**（衝撃）と呼ばれることもあります。

### 活動電位の特徴

活動電位の特徴をいくつか挙げてみましょう。第1に，伝わるスピード（**伝導速度**）が大きいことが挙げられます。伝導速度が最も大きい神経線維では，120 m/sに達します。これは時速にすると400 kmを優に超えますから，最高速度 300 km/hの新幹線「のぞみ」よりもはるかに速いスピードです。第2に，活動電位の大きさは一定です。刺激の強さは活動電位の大きさではなく，頻度によっ

❹ 静止電位と活動電位　31

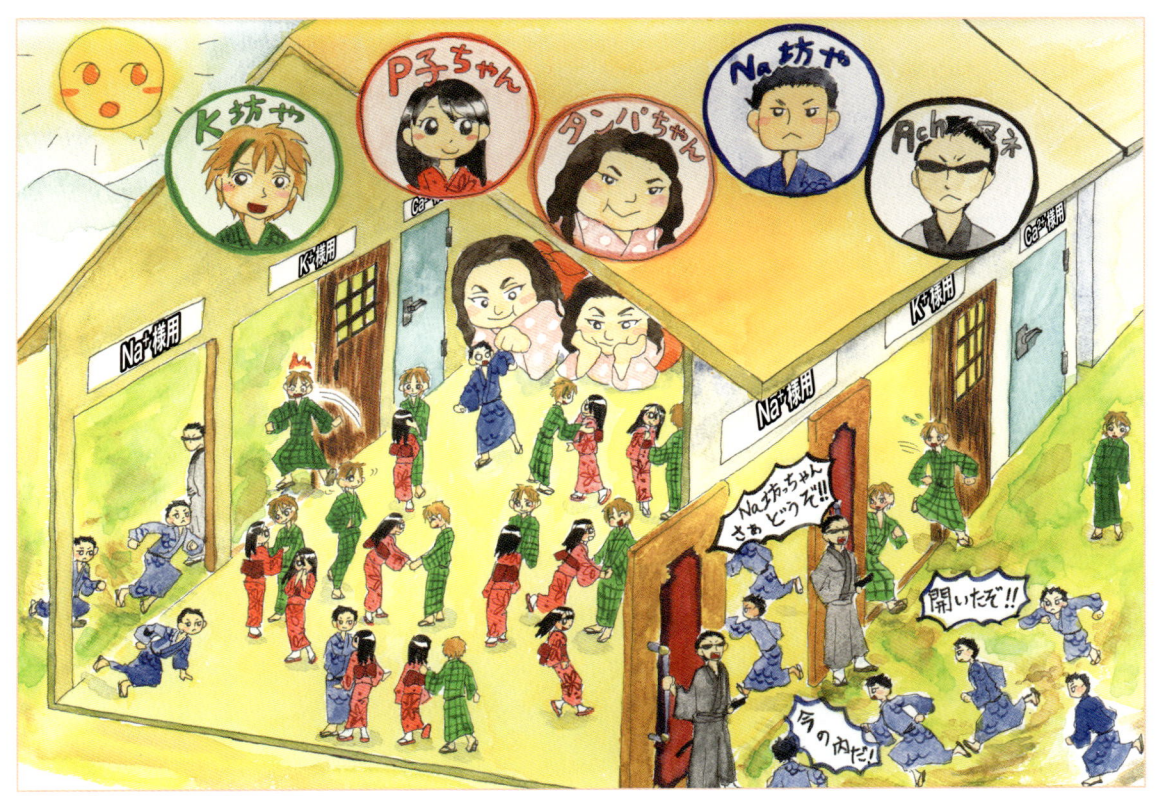

図4-10　Na坊やの流入

て決まります。1秒間に活動電位が何回生じるか，によって刺激の強さが決まるわけです（図4-11）。第3に，減衰しないことが挙げられます。送電線によって送られる電気は，放電によって次第に減衰しますが，活動電位は全く減衰せずに伝わります。

　外界の変化は感覚器によって感知されますが，その情報は活動電位として脳に伝えられます。そして神経による情報のやりとり，つまり記憶や思考，情動などもすべて活動電位によって担われています。そして筋肉に収縮の指令を送ったり，内臓の諸機能を調節するための指令も運動神経や自律神経を介して活動電位で送られます。そして筋肉が収縮する際にも活動電位を生じて，収縮が開始されるのです。このような電気信号が体の中を駆け巡っているわけですが，そのような活動電位

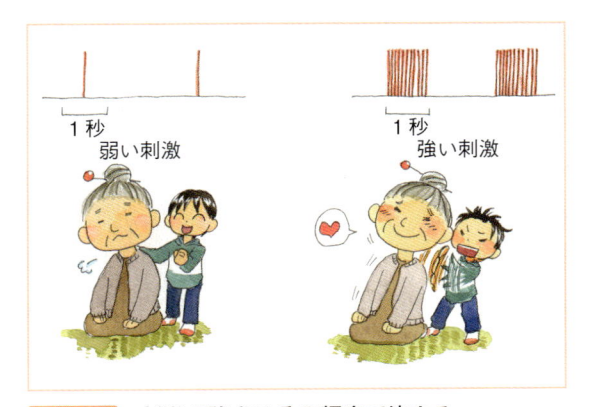

図4-11　刺激の強さはその頻度で決まる

という信号を皮膚表面に置いた電極で記録したものが，脳波であったり，心電図，筋電図などであるわけです。

## 心筋の活動電位

　神経や骨格筋の活動電位はNa$^+$が流入することによって生じる持続の短いものですが，心筋の活動電位はちょっと違います。最初にNa$^+$が流入して鋭い脱分極をするところまでは同じなのですが，その後しばらくCa$^{2+}$の通り道であるCa$^{2+}$チャネルが開いてCa$^{2+}$濃度の高い細胞外から細胞内へとCa$^{2+}$の流入が続きます。Ca$^{2+}$チャネルはなかなか閉じないため，活動電位は0mV付近でしばらく留まります。この部分を**プラトー**と呼びます(図4-12)。このプラトーのせいで，心筋の活動電位の持続時間は心室筋で300 msと，神経や骨格筋の100倍ほど長くなります。そして流入したCa$^{2+}$は，収縮の引き金を引くという重要な役割を担っています。このように心筋の活動電位発生にはNa$^+$チャネル，Ca$^{2+}$チャネル，そして再分極を引き起こすK$^+$チャネルが密接に関わっています。

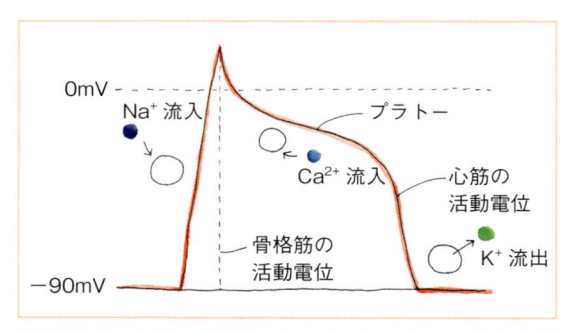

**図4-12** 心筋の興奮にはCa$^{2+}$チャネルも大きく関わる

　不整脈は心筋における活動電位の異常発生によって起こります。不整脈の発生機序については，次章で解説したいと思います。

### Column 9　挫滅症候群と高カリウム血症

　大地震の際などに，倒れた家具や落ちてきた梁などに下半身をはさまれて動けなくなり，数日後に救出される人がいます。せっかく救出されても，このような人々には**挫滅症候群**の危険が待っているのです。

　長時間下半身を圧迫されていると，血流の不足や直接的な圧迫によって下肢の筋肉などの細胞が多数死滅してしまいます。細胞が死ぬと，細胞膜が破れ，細胞内液が外に漏れ出てきます。細胞内液にはK$^+$が大量に含まれていることを思い出してください。このような人々が救出されると，圧迫がなくなりますから，下半身の血流が回復します。そうすると，下半身に大量に放出されていたK$^+$が全身を巡るようになります。つまり**高カリウム血症**となるわけです。図4-5を見てください。血漿などの細胞外液のK$^+$濃度が上昇する，つまり細胞の外にいるK坊やの数が増えるわけです。そうすると，「なんだ，外にも大勢いるじゃないか。それならここで女の子と遊んでいよう」と考えるK坊やの数が増えます（つまり濃度勾配が減る）。プラスのイオンが細胞内に増えますから，静止電位は浅くなります。つまり脱分極し，図4-9の閾値に近づいていくのです。これによって細胞はちょっとした刺激でも興奮してしまうようになります。

　ここで一番問題となるのが心筋です。心筋が興奮しやすくなりますから，不整脈，それも頻脈性の不整脈(脈がすごく速くなる)が起こりやすくなり，突然死の危険が増すというわけです。阪神・淡路大震災の際には，このようにして救出後に挫滅症候群で亡くなられた方が大勢いて，問題となりました。

# 5 心臓の電気的活動とその異常
## 不整脈

前章では「静止電位と活動電位」について勉強しました。心筋の活動電位がどう生じているか、わかりましたか？

この章で扱うのは、心筋における活動電位に異常が発生すると起こる「不整脈」についてです。心電図の波形も出てきて難しいテーマですが、頑張りましょう。

## 心臓の電気的活動と心電図

前章では、心筋細胞では$Na^+$の急激な流入の後に$Ca^{2+}$の流入を生じてプラトーと呼ばれる時期を生じることを説明しました。このプラトー相に流入する$Ca^{2+}$は細胞内に貯蔵されている多量の$Ca^{2+}$をさらに放出させて、収縮の引き金を引く役割を演じます。その後$K^+$が細胞外に流入して静止電位に戻ります。心筋細胞は静止電位に戻る（**再分極**する）までは次の刺激に反応して活動電位を発生することはありません。この時期を**不応期**と呼びます。

心筋細胞の塊である心臓にこのような電気的変化を生じるわけですが、その電気的変化を体の表面においた電極から記録したのが**心電図**です。図5-1に代表的な心電図波形を示しますが、不整脈の診断にはこの心電図が威力を発揮します。こ

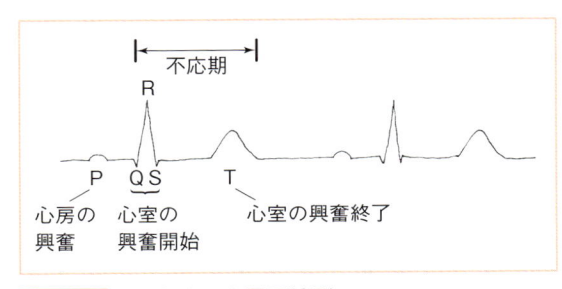

**図5-1** 代表的な心電図波形

こでも不整脈の説明を心電図で示していこうと思います。なお、心電図の小さな丸い山を**P波**と呼び、心房の興奮を反映しています。鋭く尖った波が**QRS波**で心室の興奮開始を、丸い大きな山が**T波**で心室の興奮終了を表しています。

## 心臓における興奮の発生と刺激伝導系

心臓には自ら興奮して自動的に活動電位を発生する、という性質があります。これを**自動能**といいます。実際、ラットの心臓を丸ごと体外に切り出しても、酸素さえ供給してやれば何時間でも収縮を繰り返しています。この自動能の源となっているのが右心房に上大静脈が流入する部分にある**洞房結節**です（図5-2）。この洞房結節の細胞には安定した静止電位がなく、自然に脱分極してい

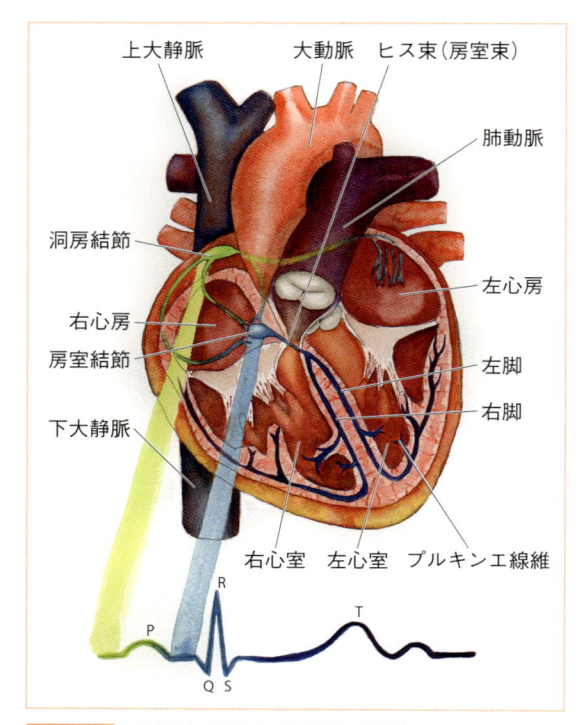

き，これが閾値に達すると活動電位が発生します(図5-3a)。この活動電位が心臓全体に広がって心臓の収縮を引き起こします。つまり洞房結節は心臓の収縮のリズムを形成しているため，ペースメーカーと呼ばれています。ペースメーカーに発した活動電位は心房全体に広がりますが，心房と心室との間は線維性の結合組織で隔てられているため，心室には伝わりません。ただ1か所，**房室結節**から伸びる**ヒス束**(房室束)という特殊な心筋線維が心房と心室とを電気的に結び付けており，ここを通って興奮は心房から心室へと伝わります(図5-2)。ヒス束は右脚と左脚に分かれ，さらに**プルキンエ線維**という特殊心筋線維を通って心室全体に興奮を伝えます。これら，洞房結節，房室結節，ヒス束，プルキンエ線維など興奮を伝えるために働いている特殊な心筋線維のことを**刺激伝導系**と呼びます。

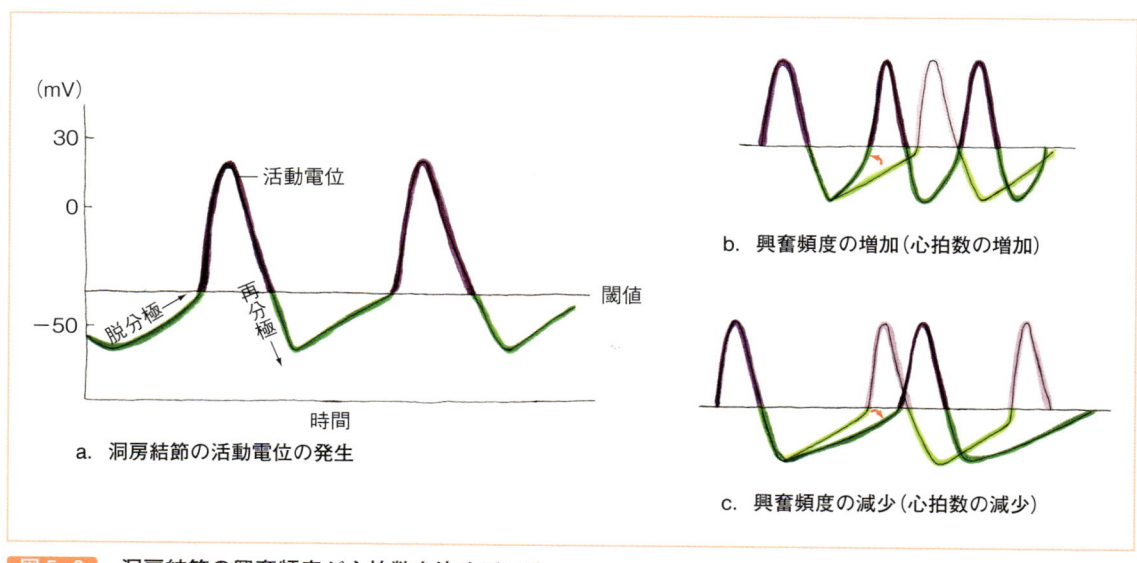

**図5-2** 刺激伝導系と心電図の関係

**図5-3** 洞房結節の興奮頻度が心拍数を決めている

a. 洞房結節の活動電位の発生
b. 興奮頻度の増加(心拍数の増加)
c. 興奮頻度の減少(心拍数の減少)

# 徐脈性不整脈と頻脈性不整脈

心臓の収縮は前に書きましたようにペースメーカーから発生する興奮によって起こりますが、そのリズムは自律神経によって調節されています。運動すると脈が速くなり、のんびり休んでいると遅くなるのは誰しも経験することです。これは自律神経の作用によってペースメーカーの脱分極のスピードが変化するからです（図5-3b, c）。このような生理的なリズムの変化以外のリズムの乱れを**不整脈**と呼びます。不整脈は心室性期外収縮（図5-4）のようにほとんど心配のいらないものから、生命にかかわるような重篤なものまで様々です。

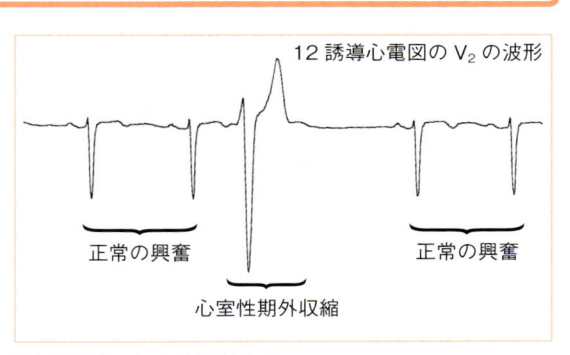

図5-4　心室性期外収縮

## 徐脈性不整脈

リズムが遅くなってしまう不整脈のことです。図5-5に示す房室ブロックが代表的で、これは心房の興奮が心室に伝わりにくくなるために起こります。この例では4番目の興奮で、P波だけが認められますが、QRS波とT波が見られません。つまり心房は興奮したのですが、それが心室に伝わっていないことがわかります。心房-心室間の興奮伝導が完全に途切れると、心室は心室独自のゆっくりとしたリズム（心拍数30〜40/分）で興奮するようになります。

## 頻脈性不整脈

脈が速くなりすぎる不整脈です。脈が速くなるとなぜ困るのでしょうか。図5-6を見てください。これは健康な69歳の女性の安静時と運動直後に記録した心電図です。安静時の心拍数は70/分、運動後には90/分に増加しています。最初に書きましたように、QRS波が心室の興奮開始、T波が興奮終了を意味します。したがってQRSの最初からT波の終わりまでが**心室収縮期**、T波の終わりから次のQRS波の始まりまでが**心室拡張期**ということになります。

この人の場合、安静時の心室収縮期は10 mmあり、心電図の記録紙の紙送り速度が25 mm/秒なので0.4秒、同様に心室拡張期は12 mmで0.48秒です。運動後に心拍数が増えた状態では、心室収縮期9 mmで0.36秒、心室拡張期は7 mmで0.28秒となります。収縮期も0.4秒→0.36秒と若干短縮していますが、拡張期が0.48秒→

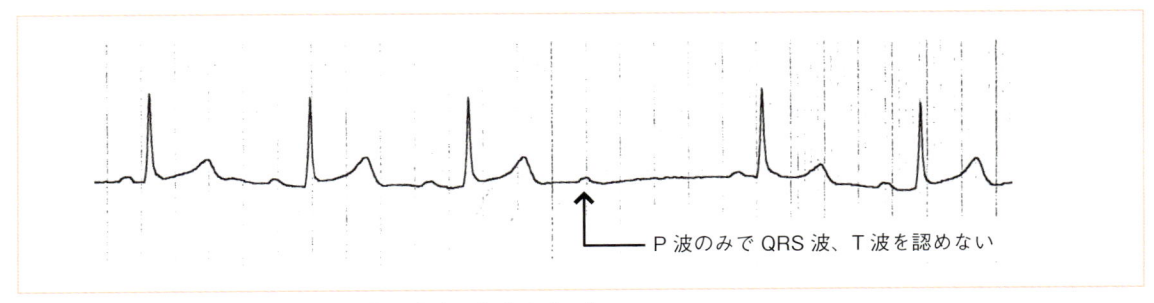

P波のみでQRS波、T波を認めない

図5-5　房室ブロック（心房の興奮が心室に伝わらない）

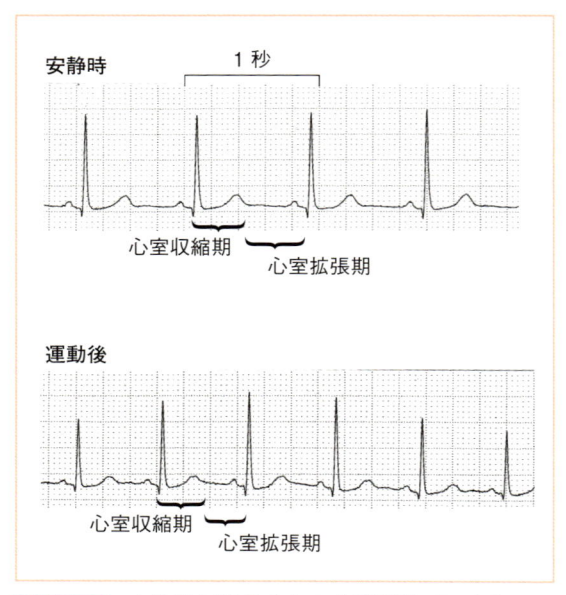

**図5-6** 心拍数が増えると心室拡張期が短くなる

0.28秒と大きく短縮しています。つまり，心拍数が増えると心室拡張期が短くなるのです。

心室は拡張してその中に血液をため，次の収縮でそのためた血液を動脈へと拍出します。したがって拡張期が短くなると，心室の中に血液をためる時間が短くなって十分な量の血液をためることができず，1回の収縮で拍出される血液量（**1回心拍出量**）が減ってきます。1分間に拍出される血液量（**毎分心拍出量**）は1回心拍出量×心拍数ですから，1回心拍出量の減少の効果のほうが心拍数増加の効果を上回ると毎分心拍出量は減少してしまいます。

安静にしている状態では，心拍数が120/分を超えると毎分心拍出量は減少し始めます。毎分心拍出量が減るとどうなるでしょう。心臓から充分

## Column ⑩ スポーツ選手の徐脈

本文にも書きましたが，心拍数が増えると心室拡張期が短くなるために，1回心拍出量が減ってしまいます。それでも心拍数が増えれば，毎分心拍出量は増加しますが，効率が悪くなります。持久的な運動を常習的に行うスポーツ選手は，高い心拍出量を長時間維持することで筋肉に充分な血液，つまり酸素を送る必要があります。できるだけ効率よく高い心拍出量を維持するにはどうしたらよいでしょう。

それには安静時の1回心拍出量を増やして，心拍数を下げておけばよいのです。例えば1回心拍出量60 mL，心拍数90/分の人の毎分心拍出量は60×90で5,400 mLです。しかし1回心拍出量が120 mLの人なら心拍数が45/分で同じ毎分心拍出量を維持することができます（120×45＝5,400 mL）。安静時の心拍数が少なければ，運動時に増やすことのできる心拍数に余裕が出るわけです。つまり安静時の心拍数90/分の人は1分当たりほんの10回増やしただけで心拍数が100/分に達してしまいますが，安静時の心拍数45/分の人なら55回も増やせるのです。トレーニングによって心臓も強くなり，それに従って安静時の心拍数も減っていきます。下に一流のスポーツ選手の安静時の心拍数の平均値を示します。持久力がどのくらい必要かによって安静時の心拍数が違ってくるのがよくわかります。

☆平均的成人：70～78/分
☆バレーボール：60/分
☆短距離走：58/分
☆水泳・中距離走：40～45/分
☆マラソン：35/分

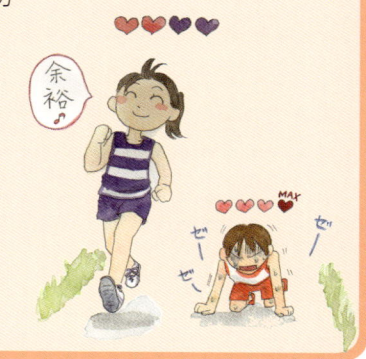

## Column 11　アダムス・ストークス失神

図5-5の房室ブロックでは，房室間の興奮伝導が1回のみ途絶えただけで，すぐに回復していますから問題ないのですが，これが回復しないとどうなるでしょう。心室内のプルキンエ線維にも自動能があるため，これがペースメーカーとなって心房とは全く別のリズムで心室が興奮-収縮するようになります。ただ，洞房結節のリズムが毎分70回程度であるのに対し，心室のリズムは30〜40回/分と遅いのが特徴です。1回心拍出量は健常者の半分になってしまいます。

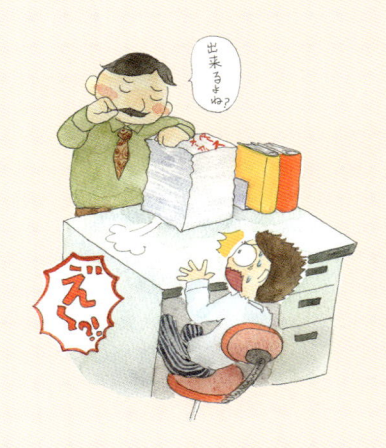

さらに困るのは，心臓のリズムがすぐには出現しないことです。それまでずっと洞房結節からの刺激で興奮していたプルキンエ線維が突然に「お前もできるんだろ，自分でやってくれ」といわれても戸惑ってしまいます。しばらく自動能が回復しないので，その間は心室からの血液拍出がなくなり，脳の血流不足から失神してしまいます。このような房室ブロックに伴う失神をアダムス・ストークス失神と呼びます。何回も失神発作を繰り返す人の場合，このような房室ブロックが原因となっていることがあります。

---

な量の血液が拍出されないのですから，血圧が低下し，心臓より上にある脳に重力の影響で充分な量の血液が送られなくなって，失神したり，ひどければ生命にもかかわることになります。

## 頻脈性不整脈の成因

頻脈性不整脈を発生する原因としては，興奮の再入（リエントリー，re-entry），撃発活動，そして異常自動能が挙げられます。

### リエントリー

通常の心拍はペースメーカーから始まった興奮が刺激伝導系を通って心臓全体に広がりますが，短絡路ができてしまい，興奮がグルグル旋回して高頻度で心臓が興奮させられてしまうのがリエントリーです。図5-7にその様子を模式的に示してあります。図5-7aが正常の場合です。上方から伝わってきた興奮は下部の心筋群を興奮させますが，興奮直後は心筋は刺激に反応しなくなっている（不応期）のでその興奮が再び上方へと伝わることはありません（図中の×印）。

ところが，心臓の酸素不足や血流不足（虚血）があると，心臓の興奮伝導が遅くなってきます。しかも順方向には伝導しないが，逆方向には伝導する，という状態になることがあります（図5-7b）。これはそんなに珍しいことではありません。なぜなら上方から来る興奮に比較して下方の多量の心筋群から来る興奮のほうが電流密度（単位面積あたりの電流：$A/m^2$）が高くなるからです。そうするとどうなるでしょう。図5-7cのように興奮が

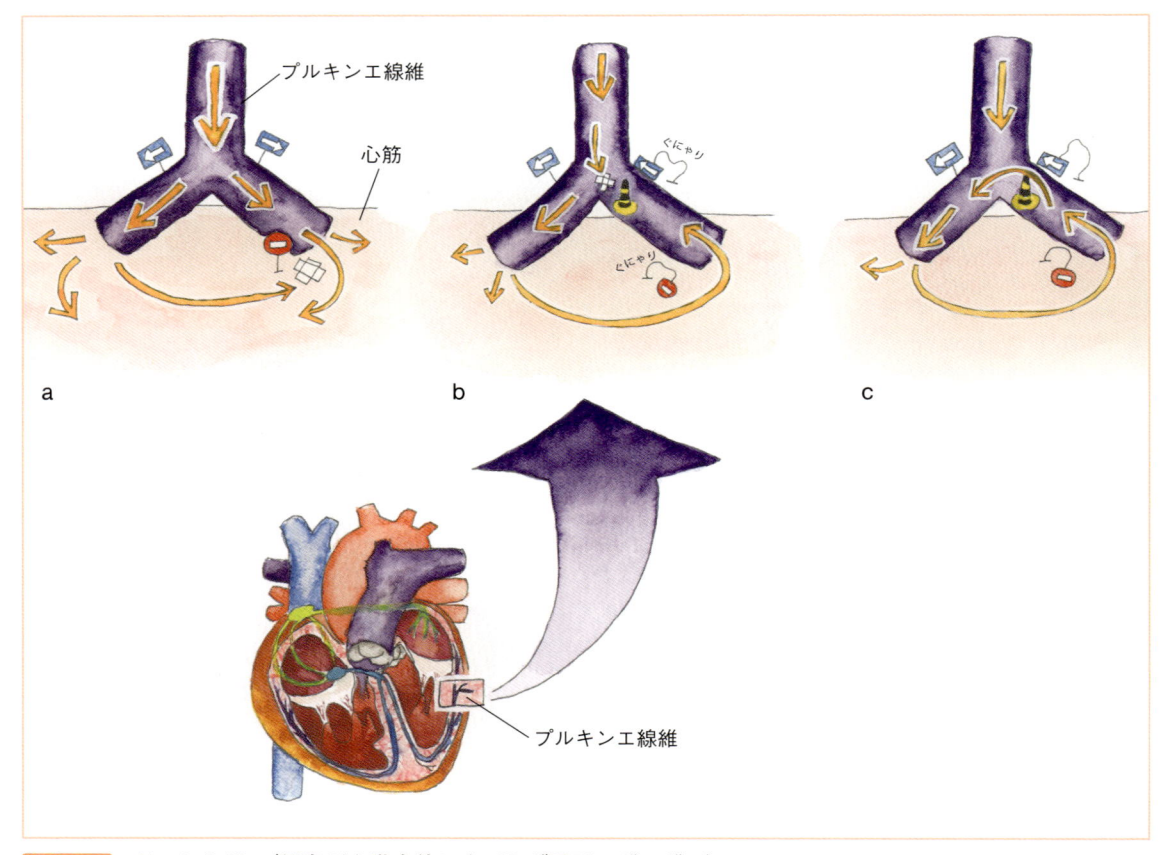

**図 5-7** リエントリー（興奮が心臓全体に広がらず局所でグルグル）

三角形をグルグル旋回し，そのために高頻度で心筋群が興奮してしまうことになります。

### 撃発活動

$Ca^{2+}$ は心筋収縮の引き金を引く極めて重要なイオンです。心臓の収縮力が弱ってしまう心不全などでは，心筋内の $Ca^{2+}$ 濃度を上昇させて収縮力を回復させるために塩化カルシウムを点滴したり，ジギタリスなどの強心薬を投与したりします。しかし，「過ぎたるは及ばざるがごとし」の喩えどおり，心筋細胞内に $Ca^{2+}$ が増えすぎてもまずいことが起こります。心筋梗塞などの虚血性心疾患の後やジギタリス中毒などでは，心筋内の $Ca^{2+}$ 濃度が異常に上昇します。この状態を **$Ca^{2+}$ 過負荷**（Ca-overload）と呼びます。$Ca^{2+}$ 過負荷となりますと，$Ca^{2+}$ の貯蔵部位（筋小胞体）が $Ca^{2+}$ で満タンとなり，それ以上 $Ca^{2+}$ を取り込むことができなくなり，$Ca^{2+}$ が溢れだします。溢れた $Ca^{2+}$ は細胞外へと排出されるのですが，その時に交換で $Na^+$ が細胞内に流入します。$Na^+$ の流入によって細胞膜は脱分極し，これが閾値を超えると活動電位が発生してしまいます。

興奮の終了時も，特に虚血など部位によって心筋細胞群の健常度に差がある場合は危険な時期です。興奮の終了直後は一部の心筋細胞は再び興奮できる状態に回復していますが，一部はまだ回復しておらず不応期にあります。このためこの時期に期外収縮や撃発活動を生じると，リエントリーが形成されて頻脈を生じます（図 5-8）。このため，この時期のことを**受攻期**と呼び（心電図上では **R on T**，つまり興奮終了を意味する T 波の上に次の興奮開始を意味する R 波が乗っていると

いう意味です），危険信号とみなしています。

### 異常自動能

正常では洞房結節がペースメーカーとなって心臓収縮のリズムを形成していますが，房室結節やプルキンエ線維の細胞にも自動能があります。ではなぜそれらの細胞がペースメーカーにならないかというと，それらの細胞の興奮頻度は遅く，もっとも速い頻度で興奮する洞房結節からの刺激で興奮させられてしまい，自分のリズムを発揮することができないからです（図5-9）。

ところが，アドレナリンなどを投与すると，洞房結節細胞の興奮頻度が上がって心拍数が増えま

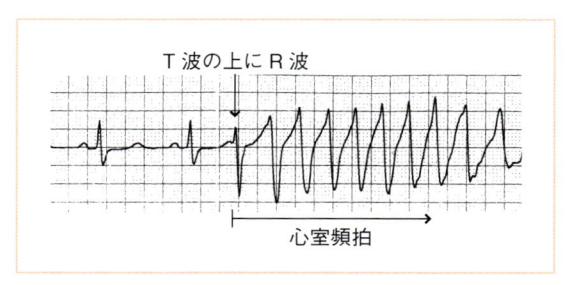

図5-8　興奮終了と同時に興奮開始の波が…

すが，房室結節などの細胞の興奮頻度がそれ以上に上昇してペースメーカーの地位を奪ってしまうことがあります。これが生じると，期外収縮が頻発したり，リエントリーを生じやすくなります。

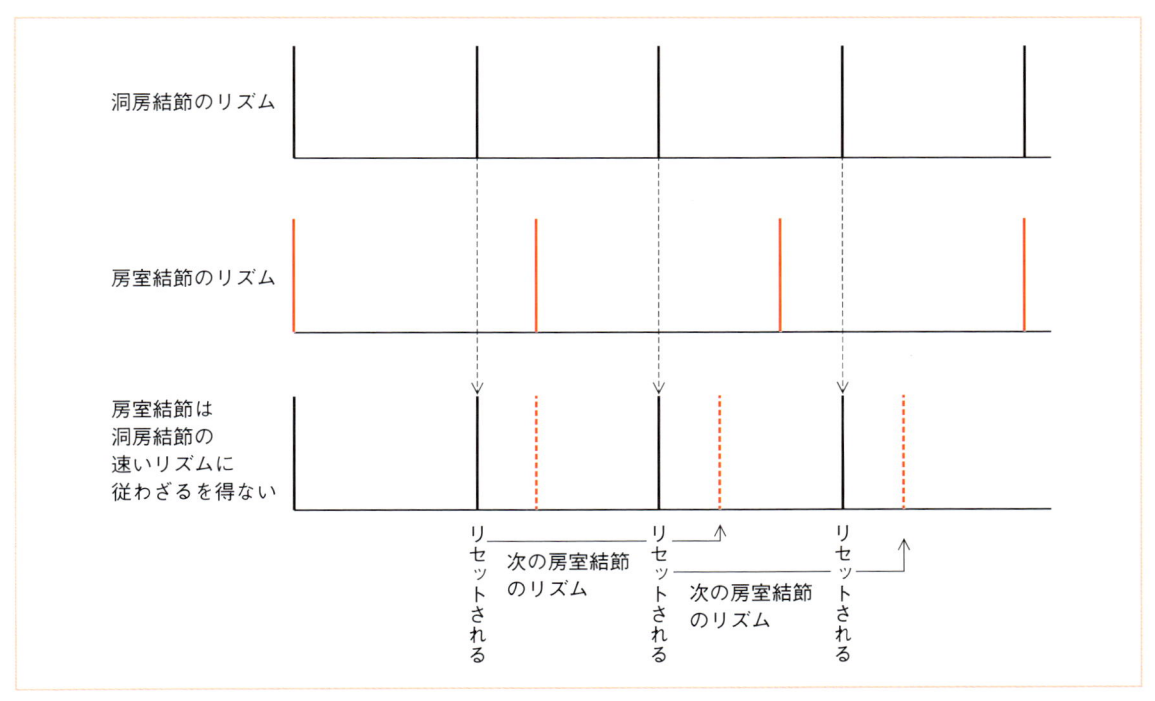

図5-9　プルキンエ線維にも自動能がある

## 心室細動と心肺蘇生法

　頻脈性不整脈で最も恐ろしいのは，それがしばしば心室細動に移行してしまうという点です。正常時は心室を構成する心筋細胞群は同期していっせいに収縮-弛緩を繰り返していますので，心室全体としても収縮-拡張して血液を拍出することができます。ところが心室細動に陥ると，心筋細胞の収縮-弛緩の同期性が失われて，心室全体としての収縮-拡張ができなくなってしまいます。

　図5-10aでは子どもたち（心筋細胞）がロープで車を引っ張ろうとしています。皆が力を合わせて引っ張れば，車は動くでしょう。ところが図5-10bでは，子どもたち1人ひとりは皆元気なのですが，てんでんバラバラに動いています。これでは車は全く動きません。心臓でも同じことで，心拍出量はゼロとなります。つまり**心停止**です。心停止というと，心臓がピタッと動かなくなることを想像しがちですが，そのような状態は**心静止**とよばれ（もちろんこれも心停止の一種ですが），突然に心静止状態となることは少なく，大部分の心停止は**心室細動**です。

　心室細動となった場合は心肺蘇生と除細動が必須となります。**除細動**とは，強い直流の電流を心臓に流していったん心臓を心静止状態にすることです。その後で胸部を圧迫する心臓マッサージを行って正常な心拍を回復させることができます（もちろんできない場合もあります）。駅やデパートなど公共施設には除細動器（AED）が備えられていますので，その使用法と**心肺蘇生法**をぜひマスターしておいてください。消防署などで講習会が開かれていますので参加をお勧めします。

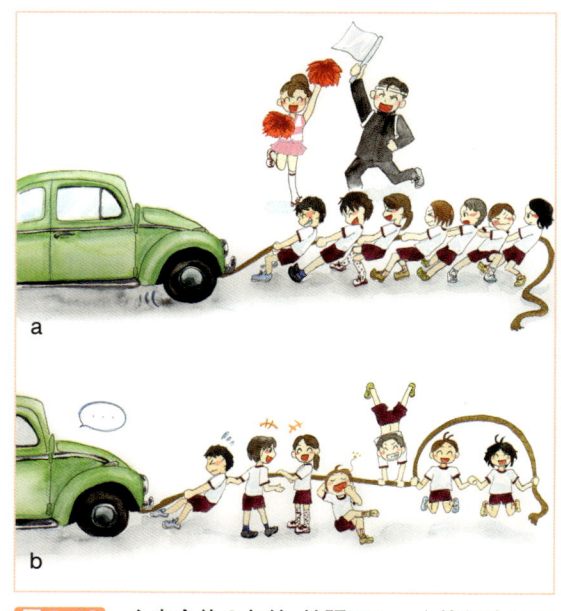

図5-10　心室全体の収縮-拡張には，心筋細胞の同期性が重要

　心室細動と紛らわしいのが**心房細動**です。心房を構成している心筋細胞が同期せずに勝手に収縮-弛緩を始めた状態で，心房から心室への血液拍出がなくなります。しかしこれは心室細動とは異なり緊急の治療が必要なわけではありません。心室が勢いよく拡張するときに，心房から血液を吸引できるからです。ただし，心房から心室への興奮伝導が多くなって頻脈となって心不全に陥ったり，あるいは心房内にうっ滞した血液が凝固し，それが血流に乗って流れて血栓となり脳梗塞の原因になったりしますので治療は必要です。

# 6 心臓の収縮と前負荷・後負荷・収縮性

　タイトルは少しかたいですが，前負荷・後負荷というのは，心臓に血液が戻ってくる時や，逆に全身に血液を送り出す時にかかる負担のことです．この章を読めば，どうして心不全の治療に利尿薬や血管拡張薬が使われるのかが理解できると思いますよ．

## ヒトの心拍出量

　心臓は血液を拍出するポンプです．右心は静脈血を肺に向かって拍出し，左心は全身に向かって動脈血を拍出しています（図6-1）．右心室または左心室が1回収縮した時に拍出される血液量のことを **1回心拍出量** といい，安静時で約70 mLです．心臓は1分間に約70回収縮しますから，1分間に 70×70＝4,900 mL つまり約5 Lの血液が拍出され，1時間で 5×60＝300 L，1日で 300×24＝7,200 L つまり 7.2 t，1年で 2,628 t となります．そしてこの人が80年生きたとすると，一方の心室が拍出する血液の総量はなんと21万tとなります．

　これがどんなにすごい量かというと，福島原発の事故で炉心冷却のために放射性物質に汚染された大量の水が発生したことはご記憶でしょう．その水を保管するために静岡県から巨大なメガフロートが曳航されたこともご存じだと思います．ところが，長さ136 m，幅46 m，高さ3 mのこのメガフロートに収容することのできる水の量は約1万tにすぎないのです．

　もちろん，赤ちゃんや子ども時代の拍出量は少ないでしょう．しかし，いつも安静にしている人などほとんどおらず，皆さん仕事をしたり，通勤電車で揉まれたり，笑ったり泣いたり，恋人と手をつないで胸をときめかせたり，そのたびに心拍出量は増加しています．ですから80年間の総心拍出量は21万tよりもずっと多いと思います．ほんの握り拳のサイズのちっぽけなポンプがこれだけの仕事をするのですから大したものです．

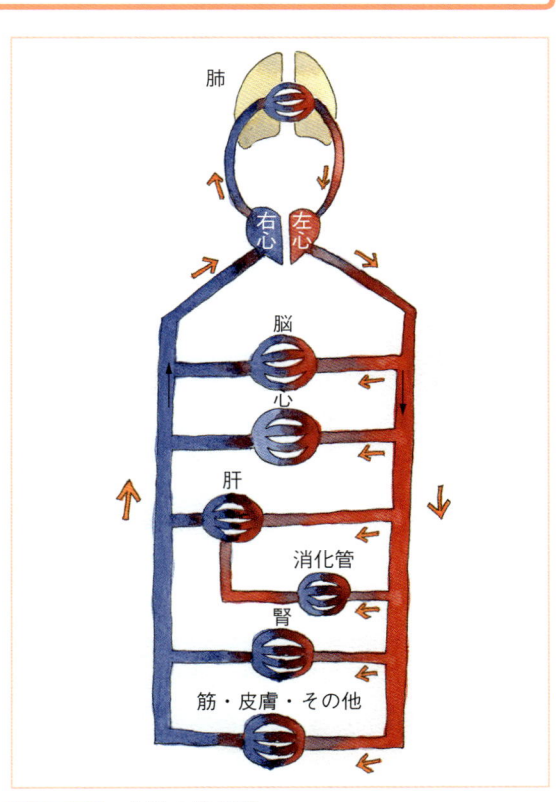

**図6-1**　血液の体循環

# スターリングの心臓の法則

　心臓の壁を構成している心筋細胞には重要な性質があります。それは、引っ張れば引っ張るほど大きな力を発生することができる、という性質です(図6-2)。ボートを漕ぐ場合を考えてみましょう(図6-3a)。ボートの長さを長く引き伸ばしてやれば、より多くの漕ぎ手が乗り込めますから、より大きな力が出てスピードも上がるわけです。心筋細胞で構成される心室は、したがって膨らめば膨らむほど、壁の心筋細胞が伸展されますから、大きな力を発生できるのです。これは非常にありがたい性質です。何らかの原因で——例えば大量の輸液をして——心臓に戻って来る血液の量が増えた場合を考えてみましょう。多量の血液が戻ってきますから、心臓は膨らみます。そうすると、より大きな力が発生できるようになりますから、血液の増加分を拍出してしまい、元のサイズに戻ることができるのです。この性質のことを**スターリングの心臓の法則**といいます。スターリングさんは英国の生理学者で、この法則以外にも腎臓の尿細管が水を再吸収することを発見したり、セクレチンが膵液分泌を促進すること発見し、初めてホルモンという概念を打ち立てたことでも有名です。

　さて、心臓は膨らめば膨らむほど大きな力を発生できると書きましたが、このことは、心臓が弱ってくると大きく膨らむ、つまり大きな心臓は弱っている心臓であることを意味します。ボートの漕ぎ手が弱い場合を考えましょう(図6-3b)。他のボートと同じ力を発生するためには、つまり心臓なら同じ拍出量を維持するためには、ボートを引き伸ばしてより多くの漕ぎ手を乗せざるを得ないのです。

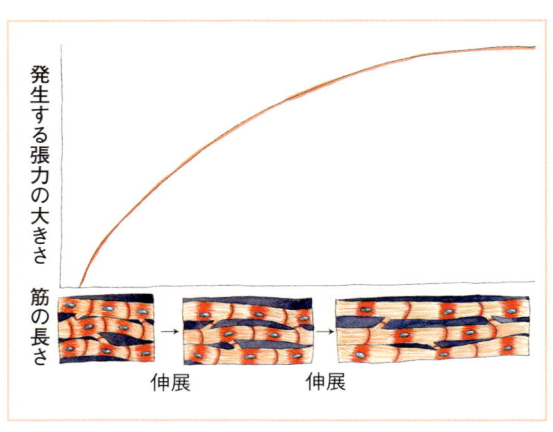

**図6-2** 心筋細胞は引っ張られるほど大きな力を発生する

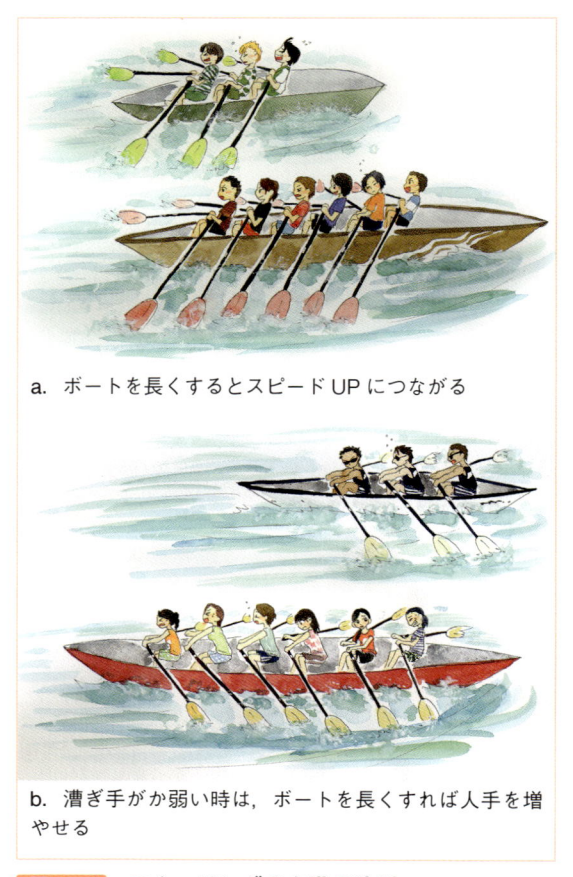

a. ボートを長くするとスピードUPにつながる

b. 漕ぎ手がか弱い時は、ボートを長くすれば人手を増やせる

**図6-3** スターリングの心臓の法則

## ラプラスの法則

　心臓が弱ってきても大きく拡大すれば，より大きな力が発生するのでめでたしめでたし，というわけにはいきません．○○の法則とか，式が出てくると拒絶反応を示す読者も多いと思いますが，ちょっと我慢してください．ラプラス（Laplace）さんはフランスの数学者で，宇宙に関する論文の中でこの法則を説明しています．この法則は地球であろうが，気球であろうが，サッカーボールであろうが，球状の物であれば何にでも成立する法則です．つまり，球の中の圧力Pは球の壁の張力Tに比例し，球の半径rに反比例する（図6-4），つまり，P＝2T/rが成立する，というのです．

　心臓は球に近い形をしています．そして壁の心筋が収縮して張力を発生し，中の血液を圧迫して圧力を発生します．つまり，心臓についてもこの**ラプラスの法則**が成立します．心臓が拡大すると，その半径rが大きくなります．そうすると，同じ圧力Pを発生するためには，心筋はより大きな張力を出さねばなりません．

　小さな風車であれば，女の子が口で吹いただけで，クルクルとよく回るでしょう．でも，大きな風車になると，重くなったり，摩擦が増えて，それを回すにはより強い風（エネルギー）が必要になるのと同じようなことです（図6-5）．心臓が拡大すると，スターリングの法則によって発生する張力は増加しますが，ラプラスの法則によって張力の圧力への変換効率が低下して，より大きな張力が必要になるというわけです．スターリングの効果よりもラプラスの効果のほうが大きくなって，充分な圧力が発生できなくなった状態が**心不全**です．

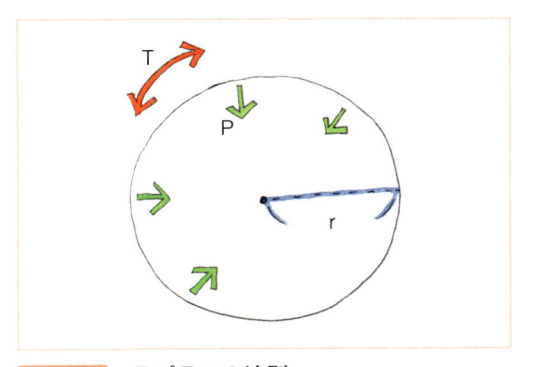

**図6-4** ラプラスの法則
圧力は張力に比例し，半径に反比例する．

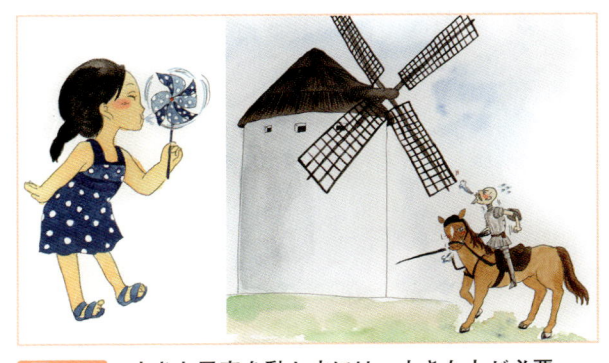

**図6-5** 大きな風車を動かすには，大きな力が必要

## 心臓の仕事

　ここでは左心に限って説明を進めますが，右心についても圧力が低いだけで全く同じことがいえます．肺静脈から左心房を経て，左心室内に血液が充満します．

　左心室は収縮して高い圧力をかけて中の血液を大動脈へと拍出します．この時，大動脈内の血圧（最低血圧）よりも高い圧力を発生しないと，大動脈弁が開かず，血液を拍出することができませ

ん。充分に拍出が終わると，左心室は再び拡張して中に血液をため，そして再び収縮してそれを拍出する，この仕事を繰り返しています。

　心臓が行う仕事をわかりやすくするために，男の子が水を汲む仕事にたとえてみましょう(図6-6)。心チャンは池からバケツで水を汲み，そしてその水を塀の外に捨てる仕事を繰り返しています。外に捨てられた水は小川をつくって，再び池に流れ込みます。ちょっと賽の河原で石を積むような，虚しい感じがしますが，このお陰で小川の周りに草花が咲き誇ることができるのですから大切な仕事です。さて，心チャンにとって負担となることは何でしょう。第一にバケツの大きさがあります(図6-7a)。小さなバケツなら仕事は楽ですが，バケツが大きくなるほど大変になります。バケツのサイズは仕事を始める前に決まっていますから，これを**前負荷**(preload)と呼びます。もう1つの負担は塀の高さです(図6-7b)。塀が高くなればなるほど仕事は重くなります。これは仕事を開始した後にかかる負担ですので**後負荷**(afterload)と呼びます。心チャンの仕事を図に表わすと図6-8のようになり，この四角形の面積が心チャンの果たす仕事量ということになります。破線(----)と点線(····)はそれぞれ前負荷，後

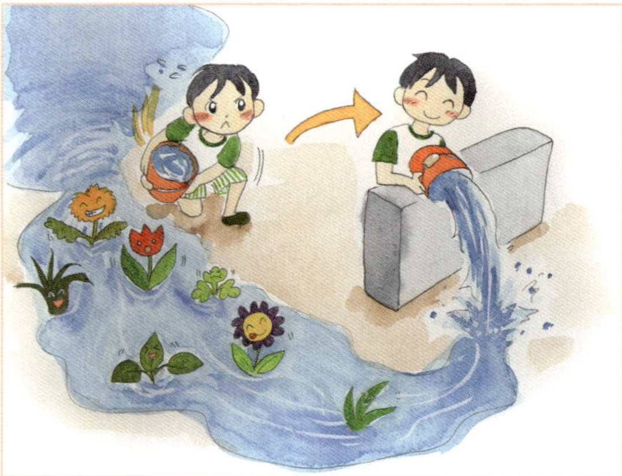

図6-6　前負荷(バケツの大きさ)と後負荷(塀の高さ)

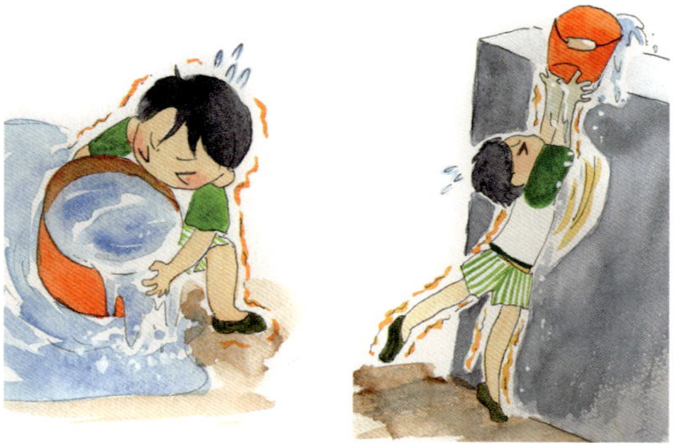

a. バケツの大きさ(前負荷)が大きくなると…

b. 塀の高さ(後負荷)が高くなると…

図6-7　心臓への負担

## Column 12　年齢で異なる心拍数と血圧

　心臓の機能は成長とともに変化していきます。心拍数を例にとると，新生児(生後1か月以内)では130〜145/分，乳児(1歳まで)で110〜130/分，幼児(5歳まで)で90〜110/分，学童で80〜90/分，成人で60〜80/分です。一方，血圧は加齢とともに上昇していきます。

　右に健常者におけるおよその血圧の値を示します。血圧を評価する場合は年齢を考慮に入れることが大切です。

|        | 最高血圧(mmHg) | 最低血圧(mmHg) |
|--------|---------------|---------------|
| 新生児 | 60〜80        | 60            |
| 乳児   | 80〜90        | 60            |
| 幼児   | 90〜100       | 60〜65        |
| 学童   | 100〜120      | 60〜70        |
| 若年成人 | 110〜130    | 60〜80        |
| 60歳代 | 140〜150      | 85〜90        |
| 70歳代 | 150〜160      | 90            |
| 80歳代 | 160〜170      | 90〜95        |

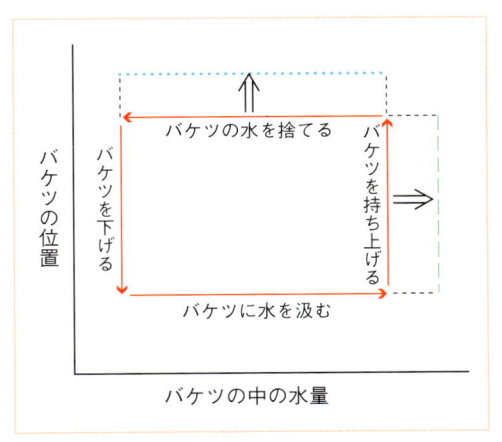

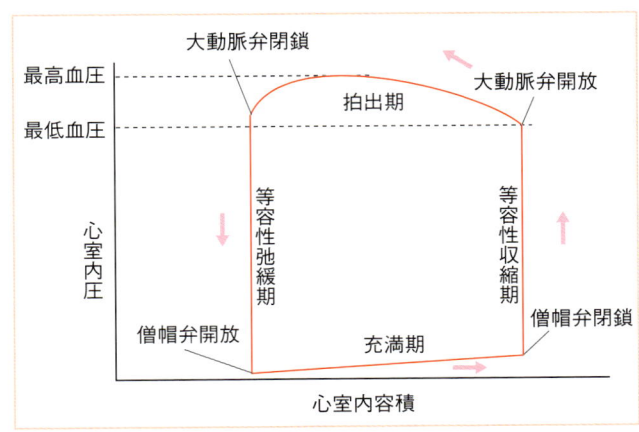

図6-8　心チャンの仕事

図6-9　心臓の圧-容積軌跡

負荷が増加した場合です。心臓の仕事も心チャンの仕事と同じで，塀の高さが圧力の高さに変わるだけで，ほとんど同じようなループを描くことができ(図6-9)，この曲線を**心臓の圧-容積軌跡**と呼びます。

## 心周期と心室の圧-容積関係

図6-9を見ながら，心室が収縮・拡張をする間にどんなことが起きるのかを見ていきましょう。まず左下角で心房と心室との間の僧帽弁が開き，心室に血液が充満します(**充満期**)。これによって徐々に心室内圧が上昇して心房内圧よりも高くなると僧帽弁が圧差によって閉鎖します(右下角)。ついで心室が収縮し，内圧が急激に上昇し(**等容性収縮期**)，右上角の最低血圧よりも高くなった時点でこれも圧差によって大動脈弁が開き，血液の拍出が開始されます(**拍出期**)。拍出が終わると大動脈弁が閉鎖し，心室は弛緩します(**等容性弛緩期**)。

心臓の場合の前負荷は肺静脈還流圧，後負荷は最低血圧です。心不全のように心臓が弱っているときには，心臓への負担を軽くしてやるために，前負荷・後負荷を軽減する必要があります。後負荷の軽減は簡単ですね。**血管拡張薬**を投与して血圧を下げてあげればよいのです。では，前負荷を軽減するにはどうしましょう？　そう，**利尿薬**によって水の排泄量を増やしてやれば，循環血液量が減少しますから前負荷が軽くなるのです。

## 収縮性

スターリングの心臓の法則で，心筋は引き伸ばせば引き伸ばすほど大きな張力を発生できるようになることを述べました。しかし，もう1つの張力発生を増大させる方法があります。実は図6-3のボートの漕ぎ手のうちの何人かは居眠りをしており，力を出していないのです。この居眠りをしている連中の目を覚まさせて，仕事に参加させるのがカルシウムイオン($Ca^{2+}$)です。

もう少し科学的にいうと，$Ca^{2+}$は収縮の引き金を引くイオンですが，心筋細胞内の$Ca^{2+}$量はすべての収縮装置を活性化するには不足しており，$Ca^{2+}$量を増加させることによって活性化する収縮装置の数を増やし，同じ筋の長さであってもより大きな張力を発生させることができます。このように，細胞内$Ca^{2+}$量によって決まる収縮力の変化を**収縮性**と呼びます。

ポパイはホウレンソウを食べると力が出ますが，心チャンの場合はカルシウムを摂ると力持ちに変身するのです(図6-10)。ただし，カルシウムを豊富に含む小魚を食べたからといって，骨は強くなりますが，心臓は強くはなりません。心筋細胞内の$Ca^{2+}$濃度を上昇させるには，単に塩化カルシウム($CaCl_2$)を点滴してもよいのですが，いろいろな薬でその目的を達することができます。アドレナリンやノルアドレナリンなどのカテコールアミンは$Ca^{2+}$チャネルを開きやすくし，そこを通って細胞内に流入する$Ca^{2+}$量を増加させます。運動をしたり，精神的に緊張したときに心臓が強くドキドキするのは，交感神経の緊張によってカテコールアミンが放出されるためです。一方，ジギタリスやストロファンチジンなどの強心配糖体は細胞からの$Ca^{2+}$排出を抑制することによって細胞内$Ca^{2+}$濃度を上昇させます。

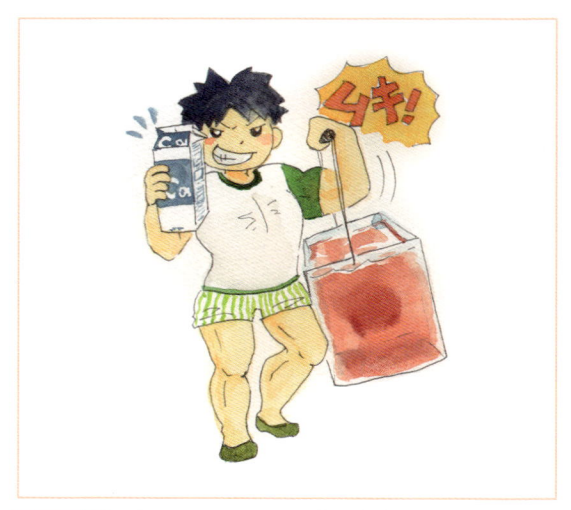

図6-10　心チャンはカルシウムを摂ると力持ちに

### Column 13　スポーツ心臓

前章のコラムで，スタミナを要するスポーツの一流選手では心拍数が少ないことを書きました(→p36)。1回心拍出量50 mLで心拍数100/分であれば，毎分心拍出量は5 Lですが，1回心拍出量が100 mLあれば，心拍数50/分で同じ毎分心拍出量を維持することができます。安静時の心拍数が少ないほど，余力が多く残されていることになります。一方，1回心拍出量を増加させることができるのは，心臓の収縮性が高いからです。トレーニングを積んだ選手では心臓の収縮性が上昇するために，心拍数を減らすことが可能になるといえるでしょう。

トレーニングによって心臓の収縮性が上昇しますが，その一部は心筋の肥大によって達成されます。心筋が肥大すれば，心筋の塊としての心臓も肥大します。この場合の肥大はスポーツ心臓と呼ばれ，病的な肥大とは異なりますので心配はいりません。

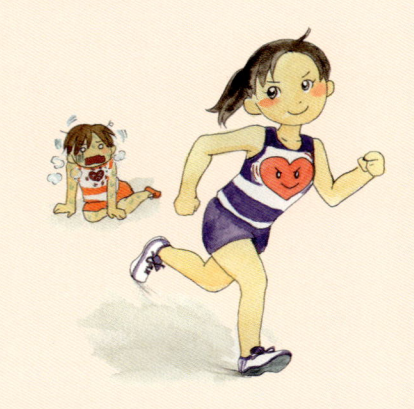

# 慢性心不全

　徐々に心臓の収縮性が低下して充分な血液を拍出できなくなった状態が**慢性心不全**です。収縮性が低下しますから，それを補うために心臓は拡大していきますが，前に述べたラプラスの法則によって限界に達するわけです。心拍出量の減少は循環血液量の増加（前負荷の増大）によって代償されますので，心拍出量減少に起因する症状はあまり前面には出てきません。

　では，どんな症状が出るのかというと，心臓の上流に血液がうっ滞することによる症状です（図6-11）。このため，慢性心不全は**うっ血性心不全**とも呼ばれます。心室が弱って充分な血液を拍出できなくなると，収縮末期にも心室内に血液が多量に残り，心室の拡張期圧が上昇します。そうすると心房から心室へと血液が流入しづらくなり，心房が拡張します。心房の圧が上昇するために肺静脈からの血液が流入しづらくなり，肺静脈に血液がうっ滞していきます。そして最終的に肺の毛細血管にうっ血を生じます。肺毛細血管圧が上昇すると，水が血管外に漏れ出し，肺が水びたしとなってガス交換がうまくできなくなってきます。

　つまり，左心の慢性心不全の主たる症状は呼吸器症状であり，呼吸困難，血痰，起座呼吸などが出現します。起座呼吸とは，夜眠るときに横になると静脈還流が増えるために呼吸困難が増悪し，患者はやむなく背中に枕を3つも4つも重ねて，座った状態でやっと眠りにつくという症状です。

　以上述べてきたのは左心の慢性心不全の場合ですが，右心についても同様で，血液が心臓の上流にうっ滞する症状が出ます。右心の場合は肺循環ではなく，体循環の静脈系にうっ血を生じます。正常であればうっすらと青く見えるだけの頸静脈にうっ血を生じて太く盛り上がって見えたり，肝臓が腫大したり腹水がたまったり，そして踝（くるぶし）の部分に浮腫を生じるようになります。

　心不全の治療は，その原因となった疾患の治療がメインですが，前に述べたように利尿薬による前負荷の軽減，血管拡張薬による後負荷の軽減，収縮性を上昇させる薬の投与が行われます。ただし，心不全の患者ではすでに交感神経系が強く刺激されていますので，ノルアドレナリンなどのカテコールアミンの投与は通常は行われません。

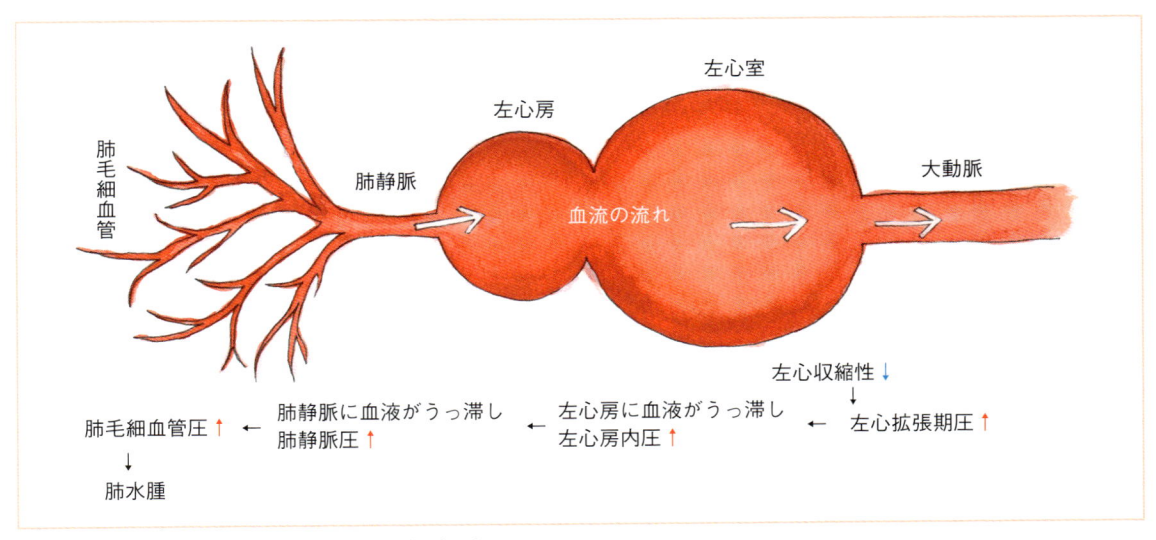

**図6-11** うっ血性心不全になると肺水腫が起こる

# 7 血圧

ここでは血圧の話をしましょう。世の中には私も含めて高血圧の人が大勢います。それに応じて血圧を下げる薬もたくさん開発されていますが，完全に治癒させることはできません。私の経験では入院するのが一番効果的なようです。以前，痔ろうの手術で入院しましたら，何の薬を飲まなくても血圧が正常レベルに下がってしまいました。いかに日常のストレスが大きいのかを改めて実感しました。

## 血圧の単位

**血圧**の単位は通常は **mmHg** で表されます。これはどのような単位なのか，わかっていない人が意外に多いものです。mmHg の mm はミリメートルで長さの単位，Hg は水銀の元素記号です。つまり例えば 100 mmHg とは水銀を 100 mm（10 cm）持ち上げるだけの圧力という意味です。水銀の比重は 13.5，つまり水（$H_2O$）の 13.5 倍の重さがあります。ですから水銀を水に置き換えると 13.5 倍の高さとなり，100 mmHg は 1,350 mmH$_2$O と等しく，水を 1 m 35 cm の高さに持ち上げるだけの圧力ということになります。噴水がどのくらいの高さまで吹き上がっているかを見れば，そこにかかっている圧力がわかるわけです。血液の比重は水とほとんど変わりません。ですから水を血液に置き換えてもよいわけです。チャンバラ映画で刀で切られて血が噴き出すシーンが時々ありますが，どの高さまで血が吹き上がるか，が血圧で決まります。200 mmHg の高血圧の人なら 2 m 70 cm の見事な赤い噴水が噴き出すことでしょう。

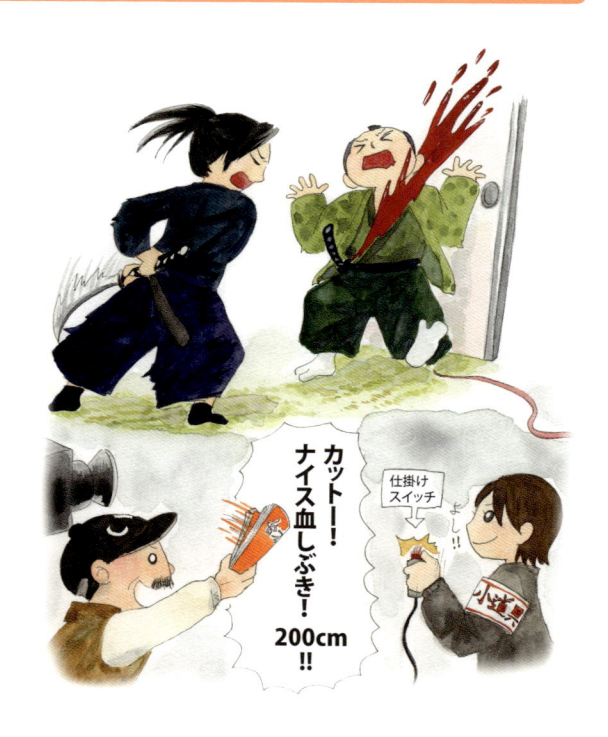

## 最高血圧と最低血圧，平均血圧

血液は左心室の収縮によって大動脈内に拍出されます。この時，血液は末梢に向かっても流れますが，流れに対する抵抗があるために，拍出された血液の一部は大動脈を拡張させてそこに留まります(図7-1a)。左心室の収縮が止んで拡張期に入ると，大動脈弁が閉じて血液の拍出も止まりますが，今度は拡張されていた大動脈が弾性によって中の血液を圧迫して末梢へと押し流します(図7-1b)。このようにして左心室からの血液拍出は間欠的ですが，末梢の血流は連続的なものとなります。

心室収縮期に血管内の圧力が最も高くなった時の血圧を**収縮期血圧**(systolic blood pressure：$P_S$)または**最高血圧**(いわゆる"うえ")，心室拡張期に最も低くなった時の血圧を**拡張期血圧**(diastolic blood pressure：$P_D$)または**最低血圧**(いわゆる"した")といい(図7-2)，最高血圧/最低血圧と記載します。若年健常者では120/80 mmHgが正常レベルとされています。また，最高血圧と最低血圧の差，つまり変動する血圧の振幅のことを**脈圧**と呼びます。脈圧は1回心拍出量に比例し，動脈の弾性に反比例します。したがって脈圧は短期的に見ると1回心拍出量を反映しており，長期的に見ると動脈硬化の程度を反映するといえるでしょう。動脈硬化が進行すると，動脈の弾性が低下しますから，脈圧は大きくなってきます。

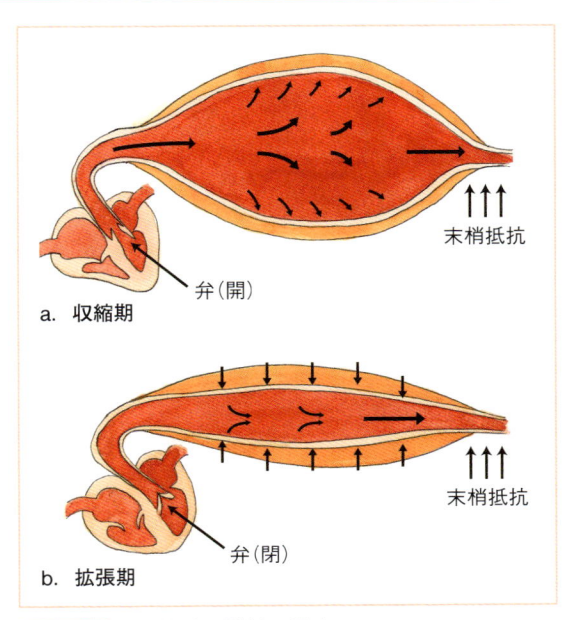

a. 収縮期
b. 拡張期

**図7-1** 大動脈の弾性の働き

最高と最低という2つの血圧の値を扱うことが面倒な場合や全心臓周期を通しての平均値を知りたい場合は平均血圧を求めます。通常測定される上腕動脈での**平均血圧**は最低血圧に脈圧の1/3を加えて求められます。つまり，

平均血圧＝最低血圧＋(最高血圧－最低血圧)/3

となります(図7-3)。

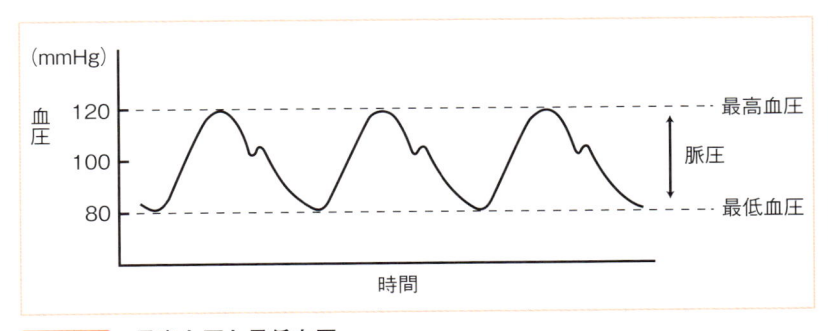

**図7-2** 最高血圧と最低血圧

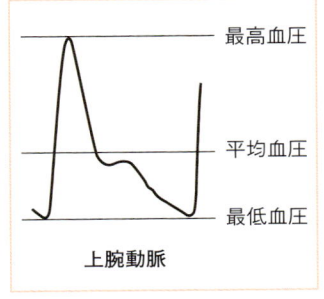

**図7-3** 平均血圧

## なぜ高い血圧が必要なのか

血圧は高すぎても困りますが，低すぎても困ります。なぜある程度血圧が高くなくてはいけないのでしょうか。

第1に，心臓から拍出された血液は全身を巡って再び心臓に戻って来なくてはなりません。動脈は次々に枝分かれして細くなっていきますので，流れに対する抵抗が大きくなっていきます。この抵抗に打ち勝って血液を流すためには，最初に高い圧をかけておく必要があります。

第2に，腎臓で尿を作るためにもある程度高い血圧が必要です。尿は腎臓の**糸球体**において血液が濾過されて作られますが(図7-4)，血漿成分を毛細血管から押し出すために圧力が必要です。平均血圧で60 mmHg以上ないと尿が作れなくなりますので，どんな場合でも血圧は60 mmHg以上に保つ必要があります。さらに，心臓よりも上に

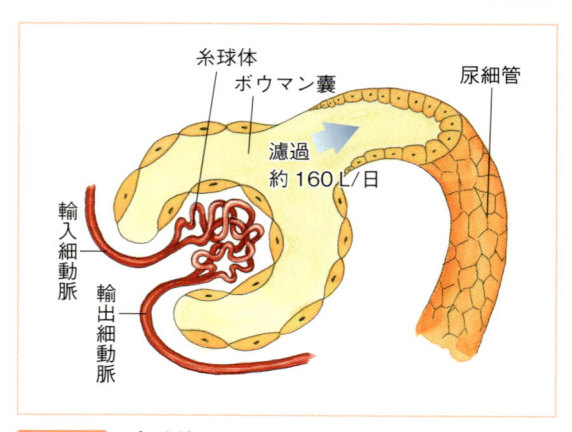

**図7-4 糸球体での血液の濾過**
血漿成分の移動が毛細血管から押し出される．

ある脳にも重力に逆らって血液を送らなくてはなりません。そのためには高い圧力が必要です。私たちよりもはるかに首が長いキリンでは，このた

### Column 14 甲状腺機能亢進症

甲状腺機能亢進症は，甲状腺ホルモンが過剰に分泌されて高血圧をきたす代表的な内分泌性高血圧の1つです。甲状腺ホルモンは成長を促進し，変態を促す(ここでいう変態とはオタマジャクシがカエルになるなどの変態です)とともに，成人では全身の代謝を促進する作用があります。このためこのホルモンが過剰に分泌されると微熱，寝汗，頻脈，やせ(若い女性では食欲が亢進して太る場合もありますので，あまり当てになりません)などを生じます。

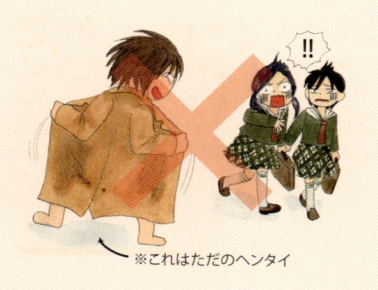

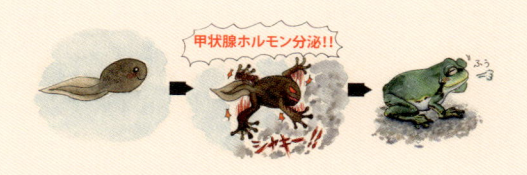

代表的な甲状腺機能亢進症である**バセドウ病**では眼球突出という特徴的な症状も見られます。代謝が亢進する結果として全身の細胞での酸素消費が増加しますので，心臓の活動が促進されて頻脈をきたすとともに心筋の収縮力が増大して，心拍出量が増加して血圧が上昇するのです。大部分の高血圧は総末梢抵抗が上昇して血圧が上昇しますが，甲状腺機能亢進症は心拍出量が増加した結果として高血圧をきたす病態です。

※これはただのヘンタイ

め平均血圧は200 mmHgくらいあるそうです。

話が変わりますが，電気の**オームの法則**を覚えていますか？ 2点間の電位差ΔVは，電流×電気抵抗に等しいというあれです(図7-5a)。流れている液体についても同様の法則が成り立ち，血液についていえば，血圧差＝血流量×血管抵抗，という関係が成立します。ここで全身を視野に入れて考えてみると，血流量は心拍出量であり，血管抵抗は全身の血管抵抗の総和で**総末梢抵抗**と呼びます。一方の血圧差ですが，大動脈での圧力が血圧であり，動脈〜毛細血管〜静脈を経て右心房に戻ってきた時の圧力はほとんどゼロとなっていますので，ゼロは省略して血圧差＝血圧と書くことができます(図7-5b)。つまり

血圧＝心拍出量×総末梢抵抗

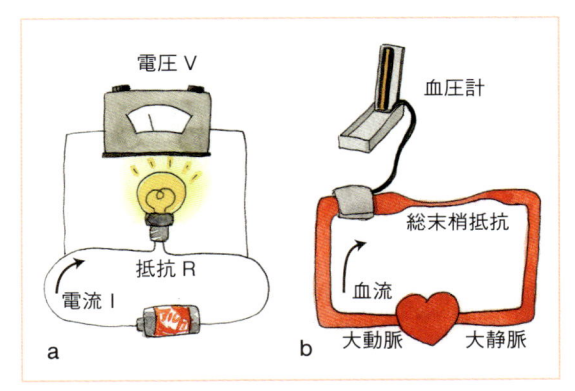

**図7-5** 血圧＝心拍出量×総末梢抵抗

となります。血圧を考える時には，これはとても重要な関係です。血圧は心拍出量が増加しても上昇するし，血管の抵抗が増大しても上昇します。

# 高血圧

血圧は常に一定に保たれているわけではありません。運動をすると上昇しますし(運動をした場合は総末梢抵抗があまり変化しないので，最低血圧はほとんど変わらず，心拍出量が増加するために最高血圧だけが著明に上昇します)，寒くても，食事をしても，精神的に緊張したり興奮しても，そして尿意を我慢するだけでも上昇します。ですから血圧の測定は安静にしてリラックスした状態で行う必要があります。若い男性では(中年でも？)美人の女医さんや看護師さんに血圧を測ってもらうと，普段よりも高い値が出てしまうこともしばしばです。

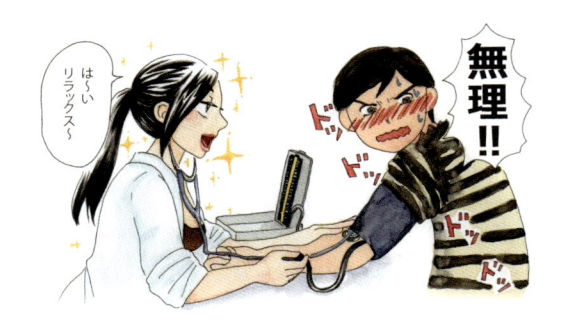

安静にして測定しても最高血圧が140 mmHg以上または最低血圧が90 mmHg以上あった場合に**高血圧**と診断されます。日本には約4000万人の高血圧の人がいると推定されています。ただし，血圧は加齢とともに上昇します。最高血圧でいうと年齢＋90 mmHgがおよその目安とされています。

## 本態性高血圧の治療

高血圧と診断される人の大部分(85〜90％)は**本態性高血圧**です。「本態性」などという名前がつくとちょっと恐ろしげですが，「原因がよくわからない」という意味に過ぎません。大もとの原因は未だに不明ですが，総末梢抵抗が上昇して高血圧となっていることまではわかりますので，血管を拡張させる薬で治療が行われるわけです。β受容体遮断薬，$Ca^{2+}$チャネル遮断薬，アンジオテンシンII受容体拮抗薬などはすべて血管を拡張させることによって血圧を低下させます。一方で，

高血圧が重症化して心不全にまで陥ったような場合は，心拍出量を減少させて血圧を低下させるために，利尿薬が適しています。どんどん尿として水を捨ててしまえば水気が抜けて循環血液量が減少し，心拍出量も減少して血圧が低下するからです。

## 高血圧が引き起こすリスク

長期間高血圧状態が続きますと，血管の壁が変化してきます。まず，血管の一番内側を覆っている血管内皮細胞が高圧のために傷害されます。そうなると血液が直接血管壁のコラーゲンなどに接触するために，血液中の凝固因子が活性化されて血管内での血液凝固が始まり，**血栓**が形成されます。血栓が剥がれて血流に乗って流れ，脳や心臓の血管に詰まると脳梗塞や心筋梗塞を発症します。血管内皮細胞が傷害されるために，内皮細胞から放出されて血液凝固を抑制していたプロスタサイクリン（プロスタグランジン $I_2$）が出なくなることも血栓の形成を促進します。また，血管壁は高い圧力に対応してコラーゲンが増加し，硬くなっていきますが，同時に脆くなって破けやすくなります。脳の血管が破けると脳出血となり，一命に関わります。

さらに腎臓の糸球体は毛細血管であり，ここに高圧が加わることによって糸球体が壊れやすくなります。糸球体はいったん壊れると再生できませんので，腎機能も低下していくことになります。腎機能が低下すると尿の生成が減少し，循環血液量が増加して高血圧をさらに助長するという悪循環が始まってしまいます。

血圧が高いと当然，心臓にも影響が出ます。動

## Column 15　ショック

ここでいうショックとは，「彼女に振られちゃったよ。ショックだなあ」などというショックとは全く別物であり，急激に血圧が低下する重篤な病態です。大出血後の輸血・輸液が遅れたために起こる出血性ショック，心筋梗塞などで急激に心機能が低下して起こる心原性ショック，麻酔などに起因する血管収縮神経の麻痺によって起こる神経原性ショック，細菌の内毒素によって起こるエンドトキシンショック，そしてアナフィラキシーショックなど様々なショックがありますが，いずれも総末梢抵抗が低下することによって起こる，低血圧と頻脈（脈拍数が増える），乏尿（尿量が減る）を主要な徴候とする病態です。

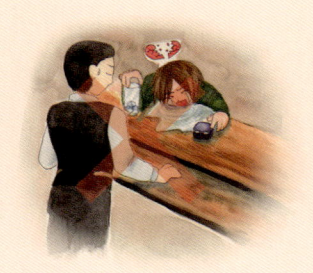

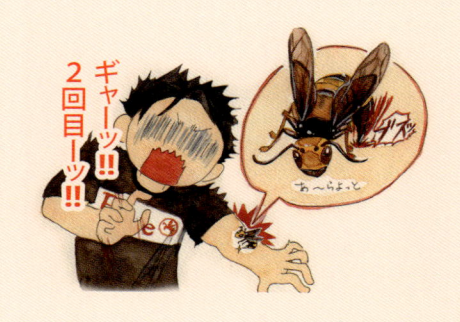

特に**アナフィラキシーショック**は食物アレルギーや蜂に刺されることによって起こる場合がありますので，注意が必要です。激しい免疫反応によるもので，喉頭の浮腫によって窒息する危険があります。緊急にアドレナリンを投与（筋注または皮下注）する必要があります（8章参照➡p62）。

脈の高い圧力に逆らって血液を拍出しなくてはなりませんので，心臓に負担がかかり，心臓は次第に肥大していきます。肥大するとラプラスの法則（➡ p43）によって張力の圧力への変換効率が低下し，最終的には心不全に至ります。

## 二次性高血圧

原因のわかっている高血圧もあり，これらは**二次性高血圧**と総称されます。妊娠中毒に伴う高血圧，腎動脈の粥状硬化や周囲の腫瘍による腎動脈の圧迫などが原因となって腎臓の血圧が低下してレニン-アンジオテンシン系が活性化されて生じる腎血管性高血圧，腎炎などで腎臓が障害されて起こる腎実質性高血圧，ホルモンの異常によって起こる内分泌性高血圧などがあります。これらは若年で発症することが多い，急速に高血圧状態になることが多いなどの特徴がありますので，そのような場合は降圧剤に頼るのではなく，病院で詳しく調べてもらったほうがよいでしょう。

# 起立性低血圧

若い女性の会話を聞いていると「私，今朝また貧血を起こしちゃったのよ」などという言葉が聞こえてくることがあります。ここで言っている貧血とは，赤血球の数が減ってしまう本当の貧血ではなく，いわゆる脳貧血，医学用語でいうと**起立性低血圧**のことです。寝ている状態から立ち上がりますと，重力によって血液，特に圧力の低い静脈の血液が下半身に貯留してしまい，心臓に戻って来られなくなるのです（図7-6）。心臓に戻ってくる血液量が減りますから，心臓が拍出できる血液量も減り，結果として心拍出量の減少から血圧の低下，そして脳血流の減少をきたします。脳血流が減少すると，脳の神経細胞への酸素供給が減り，脳細胞の機能低下から軽ければ立ちくらみ，ひどければ失神を起こします。

普通は立ち上がった瞬間に，自律神経反射によって下半身の静脈が収縮して血液の貯留を防ぐのですが（図7-7），この反射が遅れたり，充分に働かないと起立性低血圧を起こします。もともと

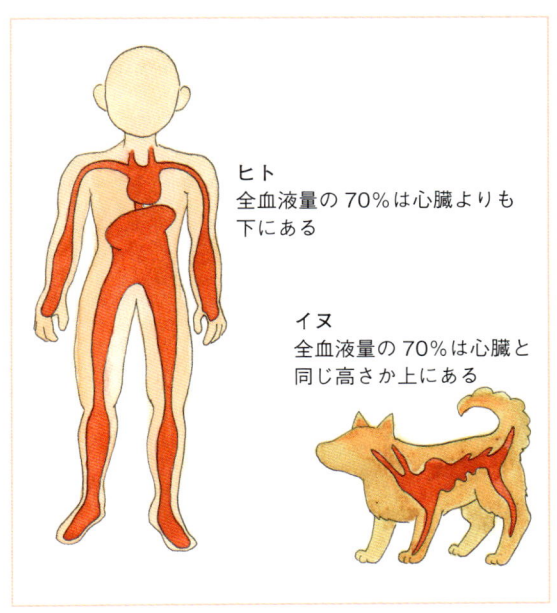

**図7-6** ヒトの血液は下半身に集中

ヒト
全血液量の70%は心臓よりも下にある

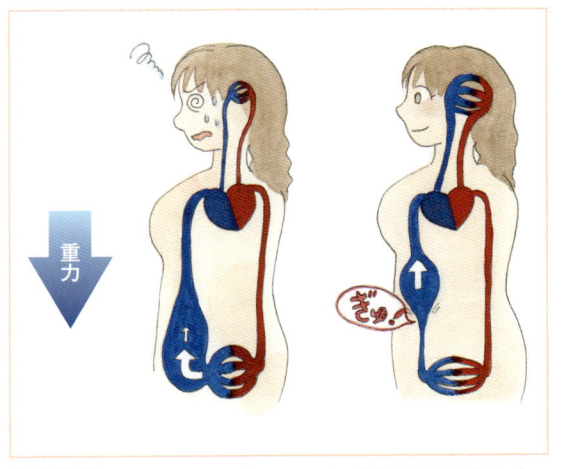

イヌ
全血液量の70%は心臓と同じ高さか上にある

**図7-7** 自律神経反射により起立性低血圧を防ぐ

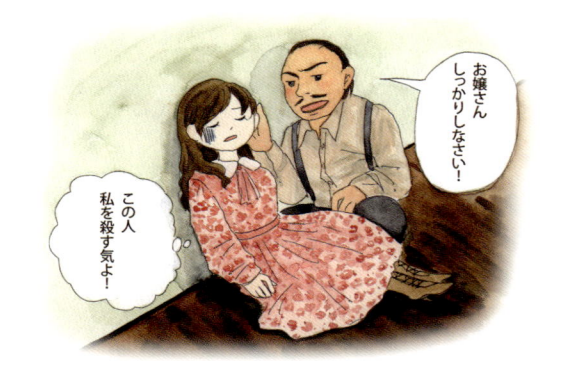

血圧の低い，若い女性に多いものですが，中年以上でも，また男性でもこれに悩まされる場合があります。気持ち悪くなっても，再び横になれば，重力の影響がなくなりますので，回復します。

注意してほしいのは，失神した人を座ったような状態で壁に立てかけておくことは絶対にしないことです。座った状態では脳はまだ心臓よりも上にありますので，脳血流が充分に回復せず，脳の神経細胞が酸素不足によって不可逆的障害を受ける危険があるからです。必ず仰向けに寝かせ，枕やクッションに足を乗せて高くしてあげましょう。

## 起立性低血圧の予防

日常生活であれば起立性低血圧を起こしても，ベッドに倒れ込めばそれで済むわけですが，そうはいかない場合があります。ジェット戦闘機は猛烈な勢いで離陸しますので，パイロットには強烈な重力加速度（G）がかかります。ジェットコースターの比ではありません。Gがかかると，骨によって覆われていない腹部が圧迫されて下半身の静脈血が心臓に戻って来られなくなり，起立性低血圧と同じ状態になってしまいます。戦闘機のパイロットが離陸のたびに失神していたのでは墜落してしまいます。そこで戦闘機のパイロットはGスーツと呼ばれるズボンをはくのだそうです。これは加速度が加わると自動的にズボンの中に空気が送入されて膨らみ，ちょうど血圧測定の際に腕に巻くマンシェット（圧迫帯）のように足全体を外側から圧迫して，血液が足に貯留するのを防ぐのです。

起立性低血圧で悩んでおられる読者はこのGスーツの原理を応用してみてはいかがでしょうか。スパッツというのでしょうか，ジャズダンスのときなどにはくきつめのタイツのようなもの。目が覚めたら，ベッドの中でまずスパッツをはき，そしてゆっくり起き上がると低血圧が起こりにくいそうです。ただ，私は血圧が高いほうで起立性低血圧がないこと，スパッツを持っていないこと，などのために試したことがありません。したがって本当に有効かどうかはお約束できません。立ちくらみで悩まされている読者がおられましたら，ぜひ試してみて結果を教えていただければ幸いです。

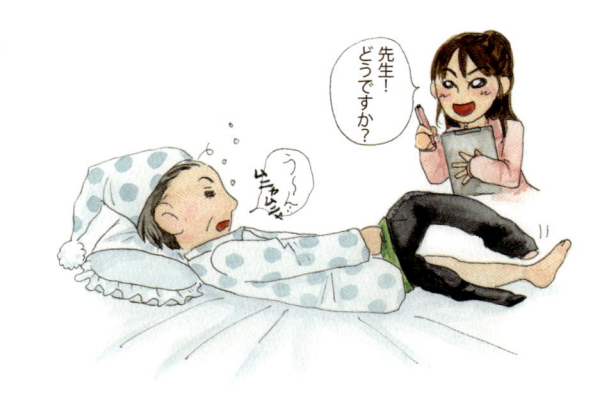

# 8 微小循環と物質交換

　心臓が休むことなく拍動して血液を動脈へと送り出しているのは，血流に乗せて酸素や栄養素を全身の細胞に送り届け，そして全身の細胞の代謝の結果として生じた二酸化炭素や老廃物を取り除くためです。この章ではこの循環器系の最終目的である組織との間の物質交換のお話をします。

## 拡散と血液の循環

　アメーバのような単細胞生物には心臓や循環器系に相当する器官はありません。体が小さいので，酸素などは周囲の水から拡散によって充分な量を取り込むことができるからです。**拡散**，覚えていますか？　濃度の高いほうから低いほうへと物質が移動する性質です（4章参照）。アメーバの体内では酸素が消費されて酸素の濃度は低くなります。このため酸素濃度の高い周囲の水から酸素が拡散してアメーバの体内に入ってきます。

　アメーバのように拡散だけで酸素を取り込むことができれば呼吸の必要はないし，心臓もいらず，かかる病気の数もずいぶんと減ることでしょう。ところが私たちのように体が大きくなると，拡散だけでは間に合わなくなってしまうのです。

　拡散するのにかかる時間は距離の二乗に比例して長くなります。毛細血管と組織との間の距離は長くても $10\,\mu m$ 程度です。この距離であれば酸素なら0.02秒以下，グルコースでも0.05秒で拡散して移動することができます。ところが1mmになると酸素で3分，グルコースでは10分かかります。左心室の壁の厚さは約1cmありますので，これを酸素が拡散するには5時間以上の時間がかかってしまうのです。ですから左心室の中には酸素を豊富に含んだ動脈血が充満しているのに，冠動脈が閉塞すると心筋は酸素が足りずに死滅（心筋梗塞）してしまうことになります。

　そこで心臓，血管，そして中を流れる血液が必要になります。心臓によって拍出された血液は高速（動脈の血流速度は約20cm/秒）で流れ，遠く隔たった場所まで短時間で物質を送ることができます。ただし，肺での酸素や二酸化炭素のガス交換，そして末梢の組織との間での物質交換はやはり拡散で行われています（図8-1）。郵便や宅配便が，遠距離はスピードの速い飛行機や車（血流）で運搬されますが，荷物の積み込みやアパートの入口から部屋のドアまでのような近距離はお兄さんが徒歩（拡散）で運んでくれるようなものです。

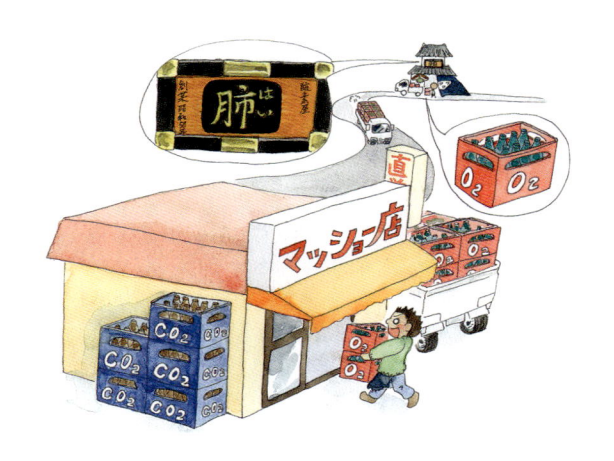

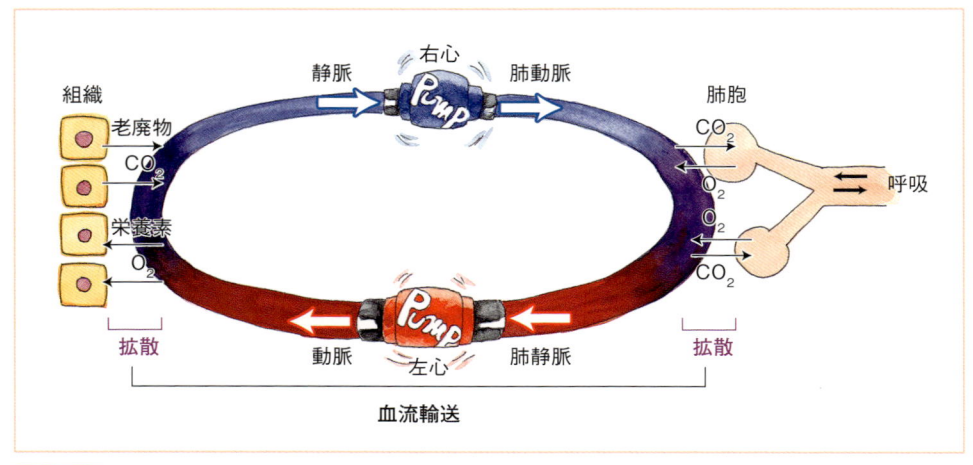

図 8-1　拡散（物質交換）と血流輸送（物質輸送）

動脈は次々に枝分かれし，それとともに次第に細くなっていきます。最終的に直径が 200 μm ほどになった血管を**細動脈**と呼びます。この血管の壁には豊富な平滑筋があり，主として細動脈の収縮状態によって血圧が調節されます。この細動脈から多くの毛細血管が分枝し，ここで組織との間で物質交換が行われます。そして物質交換を終えた血液は毛細血管から細静脈へと流れ込みます。この細動脈〜毛細血管〜細静脈の領域のことを**微小循環**といいます。

## 肺におけるガス交換

ガス交換の話に入る前に分圧の話をしておきましょう。私たちは全く意識していませんが，私たちの体には空気の重さが乗っています。この圧力は大気圧と呼ばれ，海面のレベルでは 760 mmHg あります。空気の層が盛り上がって 760 mmHg 以上になったのが高気圧，台風の時のように空気の層が薄くなった状態が低気圧です (図 8-2)。

正常の気圧で大気中と真空にした箱の中にまたがって水銀を入れた U 字管を置くと，大気側だけに空気の重さがかかるため，真空側の水銀面が 760 mm，つまり 76 cm 高くなるというわけです (図 8-3)。空気は約 80% の窒素と約 20% の酸素でできています。先ほどの 760 mmHg の大気圧のうち酸素の重さが占める圧力は 760×0.2 で 152 mmHg で，これを**酸素分圧**といいます。液体の中にも同じ割合で気体が溶け込みますので，テーブルの上に置いた金魚鉢の中の水の酸素分圧は 152 mmHg で，金魚はこの酸素をエラから取り込んで生きています。

空気が肺の中まで吸い込まれると，二酸化炭素や水蒸気が加わりますので，酸素が占める割合は低下して約 100 mmHg となります。ここで紛らわしいのは血圧で，血圧が 100 mmHg といった

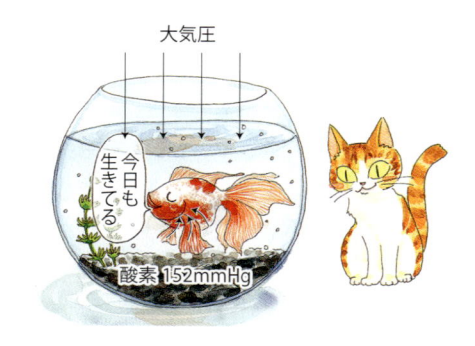

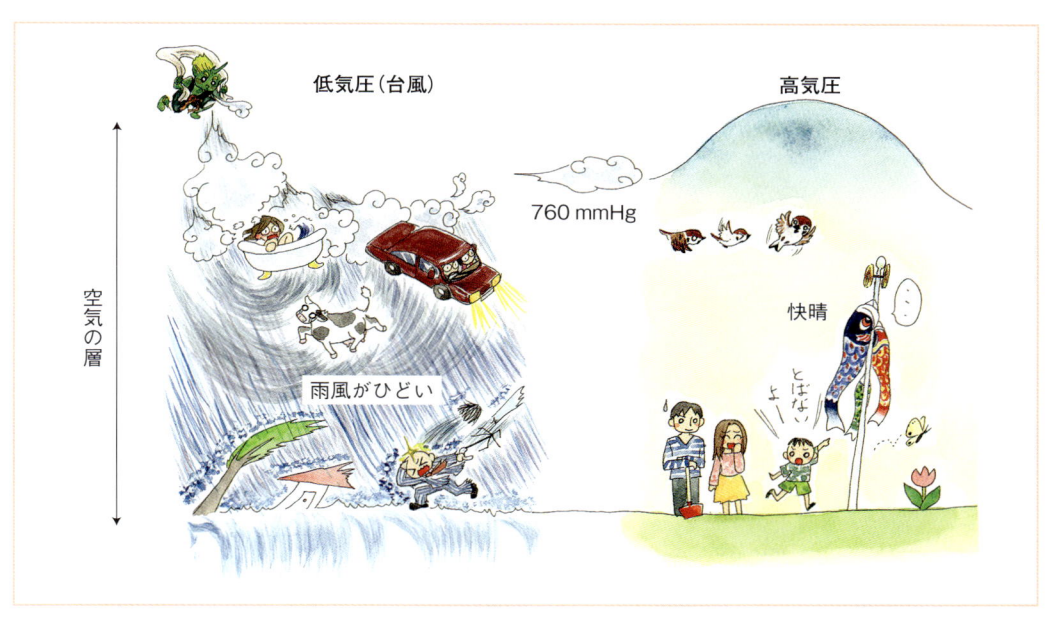

**図 8-2** 低気圧と高気圧

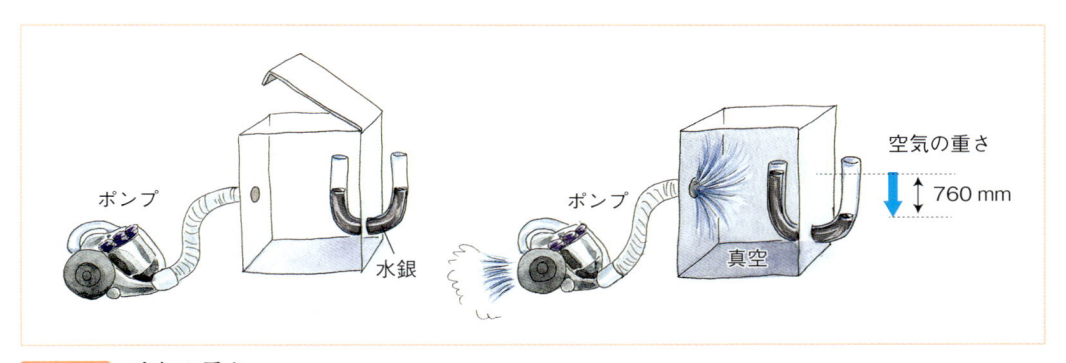

**図 8-3** 空気の重さ

場合は血管内の血液の圧力が，大気圧よりも 100 mmHg 高いということを意味します。混乱を避けるために，最近では気圧や分圧の単位として mmHg の代わりに Torr という単位を用いるようになってきました。760 mmHg = 760 Torr ですから全く同じことです。

肺胞内の空気の酸素分圧は先ほど書きましたように 100 mmHg で，二酸化炭素分圧は 40 mmHg です。一方，全身を巡ってきた静脈血の酸素分圧は，組織に酸素を与えた結果低下して 40 mmHg となっています。二酸化炭素分圧は，組織での代謝の結果として発生した二酸化炭素が加わります

ので，上昇して 46 mmHg となっています。この分圧差によって酸素は肺胞から肺の毛細血管へ，二酸化炭素は逆に肺毛細血管から肺胞へと拡散して移動します（図 8-4a）。二酸化炭素の分圧差は静脈血の 46 mmHg に対し，肺胞気の 40 mmHg と小さいものですが，二酸化炭素は酸素の約 20 倍拡散しやすいので，これだけの分圧差でも充分なのです。血液は肺毛細血管を 1 秒以内（約 0.75 秒）で通過しますが，これだけの時間で充分なガス交換が行われ，動脈血の酸素分圧は 96 mmHg，二酸化炭素分圧は 40 mmHg となります。

図 8-4b のように二酸化炭素は最初の 0.1 秒程

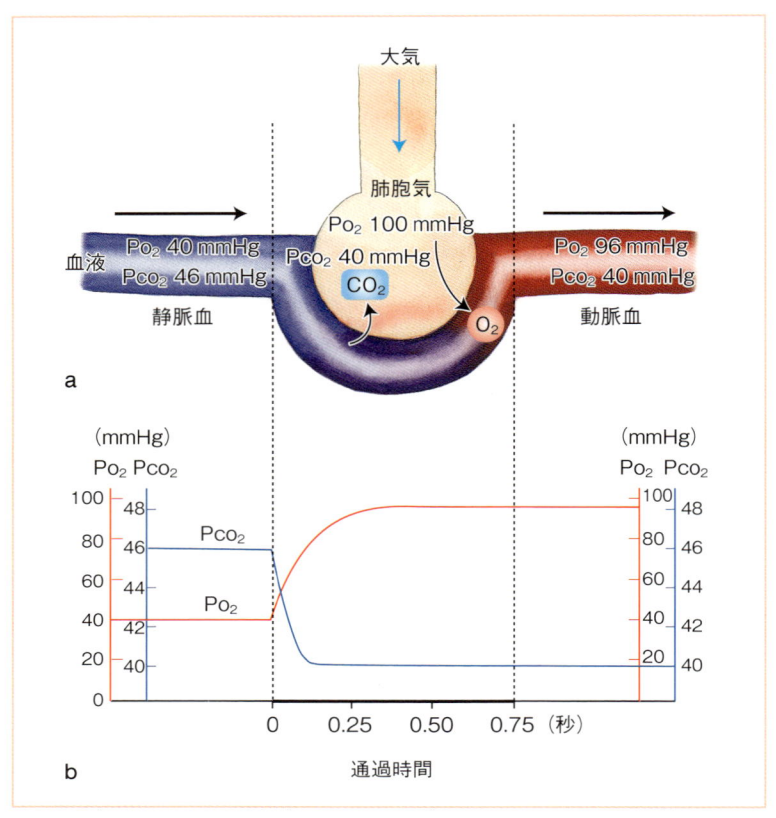

図8-4 肺胞のガス交換によるガス分圧の変化

度ですぐに平衡に達しますが、酸素は平衡に達するのに0.5秒近くかかります。運動をすると心拍数が増えて血流速度が増加し、血液の肺毛細血管通過時間が短縮しますが、普通の人なら0.5秒よりも短くなることはありませんから動脈血の酸素分圧は低下しません。ところが鍛え上げられた運動選手では、ちょっと意外ですが酸素分圧は低下してしまうのです。これは心臓が強くなっているために血流速度が上がりすぎて、ガス交換のための時間が0.5秒を切ってしまうためです。

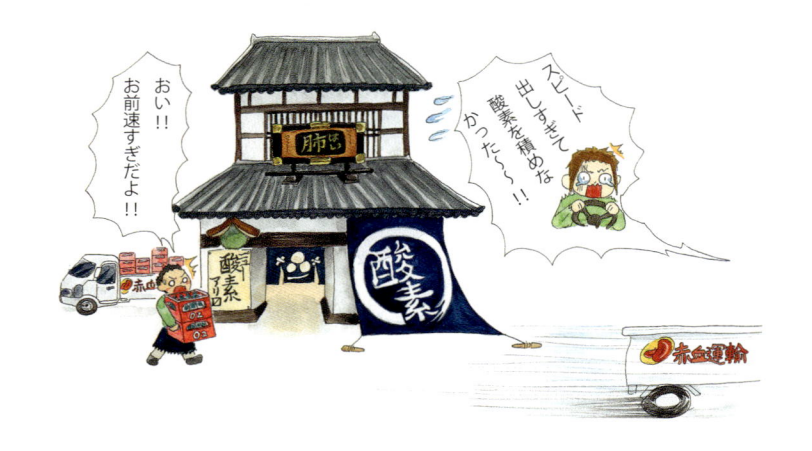

# 末梢組織における物質交換

　毛細血管は1層の血管内皮細胞だけに取り囲まれた直径5〜7μmの血管です(図8-5)。肺におけるガス交換のところでは述べませんでしたが，酸素や二酸化炭素は水にも溶けますが(水溶性)，油にもよく溶けます(脂溶性)。このためこれらの呼吸ガスは脂肪でできている血管内皮細胞の細胞膜に溶け，水性の細胞内を移動して血管内へ，さらに赤血球の中へと自由に拡散して移動することができます(図8-6)。

　ところが，組織との間での物質交換では血液から組織へグルコースやアミノ酸を与え，組織での代謝の結果生じた様々な代謝産物を血管内へと受け取らなくてはなりません。これらの物質は大部分が水溶性で脂肪には溶けませんので，呼吸ガスのように血管内皮細胞を貫通して移動することができません。そこで血漿成分の**濾過**と**再吸収**が重要となってきます。

　毛細血管の内皮細胞同士の結合部分には狭い隙間があり，血漿成分とそこに溶けているグルコースやアミノ酸，各種イオンなどはその隙間を通って血管内外を移動します(図8-7)。血管の外に出るのが濾過，血管内に入るのが再吸収です。濾過が起こるか，再吸収が起こるかは圧力によって決まります。水分を血管から押し出す力となるのは毛細血管の血圧です。一方で，血管内に水を吸い込む力を発生するのが**膠質浸透圧**です。浸透圧については10章(→p75)で少し詳しく説明します。毛細血管の壁には隙間があって，血漿やそこに溶けている物質が血管内外を移動すると書きましたが，分子が大きいためにその隙間を通れない物質があります。それがアルブミンやグロブリンなどの血漿タンパク質です。つまりタンパク質にとっては血管壁は**半透膜**(これについても10章で説明します)であり，血管内に多量にあるタンパク質は水を血管内に吸い込む力を発生します。このようなタンパク質によって生じる浸透圧のことを膠質浸透圧といいます。毛細血管の動脈寄りでは血圧が高いために濾過が起こり，静脈寄りでは血圧が低下し，膠質浸透圧のほうが高くなりますので，水分の再吸収が起こります(図8-8)。つまり血漿成分の局所的な循環が起こっており，濾過された血漿(これを**間質液**といいます)に溶けていた

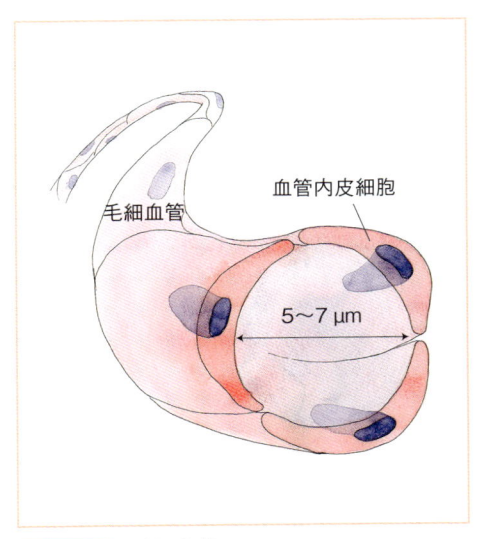

図8-5　毛細血管

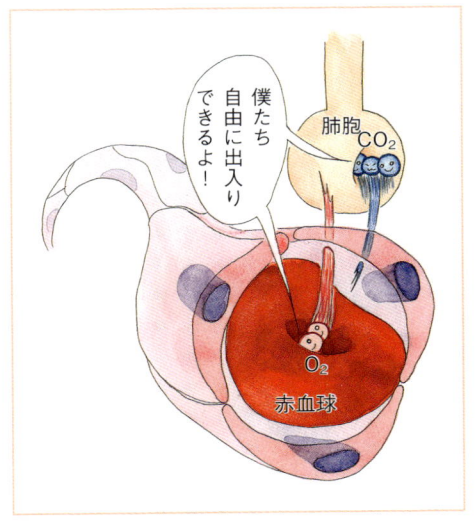

図8-6　毛細血管での拡散

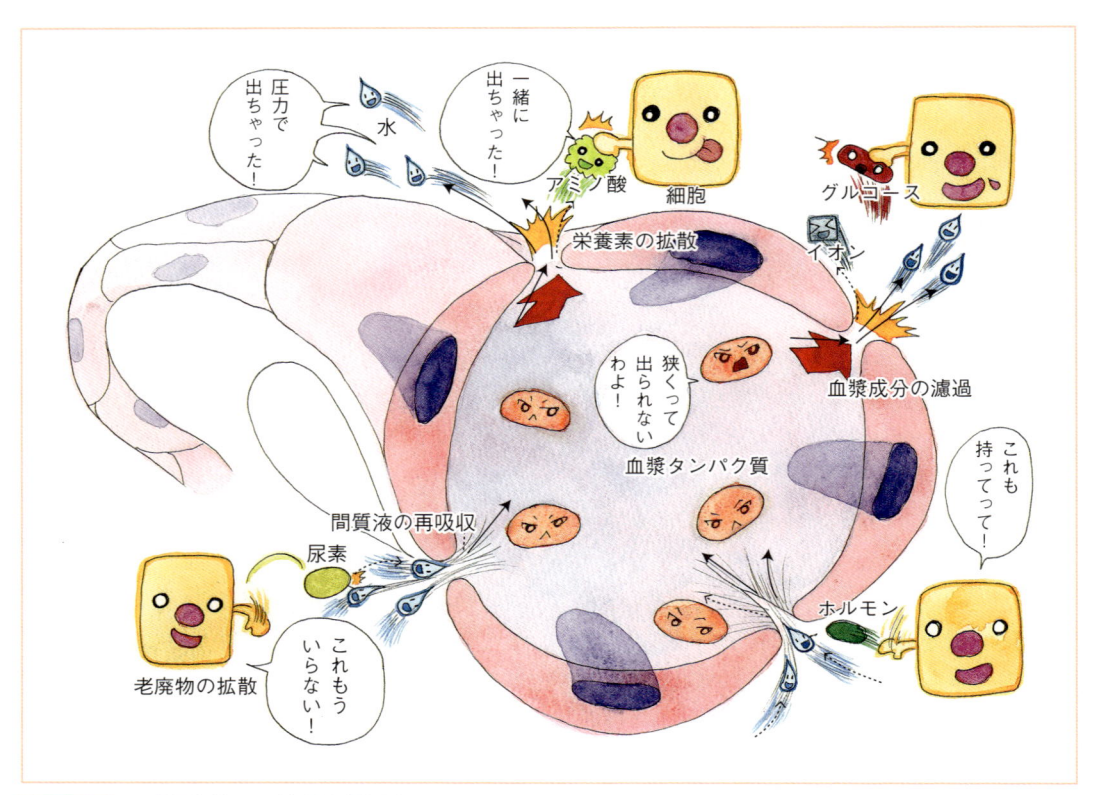

図 8-7　毛細血管での濾過と再吸収

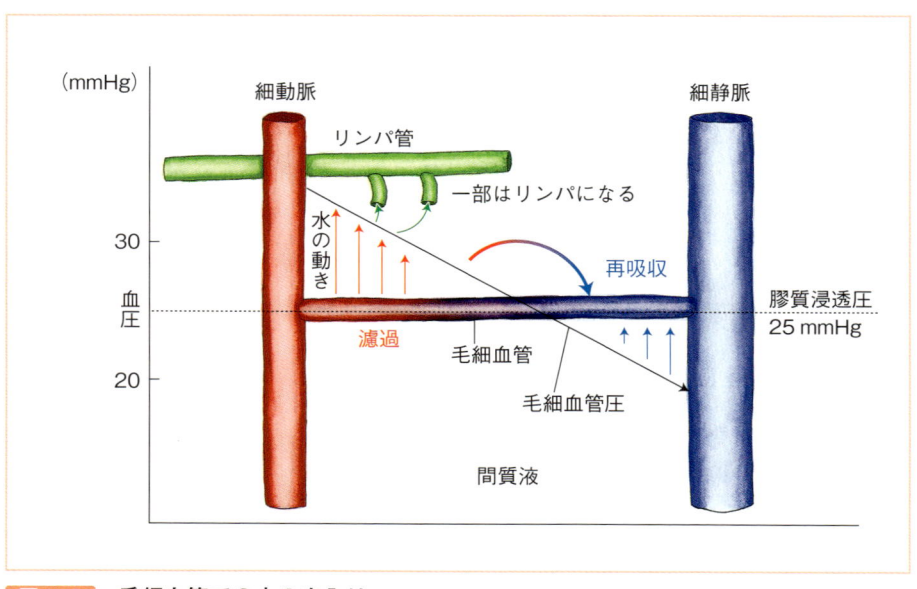

図 8-8　毛細血管での水の出入り

## Column 16　脳と心臓

　**脳**は精密機械のようなもので，とても高度な仕事をしています。このため大変贅沢な臓器です。脳の重さは1.2 kgほどで体重の2％にすぎません。ところが血流量は心拍出量の15％もあり，酸素消費量は全身のそれの約20％に達します。その酸素を使ってエネルギー（ATP）を取り出すための材料（代謝基質といいます）としてはグルコースしか使いません。ハイオクのガソリンで，スピードは出ますが燃費の悪いスポーツカーにたとえられるでしょう。

　**心臓**は生命維持のために必須の臓器なのですが，脳とは逆にひどい扱いを受けています。血流量は心拍出量の4％にすぎず，代謝量に比してとても少なく設定されています。このため他の組織では動脈血によって運ばれる酸素の25％程度しか利用していないのに対し，心臓では65〜75％の酸素を必死で抜き取って利用しています。ATP産生のための代謝基質も脳のような好き嫌いをせず，グルコースはもとより脂肪酸，ケト酸，そして骨格筋が代謝できずに放出した乳酸まで利用します。食べられるものなら何でも食べる，というタイプです。重油を燃やして馬力の出る，そして燃費のよいディーゼルエンジンの車にたとえられるでしょう。

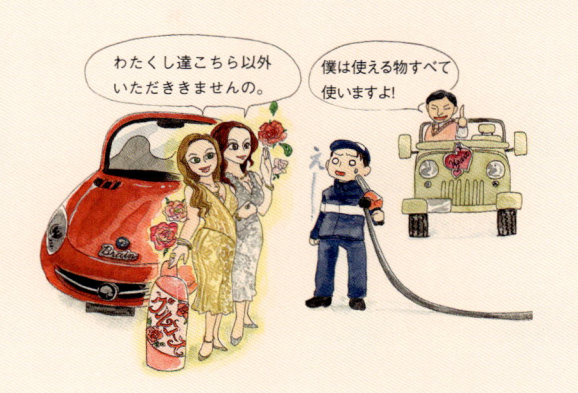

---

　栄養素は拡散により組織の細胞内へと移動し，細胞内で生じた老廃物は濃度差に従って細胞から血管内へと拡散します。

　濾過された血漿成分の一部は毛細リンパ管に流れ込み，リンパ液となって血管系とは別の循環であるリンパ管を流れ，最終的には再び静脈に合流します。リンパ循環の重要な役割はリンパ節がリンパ球による生体防御の場となることの他に，半透膜であるために血管内に入ることのできない，組織で生じた古いタンパク質を回収し，再び血液循環に戻すことにあります。

## ショック

　7章のcolumn（→p52）でショックについて軽く触れましたが，ここでもう少し詳しく説明しましょう。

　一番単純な出血性ショックを例にとって説明します。大けが，胃潰瘍からの出血…，その原因は問いませんが大出血をしたとします。すぐに輸血などの処置が取られれば問題ないのですが，それが遅れたとします。私たちの身体はどのように反応するでしょうか。これも7章で書きましたが，血圧は，**血圧＝心拍出量×血管抵抗** で決まります。大出血したのですから体の中の血液量が減り，したがって心拍出量が減って血圧が低下します。この血圧を回復させるべく，交感神経が興奮して血管が収縮し，血管抵抗が上昇します。ここ

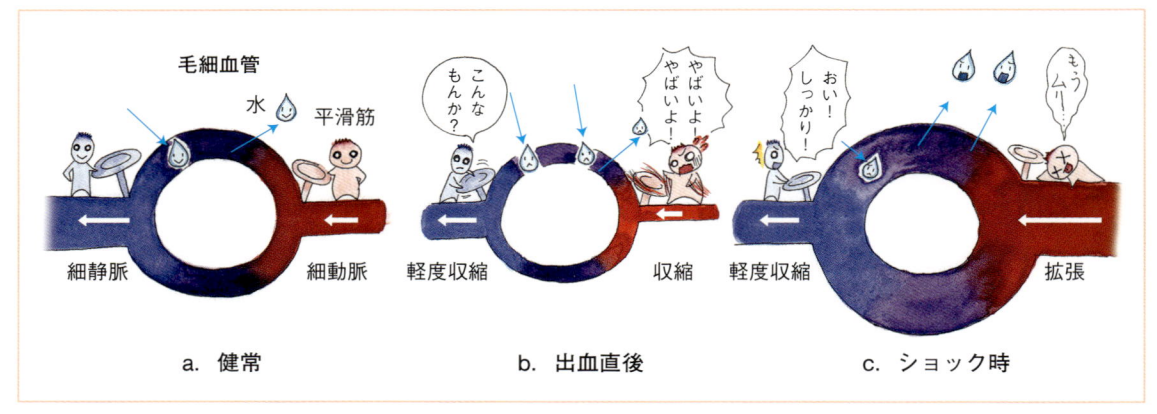

**図8-9** 出血性ショック時の細動脈

で主役を演じるのが細動脈ですが，細静脈も交感神経興奮の影響で少し収縮します(図8-9b)。細動脈が収縮すると，その上流の血圧が上昇するとともに，蛇口が閉まったようなものですから，その下流の毛細血管に流れ込む血液量が減り，毛細血管の血圧は低下します。水(血漿)を血管の外に押し出す力が減りますから，間質液が毛細血管内に流入して血液量が，水で薄まるとはいえ，回復します。出血の程度が軽ければ，このような反応によって私たちは回復するのですが，出血がひどくてこのような反応によっても血圧が回復しないと，どうなるでしょう。

細動脈が収縮を続けることによって組織には代謝産物が蓄積します。代謝産物には血管を拡張させる作用があり，さらに細動脈の平滑筋も酸素不足によって力尽きて弛緩してしまいます。一方，細静脈の平滑筋はもともと酸素分圧の低い環境で働いていますから，この程度では弛緩しません。そうすると，毛細血管の入口は開き，出口が狭い状態になります(図8-9c)。血液はどんどん毛細血管に流れ込みますが，出口が狭いのでそこに留まり，結果として毛細血管圧が上昇，血漿成分がどんどん濾過されて組織に移行，血液量が減少し

てさらに血圧が低下する，という悪循環に陥ってしまいます。これがショックの本体です。

ショックには図8-10に示すように様々なタイプがありますが，いずれもこの悪循環に陥ります。血圧が低下することによって腎臓における濾過が減って尿量が減少，脳血流も減るために各種の調節が充分に行えなくなり，一方で心臓は血流を増加させようと必死で働くため頻脈となります。毛細血管領域に血液がうっ滞すると，血管内での血液凝固が始まってしまい，これが全身の各所で起こりますので，播種性血管内凝固症候群 (disseminated intravascular coagulation：DIC) と呼ばれる極めて危険な状態となります。さらに，血漿成分が組織に過剰に濾過されることによって，各所に浮腫を生じます。肺に浮腫が起これば(これを肺水腫といいます)ガス交換が妨げられて，さらに酸素不足に拍車がかかります。

7章のcolumn 15(→ p52)で述べたアナフィラキシーショックの際の喉頭の浮腫もこれが原因です。ショックになると多臓器不全(multiple organ failure：MOF)となって生命に関わることになりますので，血圧の回復を最優先にしてノルアドレナリンなどが投与されます。

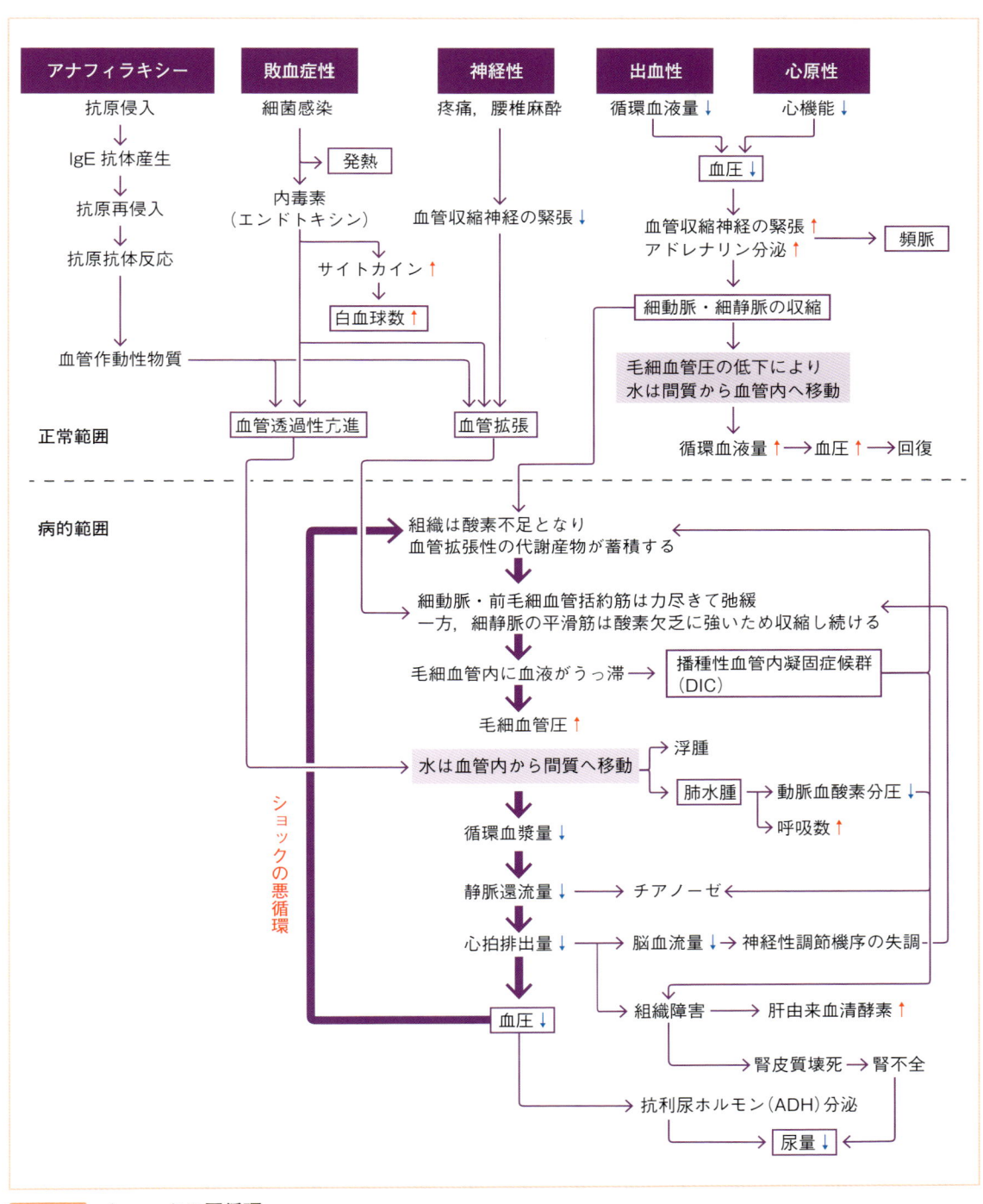

図 8-10　ショックの悪循環

## Column 17 浮腫

　血漿成分が過剰に濾過されて組織に正常以上に水がたまってしまった状態を浮腫といいます。私たちが日常よく体験するのは、手足などに炎症が起きた時の腫れです。これは炎症に際して組織中の肥満細胞から分泌されるヒスタミンの作用によって血管内皮細胞の水透過性が上昇するためです。

　全身的に起こる浮腫は心不全や腎不全の際にみられます。心不全の際の浮腫は静脈圧の上昇から毛細血管圧が高くなるためであり、腎不全では水の排泄量が減少するために、血液量が増加して組織への水の濾過が増加します。一方で、極度の栄養不良では、タンパク質の摂取不足や消費によって血漿タンパク濃度が低下し、膠質浸透圧が低下するために水を血管内に吸い込む力が減少して浮腫が起こります。アフリカなどの飢餓状態にある子どもの写真をご覧になったことがありますか？ 手足はやせ細っていますが、お腹だけプックリと膨れています。あれは浮腫の一種である腹水がたまっているのです。

　もう1つ、リンパ管の閉塞でも浮腫が起こります。面白いのはフィラリア症で、死んだフィラリアの幼虫が陰嚢のリンパ管に詰まってしまうのです。そうすると陰嚢の中に水がたまって、大きく膨らんできます。ひどい場合は床にまで垂れ、タヌキの置物のような状態になります。陰嚢水腫と呼ばれますが、歴史上有名な人物では西郷隆盛がこれを患っていたそうです。彼の場合はサッカーボールのサイズでそのままでは歩くことができないので、さらしで包んで首から吊り下げて歩いていたそうです。上野の山の西郷さんの銅像もそういう目でみると、ちょっと微笑ましくなりませんか？

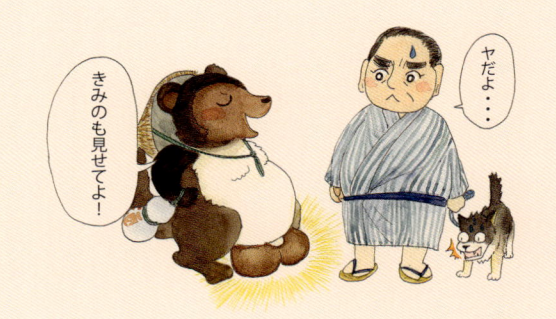

# 9 呼吸とガス交換

　この章は呼吸についてのお話です。息を吸ったり吐いたりすることで酸素を取り込み，二酸化炭素を排出して私たちは生きています。そう，「息することは生きること」なのです。

## 生命＝エネルギー産生

　私たちの命をろうそくの炎に喩えることがあります。誰もが1本の命のろうそくを持っており，その炎が燃え尽きようとする，その時に死に神が迎えに来て，閻魔様のもとに連れて行かれる。また，細く長く生きるか，太く短く生きるか，というようにろうそくに喩えることもあります。これは科学的にいっても，かなりうまい喩えです。

　図9-1を見てください。ろうそくのろうはそのほとんどが炭素（C）でできています。この炭素が空気中の酸素（$O_2$）と反応して炎（熱エネルギー）が発生します。そして反応の結果として$C+O_2→CO_2$，すなわち二酸化炭素が発生します。

　私たちの身体でも同様のことが起こっています。私たちはろうの代わりに食物（その大部分が炭素）を摂取してエネルギー源とします。そしてこのエネルギー源と酸素とを反応させてエネルギーを作り出します。私たちが作り出すエネルギーは熱エネルギーもありますが，大部分はATPという形

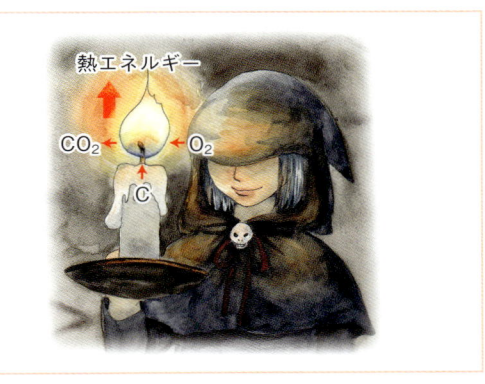

図9-1　酸素を利用してエネルギー産生へ

の化学エネルギーです。そしてこの過程で，ろうそくの炎と同様に二酸化炭素が発生するのです。正確にいうと，酸素はエネルギー産生過程で生じる水素イオン（$H^+$）を$2H^+ + O → H_2O$の反応によって水として処理するために必要です。このようにろうそくと同様に私たちも酸素を取り込み，二酸化炭素を排出する必要があるのです。

## 呼吸運動

　肺はブドウの房のような**肺胞**からできています（図9-2）。肺胞全体の表面積，つまりブドウの1粒1粒の皮をペタペタ貼り付けていったとする

と，テニスコート1面分に相当します。さらにこの肺胞の周囲を肺毛細血管が取り囲んでいますが，これを繋げて1本にすると左右の肺の毛細血

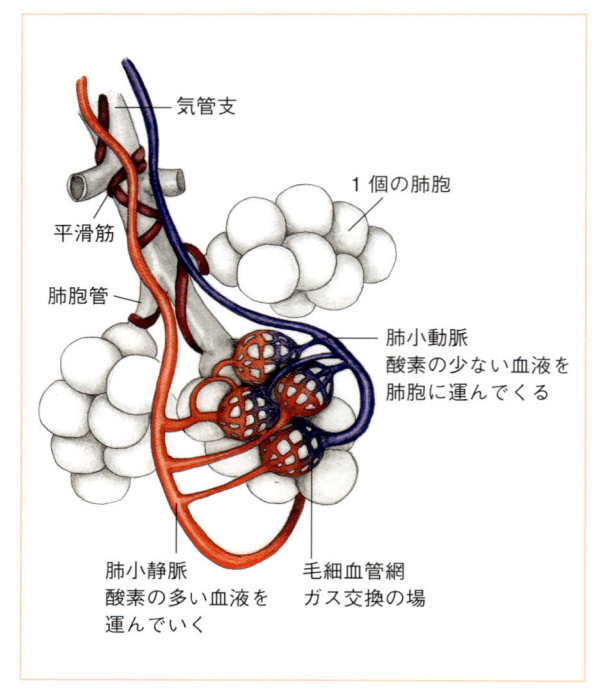

図9-2 肺胞と毛細血管網

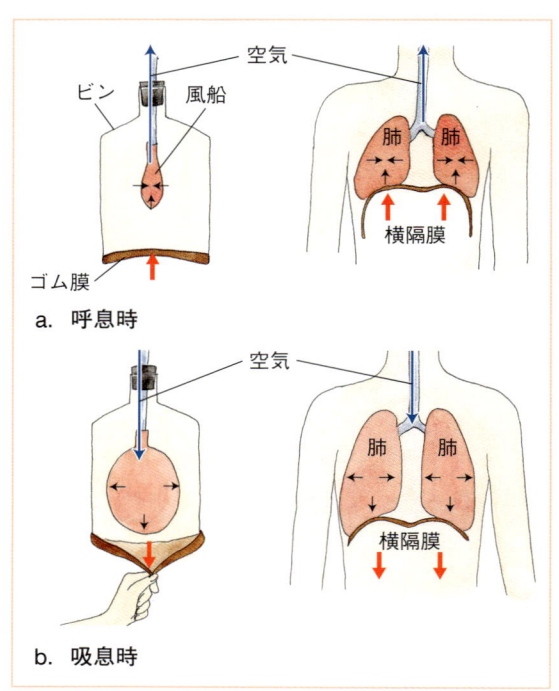

図9-3 呼吸のしくみ

管の長さは500 km（およそ新幹線の東京—京都間の距離に相当します）以上になります。

　肺は肺胞上皮細胞という極めて薄い膜でできていますので，心臓のように自らの力で収縮したり拡張したりすることはできません。ではどうやって呼吸ができるのでしょうか。そのために働いているのが横隔膜，外肋間筋といった呼吸筋です。底の抜けたガラス瓶の底にゴム膜を張ったものを想像してください（図9-3a）。

　ガラス瓶の口にゴム栓がはめられ，その中心をガラス管が通っており，ガラス瓶の中のガラス管の先端に薄いゴム風船が結わえ付けられています。風船が肺，ガラス管が気管，ガラス瓶が胸郭，そして底のゴム膜が横隔膜です。ゴム膜を下方に引っ張ってみましょう。引っ張られた分だけガラス瓶の容積が増加します。ところがガラス瓶は外界とは交通していませんので，瓶内の気圧が低下します。これによってガラス管を通って空気が風船内に流れ込み増加した容積に相当するまで風船が膨らむことになります（図9-3b）。実際の呼吸ではガラス瓶である胸郭も拡張しますので，さらに効率よく空気を吸い込むことができます。息を吐き出す時は単に力を抜く，つまり横隔膜や肋間筋を弛緩させるだけで肺や胸郭が元に戻ります。

　生命維持のために必須の内臓の諸機能は自律神経によって調節されていますが，呼吸だけは例外で，運動神経によって調節されています。幸いなことに，脳の下のほうの延髄という部分に呼吸中枢があり（図9-4），ここから周期的に呼吸を起こす指令が出ていますので，眠ってしまって意識がない状態でも呼吸を続けることができます。しかし運動神経ですから，他の骨格筋と同様に意思の力で息を止めたり，長く息を吐いたりすることもできます。この機能を利用して私たちは話したり，歌ったりと，声を出すことができます。声を出す時は，図9-5bのように声門を閉じて，狭い隙間を空気が流れることによって声帯を振動させます。声帯は筋肉でできており，これを収縮させてピンと張らせると高い音となり，弛緩させてたるませると低い音になります。

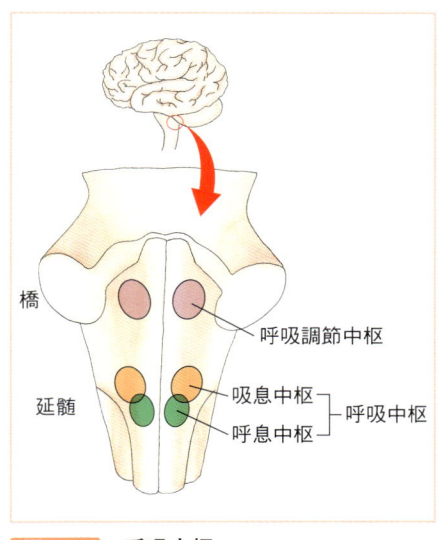

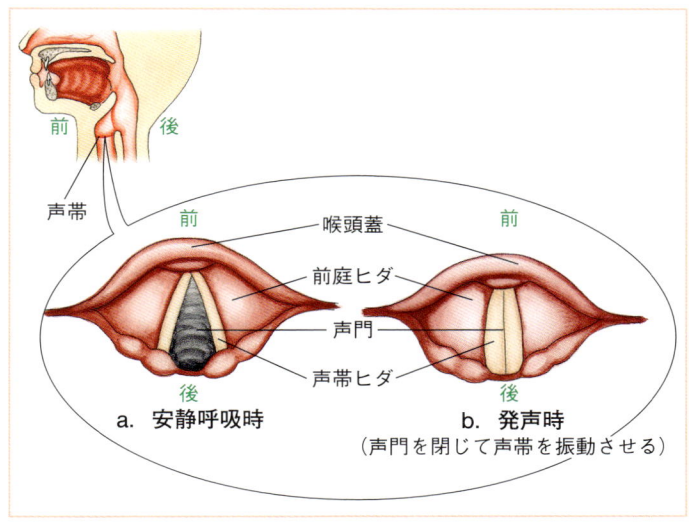

図9-4　呼吸中枢

図9-5　声帯
a. 安静呼吸時
b. 発声時（声門を閉じて声帯を振動させる）

## 気道の働き

　鼻から吸い込まれた空気は鼻腔-咽頭-喉頭を通って**気管**に流れ込みます(図9-6a)。気管は左右の**気管支**に分かれて肺の中に入り，さらに何度も枝分かれを繰り返して最終的に肺胞となって終わります。この肺胞に至るまでの空気の通り道を**気道**といいます。気道は単なる空気の通り道であるばかりでなく，重要な役割があります。第1に吸い込んだ空気を温め，第2に粘液を分泌して空気を加湿します。これらによって気道に対する刺激を和らげます。第3に鼻毛，鼻腔や気管に分泌される粘液，そして気管上皮の線毛運動によって空気に含まれるほこりや細菌を除去します。この働きによって健康な人の肺胞は無菌状態に保たれています。除去された塵埃や細菌は粘液と共に痰として私たちは無意識のうちに飲み込んでいますが，量が増えた場合は喀出することになります。

　気道の中で重要な部分は喉頭です。ここに前述の声帯があるわけですが，それだけではなく，ここは鼻から吸い込んだ空気の通り道と口から飲み込んだ飲食物の通り道とが交差する場所ので

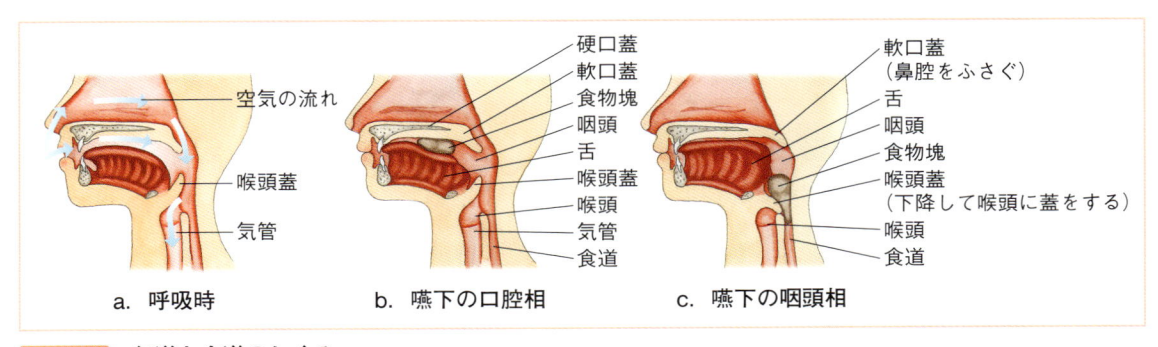

図9-6　気道と食道のしくみ
a. 呼吸時
b. 嚥下の口腔相
c. 嚥下の咽頭相

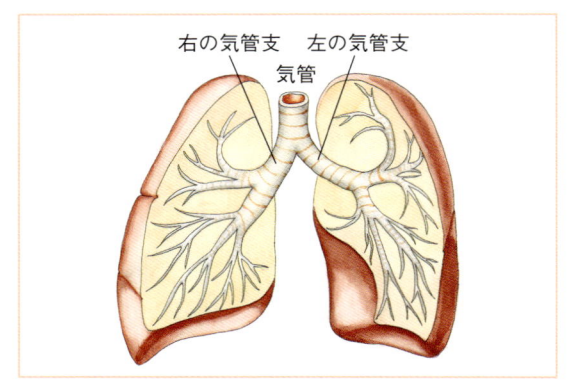

図 9-7　気管支（右側が太く傾きがきつい）

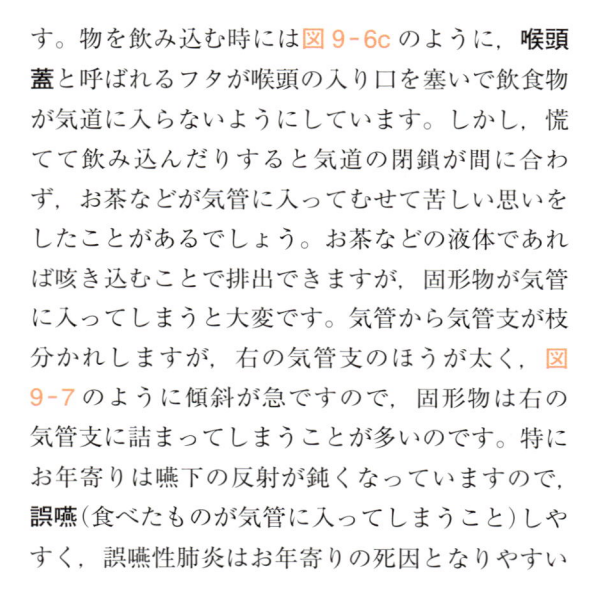

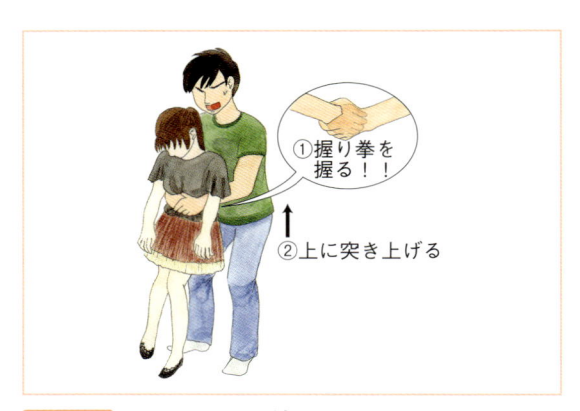

図 9-8　ハイムリック法

す。物を飲み込む時には図 9-6c のように，**喉頭蓋**と呼ばれるフタが喉頭の入り口を塞いで飲食物が気道に入らないようにしています。しかし，慌てて飲み込んだりすると気道の閉鎖が間に合わず，お茶などが気管に入ってむせて苦しい思いをしたことがあるでしょう。お茶などの液体であれば咳き込むことで排出できますが，固形物が気管に入ってしまうと大変です。気管から気管支が枝分かれしますが，右の気管支のほうが太く，図 9-7 のように傾斜が急ですので，固形物は右の気管支に詰まってしまうことが多いのです。特にお年寄りは嚥下の反射が鈍くなっていますので，**誤嚥**（食べたものが気管に入ってしまうこと）しやすく，誤嚥性肺炎はお年寄りの死因となりやすいので，注意が必要です。お年寄りの誤嚥を防ぐにはぬるま湯はやめて，熱いあるいは冷たい飲み物にしたほうがよいそうです。また，大きな物は食べにくいですが，細かくすると誤嚥を起こしやすくなります。そこで細かくした食べ物にとろみをつけると誤嚥を防ぐことができます。

食べ物が気管支まで行かず，喉頭や気管に詰まると息ができませんので，緊急の処置が必要になります。口を開けさせて詰まった物が見えるようであれば，どうにかして取り出しましょう。見えない場合は**ハイムリック法**という後ろから抱きかかえて胃のあたりを強く押し上げる方法（図 9-8）で助けられることもあります。

## 肺気量

肺の中に出入りする空気の量を肺気量といいます。大切なものだけ列挙してみましょう。

### 1回換気量

安静に呼吸をしている状態で，1 回の吸息または呼息で吸い込まれる，あるいは吐き出される空気の量です。普通の人では約 500 mL です。

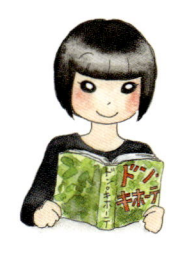

## 肺活量

思いっきり大きく息を吸い込んで，できる限り全部を吐き出した時の吐き出される空気量です。

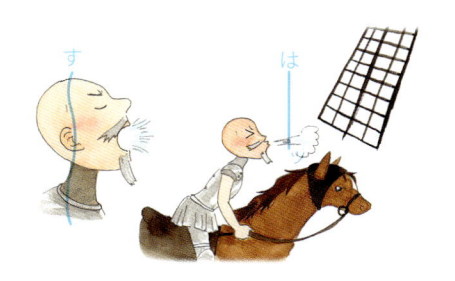

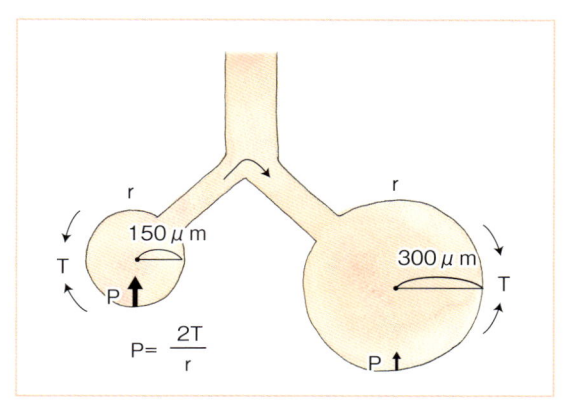

図9-9 肺胞の内径・内圧・表面張力の関係

これは個人差が大きく，性と身長，年齢に影響を受けるため，この3者を考慮に入れて予測値を求め，その何％であるかで表すのが適当です。予測値の80％以上であれば正常とみなされます。日本呼吸器学会では次のように定めています。

肺活量予測値(L)
男性：0.045×身長(cm)−0.023×年齢−2.258
女性：0.032×身長(cm)−0.018×年齢−1.178

ご自分の肺活量をご存じでしたら，この予測値と比べてみてください。

肺活量は肺や胸郭の拡張しやすさを反映しており，肺胞が拡張しにくくなる肺線維症や呼吸筋の収縮力まで低下してしまう重症筋無力症などで低下します。肺活量が減少する結果として換気が障害されるものを拘束性換気障害と呼びます。

肺胞は肺胞上皮細胞という極めて薄い膜でできていると前に書きましたが，この大部分はⅠ型肺胞上皮細胞と呼ばれます。これに加えて少数（約5％）のⅡ型肺胞上皮細胞があり，これが表面活性物質（**サーファクタント**）を分泌します。これは肺胞の表面張力を低下させる物質です。図9-9のように2つの肺胞があった場合を考えましょう。左の肺胞は右に比べて半径(r)がちょっと短かったとします。ラプラスの法則（→p43）を覚えておられますか？

小さいほうの肺胞の内圧 P は表面張力を T とすると，P=2T/r で決まります。小さい肺胞では r が小さいため，P が大きくなります。内圧が大きいのですから，中の空気は内圧の小さな大きい肺胞へと移動し，小さな肺胞はさらに小さくなって内圧が上昇し，といった具合にどんどん小さくなってつぶれてしまいます。このようなことが起こらないように，表面張力を低下させるサーファクタントが分泌されているのです。未熟児で生まれると，このサーファクタントを充分に産生することができないため，肺胞がつぶれて重篤な呼吸障害を起こすことがあります（呼吸促迫症候群）。

## 1秒率

肺活量の測定時と同様に思いっきり大きく吸って，全部吐き出すのですが，この空気を吐き出すのをできる限り速くやります。呼息を開始してから最初の1秒間にその時の肺活量の何％が呼出できたかが**1秒率**です（図9-10）。70％以上が正常とされています。1秒率は気道の抵抗の大きさをよく反映します。気管支喘息など気道の平滑筋が収縮して気道が狭くなってしまう閉塞性換気障害の時に，大きく低下します。気道の平滑筋にはβ受容体があり，アドレナリンなどのカテコールアミンが結合すると，弛緩します。したがってβ受容体刺激薬は気管支喘息の治療薬として好適です。私の前任者の教授は気管支喘息だったのですが，部下のミスなどでカッとして怒鳴りつけると呼吸が楽になると話していました。たくさんのア

ドレナリンが分泌されていたのでしょう。はた迷惑な話です。

なお，気管支喘息の治療にステロイド薬も使われますが，これは平滑筋収縮の原因となる気道の炎症を抑えることを目的としています。また慢性気管支炎や肺気腫などの慢性閉塞性肺疾患（chronic obstructive pulmonary disease：COPD）なども代表的な閉塞性換気障害です。

## 死腔

1回換気量は約 500 mL であると書きましたが，吸い込まれた空気のうち肺胞に達した空気のみが血液との間でのガス交換に関与し，鼻腔や気管，気管支に留まった空気はガス交換には関与することができません。これが死腔で，約 150 mL あります。ストローでジュースを飲む時に，口の中に入ったジュースは飲み込めますが，ストローの中に留まったジュースは口を離した途端にコップの中に戻ってしまいます。吸い上げただけの無駄な努力ということになります（大した努力ではありませんが）。死腔もこれと同じことです。

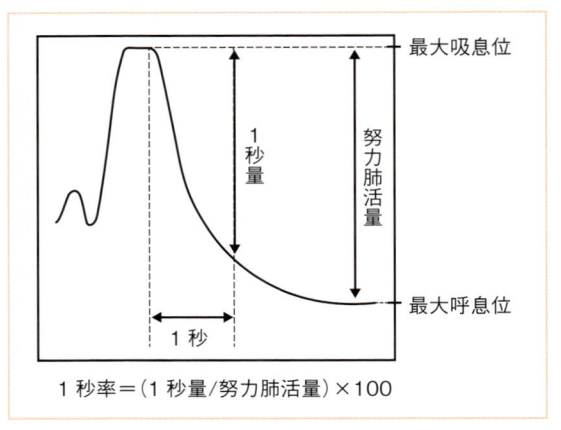

図 9-10　1秒率

1秒率 ＝（1秒量／努力肺活量）×100

## Column 18　水遁の術

忍者が活躍するお話などで，忍者が節をくり抜いた竹筒をくわえて水の中に隠れ，竹筒を通して呼吸をしている場面が出てくることがあります。この場合，竹筒をできるだけ長くして水中深くに潜ったほうが安全のように思えますが，それは間違いです。竹の筒は気管を長くしたようなものであり，死腔に相当します。つまり死腔が増大するわけで，例えば竹筒の内腔容積が 200 mL であったとすると，死腔は 150＋200 ＝350 mL となり，普通に呼吸していたのでは肺胞に達する空気量は 500－350＝150 mL となってしまいます。これでは苦しいですから1回換気量を増大させなくてはならないのですが，それにも努力を要します。海でシュノーケルをつけて海中を覗きながら泳いだことのある読者も多いと思いますが，やはり時々シュノーケルをはずして，呼吸を整えたのではないでしょうか。

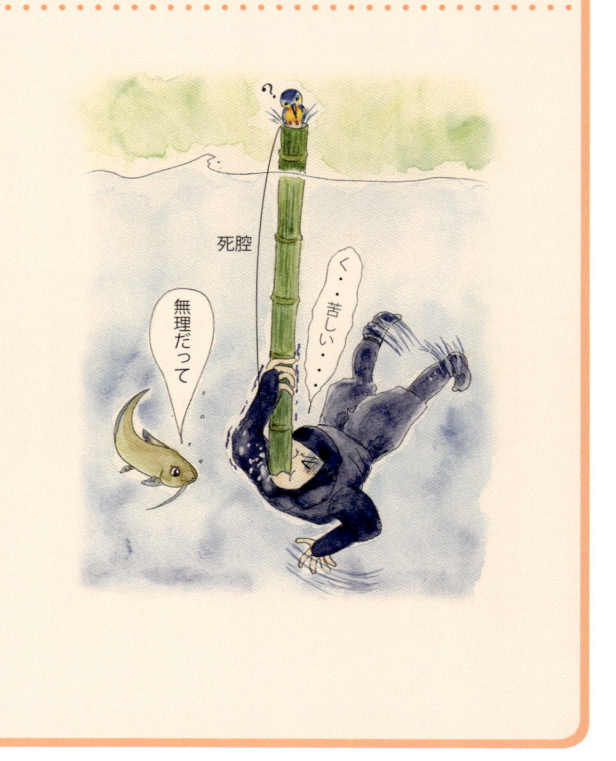

### 肺胞換気量

さて，1回換気量500 mLで1分間に16回呼吸したとすると，500×16＝8,000 mLの換気をしたことになります。ところが肺胞に達してガス交換に関わった空気量はというと，(500−150)×16＝5,600 mLとなります。これを毎分**肺胞換気量**といいます。1回換気量を半分の250 mLとしても呼吸数を2倍の32回とすれば250×32＝8,000 mLとなり，同じ換気量を維持できます。ところが肺胞換気量は(250−150)×32＝3,200 mLと大きく減少してしまいます。逆に1回換気量を2倍の1,000 mL，呼吸数を半分の8回とすれば換気量は1,000×8＝8,000 mLと変わらず，肺胞換気量は(1,000−150)×8＝6,800 mLと増加します。

つまり，1回換気量を大きくすると，呼吸数を増やすよりもはるかに効率よくガス交換ができるわけです。1回換気量を増やすには肺活量を増やすのが効果的です。肺活量を増やすには水泳が一番適しているでしょう。

## ガス交換

呼吸をする目的はいうまでもなく，酸素を取り込み，二酸化炭素を呼出することです。私たちの体内では頸動脈の部分で動脈血酸素分圧が，脳の呼吸中枢(図9-4)の近くで動脈血二酸化炭素分圧がモニターされており，酸素分圧が低下したり，二酸化炭素分圧が上昇すると呼吸が促進されて，それらを正常な範囲に引きもどす調節が行われます。このような調節を行っても動脈血ガス分圧の異常をきたすのはどんな場合でしょう。

### 換気障害

これは先ほど述べました。肺胞の拡張が妨げられたり(拘束性換気障害)，気道が狭窄することで(閉塞性換気障害)，換気が充分にできない場合です。

### 拡散障害

換気はできていても，肺胞と肺毛細血管との間でのガス交換が充分にできない場合です。肺うっ血やびまん性の肺癌，粟粒結核などが代表的ですが，SARS(重症急性呼吸器症候群)でも間質への浸潤がひどくなると拡散障害をきたします。うっ血や浸潤などで肺に水がたまると，肺胞と肺毛細血管との距離が増大しますので，酸素の拡散が障害されて，動脈血酸素分圧が低下します(図9-11)。動脈血酸素分圧が低下すれば，呼吸が促進されるのですが，酸素分圧はなかなか上昇しません。一方，二酸化炭素は非常に拡散しやすいので，拡散障害の影響を受けにくいのです。このため呼吸が促進されることで二酸化炭素がどんどん呼出されていきますので，動脈血二酸化炭素分圧も低下していきます。

### 換気/血流比不均等

充分に換気のできている肺胞でも，そこに充分な血流が来ていなくては充分なガス交換はできません(図9-12a)。逆に血流は充分にあっても，そこの肺胞の換気が悪くては意味がありません(図9-12b)。肺の血管に血栓が詰まる肺塞栓などの場合に，この換気/血流比不均等を生じます。

### 右−左短絡

静脈血が解剖学的，あるいは生理学的に肺胞を経由しないで左心系へ還流する状態です。血管腫や無気肺などでは肺動脈の血液(静脈血)の一部が肺胞でのガス交換を全く行わずに肺静脈(左心系に至る)に注いでしまうことがあります。この場合も動脈血酸素分圧の低下と二酸化炭素分圧の上昇をきたします(図9-13)。

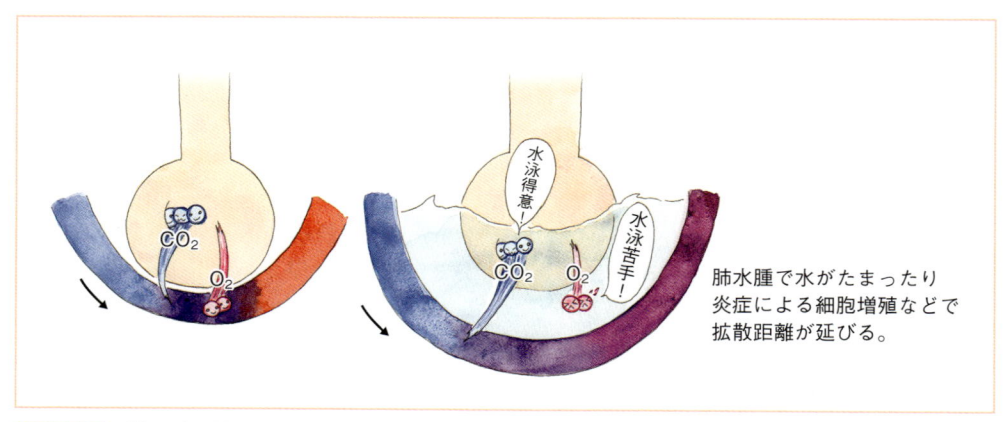

図 9-11 肺に水がたまることによる酸素の拡散障害

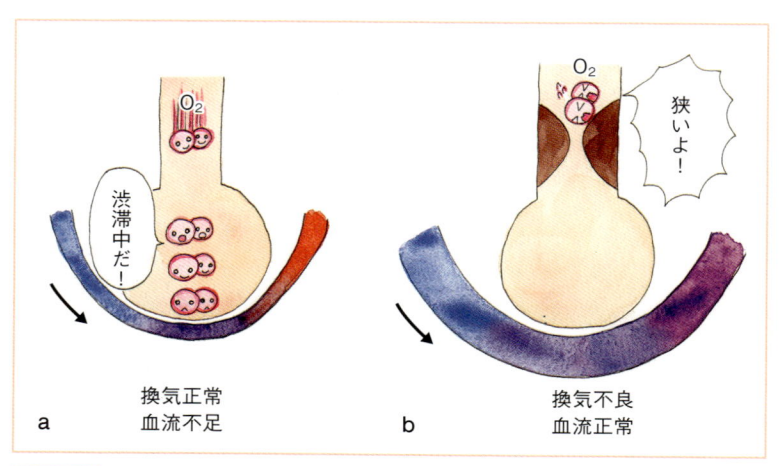

肺水腫で水がたまったり炎症による細胞増殖などで拡散距離が延びる。

a 換気正常 血流不足
b 換気不良 血流正常

図 9-12 換気/血流比不均等

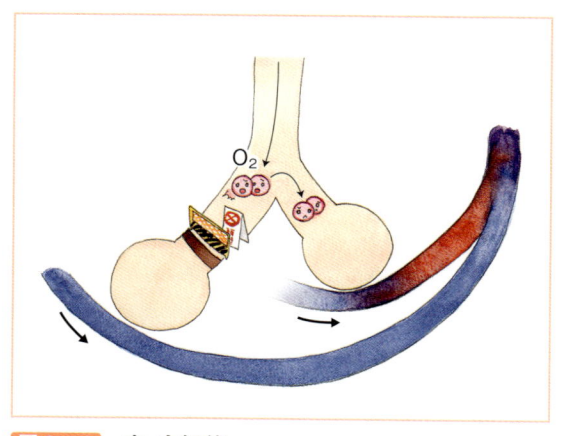

図 9-13 右-左短絡

## Column 19 エコノミークラス症候群

　飛行機のエコノミークラスに座って旅行していた人々に多発したので，このように呼ばれましたが，ファーストクラスでも起こりますし，地震の後に危険を避けるために車で寝泊まりしていた人々にも多発したことで話題になりました。正確には**肺血栓塞栓症**といいます。

　飛行機の座席などに長時間座っていますと，膝を曲げた状態ですので，静脈の血流が悪くなります。血流が滞りますと，血管内で血液が凝固し始めます。トイレに行くのが面倒で，水分の摂取を控えていたりすると，血液が濃縮されますから余計に危険です。アルコールも利尿作用があり，血液が濃縮されますので危険です。いくら無料だからといって，飛行機内でガブガブ飲むのはやめましょう。さて，飛行機が目的地に到着し，降りるために歩き始めます。こうなると血流が回復してよく流れるようになります。ところがここで，下肢の静脈で形成されていた血栓が流れ出し，右心房から右心室を経て肺動脈に詰まってしまうのです。これが肺血栓塞栓症です。ひどい場合には肺動脈圧が上昇して急性右心不全となって死亡することもあります。

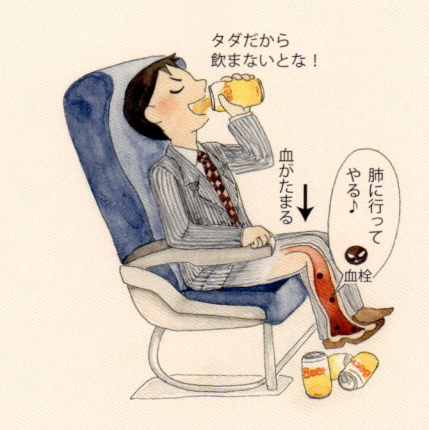

# 10 腎臓の役割と排尿

　私たちが毎日排出するものに，大便と小便（尿）があります。大便のほうが大きいし，臭いも強くて印象的ですが，これは単に口から食べた物のうち，消化・吸収できなかった物が，私たちの身体を素通りして出て行くだけのことで，1週間くらい大便が出なくても，多少はお腹が張って苦しいかもしれませんが，大したことはありません。それに対し，尿のほうは1日でも出なくなったら大変なことになります。

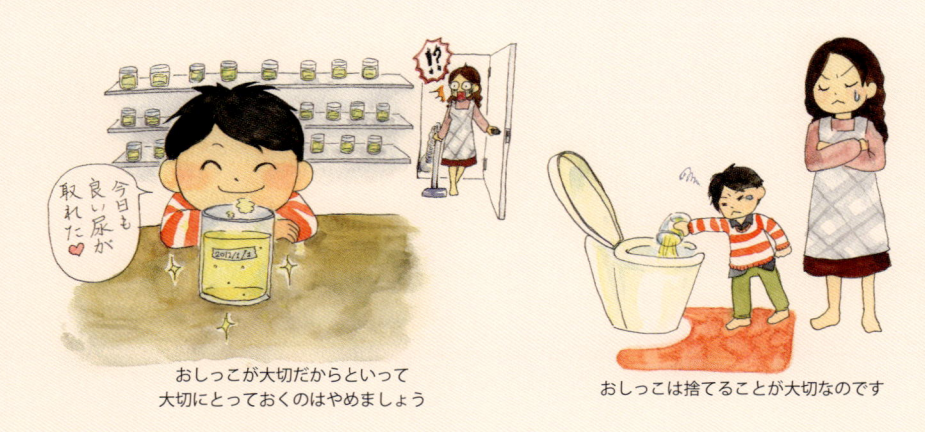

おしっこが大切だからといって大切にとっておくのはやめましょう

おしっこは捨てることが大切なのです

## 腎臓によって調節されるもの

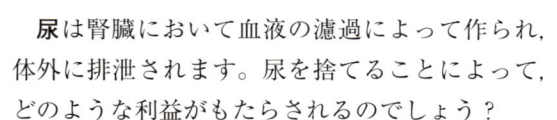

　尿は腎臓において血液の濾過によって作られ，体外に排泄されます。尿を捨てることによって，どのような利益がもたらされるのでしょう？

　第1に尿中には体内での様々な代謝の結果として発生したいろいろな不要・有害な物質が含まれており，これらを捨てることによって体内の正常な環境が維持されます。そして血漿の組成も調節します。例えば体内のNa$^+$量が多すぎれば，Na$^+$の排泄量を増やして正常レベルに戻します。また，酸やアルカリの排泄量を調節することによって血液のpHを調節するという大切な役割もあります。血液のpHを調節することは体温を一定に保つことと同様に，体内で働く酵素の活性を最大にする，という意味で重要です。さらに腎臓は水の排泄量を調節することで，体内水分量と浸透圧を調節しています。体内水分量は血液量に直接影響を与え，血液量が増えれば血圧が上昇しますので，腎臓は血圧の調節という意味でも非常に重要な臓器であるといえます。さらに付け加えるならば，腎臓はエリスロポエチンというホルモンを分泌して赤血球の新生をも調節しています。このように腎臓は八面六臂の活躍をしているのです(図10-1)。

⓾ 腎臓の役割と排尿　75

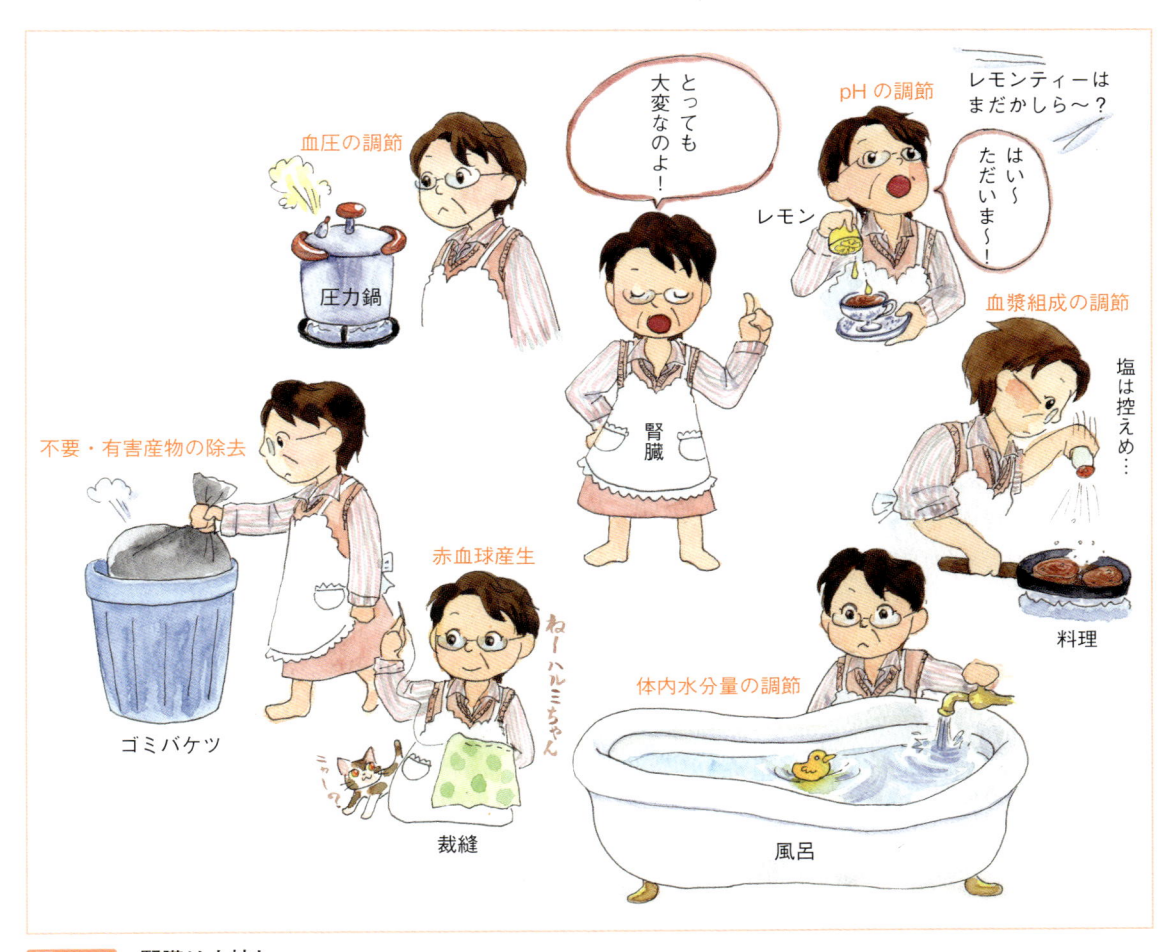

図 10-1　腎臓は大忙し

## 浸透圧

　ここで尿の生成の話に入る前に，**浸透圧**というものをきちんと説明しておきましょう。子どもの頃に（大人になってもやっている人もいるかもしれませんが）ナメクジに塩をかけて遊んだ読者もおられるでしょう。ナメクジに塩をかけるとナメクジはみるみる縮んで見えなくなってしまいます。この時に働いている力が浸透圧です。

　水は通すが，その水に溶けている溶質（ここでは塩〔NaCl〕を考えましょう）は通さない膜を**半透膜**といいます。図 10-2a のように半透膜で仕切られた容器の左側に塩水を，右側に同じ量の蒸留

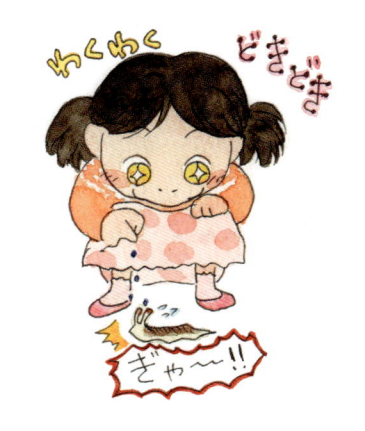

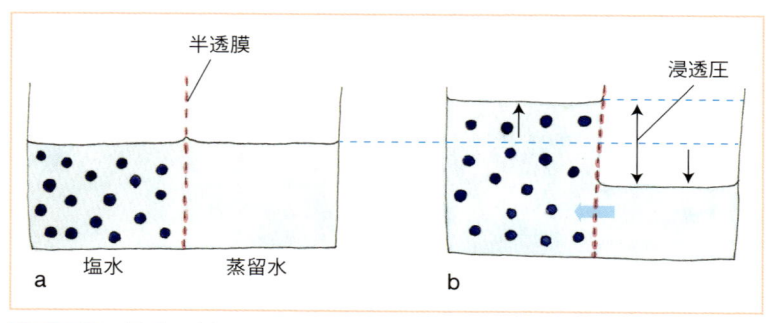

図10-2 浸透圧（水分子が移動する際の圧力）

水を入れた場合について考えましょう。仕切りがなければ拡散によって塩水と蒸留水は混じり合い，やがて2倍に希釈された薄い塩水になるでしょう。ところが塩は半透膜を通ることができませんから，水だけが移動します。水の量としては塩を含まない分だけ蒸留水のほうが多いですから，塩水を薄めようと，水は右側から左側に移動し，水面の高さは左側のほうが高くなります（図10-2b）。この左右の水面の高さの差に相当する圧力が浸透圧ということになります。ナメクジの体の表面を覆う粘膜は半透膜です。これに塩をかけると，体の外の浸透圧が高くなりますから，ナメクジの体内の水が吸い出されてしまいます。ナメクジの体の90％近くは水ですから，塩をかけると体が1/10程度に縮んでしまうわけです。

## 細胞の浸透圧

私たちの体を構成している細胞を包んでいる細胞膜も半透膜です。ですから血液の浸透圧を正常に保っておかないと細胞は正常に機能できません。周囲の浸透圧が低いと（これを**低張**といいます）細胞の中に水が流れ込んで細胞は破裂してしまいます（図10-3a）。逆に周囲の浸透圧が高ければ（これを**高張**といいます）塩をかけられたナメクジのように，水が吸い出されて細胞は縮んでしまいます（図10-3b）。腎臓が尿として排泄される水と塩分の量を調節することによって，体液の浸透圧を調節してくれています。

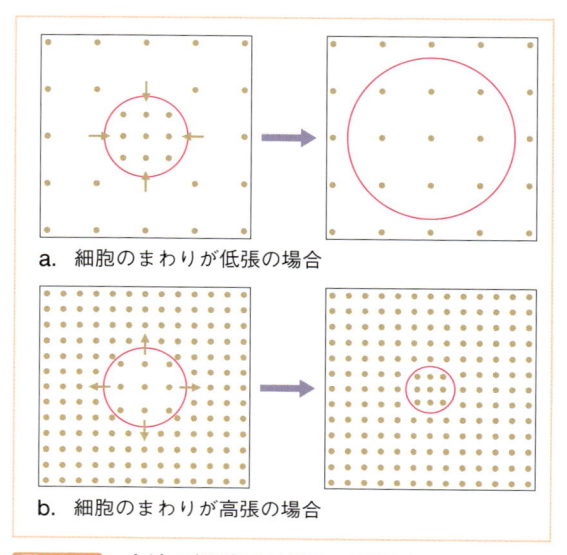

a. 細胞のまわりが低張の場合

b. 細胞のまわりが高張の場合

図10-3 血液の浸透圧が細胞に影響する
〔岡田隆夫：標準理学療法学・作業療法学　専門基礎分野　生理学．第4版．p9，医学書院，2013より〕

浸透圧の単位は **Osm**（オスモル）です。1 Osmとはある粒子1 Mによって発生する浸透圧です。グルコースなどは水溶液となっても電離しませんから1 Mのグルコース溶液の浸透圧は1 Osmですが，NaClは水の中ではNa$^+$とCl$^-$に電離して2つの粒子になりますので，1 Mの塩水は2 Osmの浸透圧を発生します。私たちの細胞外液（血漿や間質液）に含まれる粒子の90％近くはNaClですので，腎臓はNa$^+$の排泄量を調節することで，体液の浸透圧を調節しています。

# 腎臓による尿の生成

　腎臓において尿を生成する単位を腎単位（ネフロン）といいます。ネフロンは毛細血管が糸玉のようになった**糸球体**とそれを包みこむようにしている**ボーマン嚢**からなる**腎小体**と**尿細管**からなっています(図10-4)。尿細管は部位によって近位尿細管，遠位尿細管，そして集合管に区別されます。腎臓は腰のあたりに左右2個ありますが，片方の腎臓に，このネフロンが約130万個入っています。尿の生成は大まかに，腎小体，近位尿細管，そして遠位尿細管〜集合管の3つに分けて，それぞれの役割を考えると理解しやすいでしょう。

## 腎小体における血液の濾過

　尿生成の最初の段階がここで行われ，糸球体から血漿成分がボーマン嚢へと濾過されます。濾過された液体を糸球体濾液（原尿）と呼び，その量は1日に160Lに達します。これをそのまま排泄してしまったのでは，グルコースやアミノ酸などまだまだ使える物がありますからもったいないですし，1日中トイレに座っていなくてはならないことになります（普通に生活している人の1日の尿量は1〜1.5Lですから濾過された水の99％以上が再吸収されることになります）。

　血漿成分のほとんどの物が糸球体から濾過されますが，タンパク質は分子が大きいので濾過されません。ですから尿の中にタンパク質が出ていれば（タンパク尿），糸球体が壊れている証拠といえます。糸球体を構成する毛細血管の壁は極めて薄いので，糸球体はとても壊れやすいのです。しかもいったん壊れてしまうと再生することができません。あまりに多くの糸球体が壊れてしまうと，尿が作れなくなり，腎不全となって人工透析をするか，腎移植をするかしないと生きていけないことになります。

　糸球体における濾過の原動力となるのは血圧で

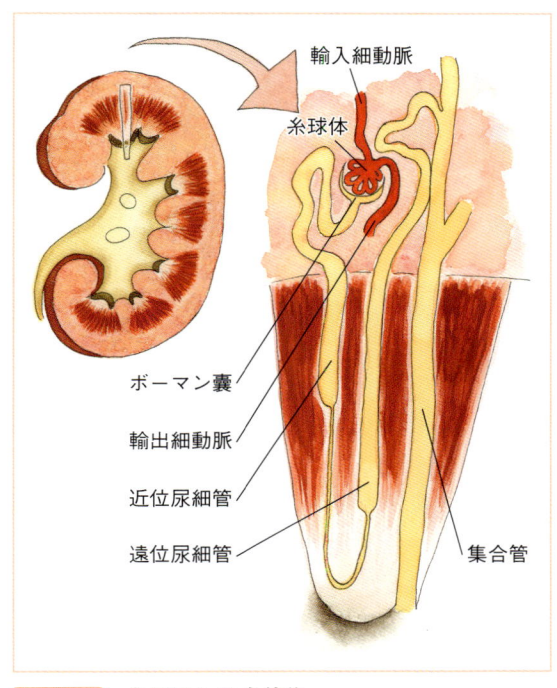

図10-4　ネフロンの全体像

す。ある程度血圧が高くないと濾過できなくなってしまいます。濾過を可能にする最も低い血圧は平均で60mmHgですので，どんなことがあっても平均血圧〔最低血圧＋(最高血圧－最低血圧)/3〕を60mmHg以上に保つ必要があります。

## 近位尿細管における再吸収

　糸球体から濾過された糸球体濾液の中に含まれる必要な物の大部分が，近位尿細管において再吸収されます。グルコースやアミノ酸，ビタミンなどはここでほぼ100％再吸収されますし，$Na^+$や$K^+$，$Ca^{2+}$，$HCO_3^-$などのイオンもここで80％以上が再吸収されます。多量の$Na^+$が再吸収されると浸透圧は尿細管の中が低く，間質が高くなりますので，水は尿細管から間質へと移動し，結局濾過された水の約85％が近位尿細管において再吸収されることになります(図10-5)。ただし，

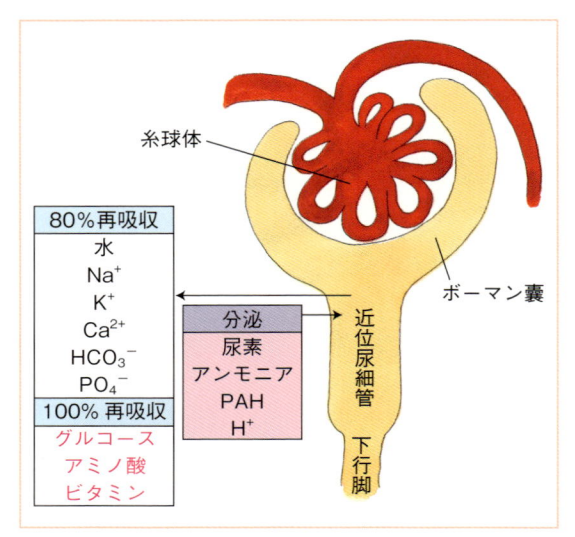

**図10-5** 糸球体濾液の85%を再吸収する近位尿細管

(図中ラベル)
- 糸球体
- ボーマン嚢
- 近位尿細管
- 下行脚
- 80%再吸収：水, Na$^+$, K$^+$, Ca$^{2+}$, HCO$_3^-$, PO$_4^-$
- 100%再吸収：グルコース, アミノ酸, ビタミン
- 分泌：尿素, アンモニア, PAH, H$^+$

近位尿細管における再吸収は完全に自動的に行われるため，水の再吸収量をここで調節することはできません。

尿細管は再吸収を行うだけではなく，不必要な物は逆に尿細管内へと捨てる（分泌する）機能も持っています。尿素やアンモニア，H$^+$，PAH（パラアミノ馬尿酸）などは，このようにして積極的に排泄量を増やしています。

### 遠位尿細管〜集合管における濃縮

遠位尿細管から集合管にかけて2種類のホルモンの作用によって尿量の調節が行われます。2種類のホルモンとは，下垂体後葉から分泌される**抗利尿ホルモン**（ADH，バソプレシンともいう）と副腎皮質から分泌される**アルドステロン**（電解質コルチコイド）です。抗利尿ホルモンは主として水の再吸収量を調節することで体液の浸透圧を調節し，アルドステロンはNa$^+$の再吸収を促進して浸透圧による水の受動的再吸収を増やすことによって体液の量を調節しています(図10-6)。

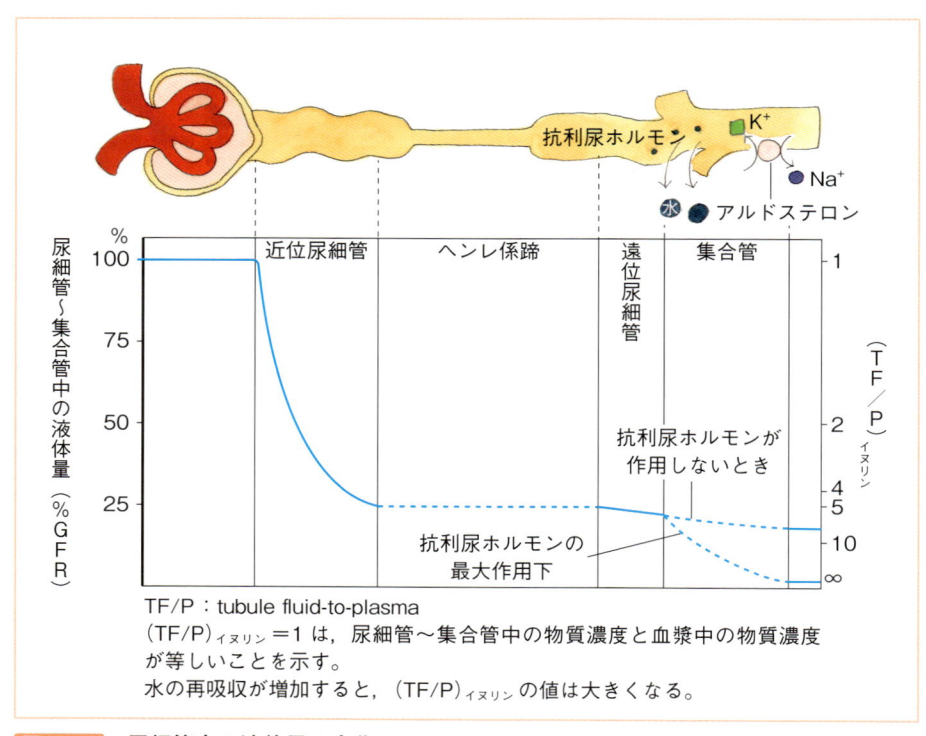

TF/P：tubule fluid-to-plasma
(TF/P)$_{イヌリン}$＝1は，尿細管〜集合管中の物質濃度と血漿中の物質濃度が等しいことを示す。
水の再吸収が増加すると，(TF/P)$_{イヌリン}$の値は大きくなる。

**図10-6** 尿細管中の液体量の変化

## Column 20　糖尿病と糖尿

　**糖尿病**になると尿中に**グルコース**が出るようになります。糖尿病の英語は diabetes mellitus（それで糖尿病のことを略してDMと書きます）ですが，diabetes mellitus とは「甘い尿」という意味です。昔は現代のように様々な測定・分析機器がありませんでしたから，お医者さんは患者さんの尿を舐めてみて，糖尿病か否かを診断したそうです。私は本当に現代に生まれてよかったと思います。

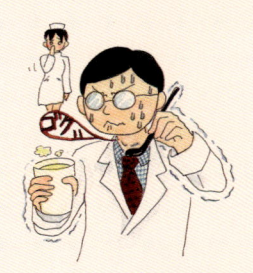

　糖尿病は**インスリン**という膵臓から出るホルモンが不足することによって，細胞がエネルギー源としてグルコースを利用できなくなるために，使われないグルコースが血液中にたまり，血糖値が上昇する病気です。血液中のグルコース濃度が上昇しますから，糸球体で濾過されるグルコース量も増加します。正常な人の血糖値は 50～100 mg/100 mL ですから，この程度のグルコース量ならば尿細管で100％再吸収できます。ところが，これが 160～180 mg/100 mL を超えると，尿細管でグルコースを結合して取り込む担体（キャリアー）が不足してしまい，再吸収しきれなくなって尿中に糖が出てくるようになります。

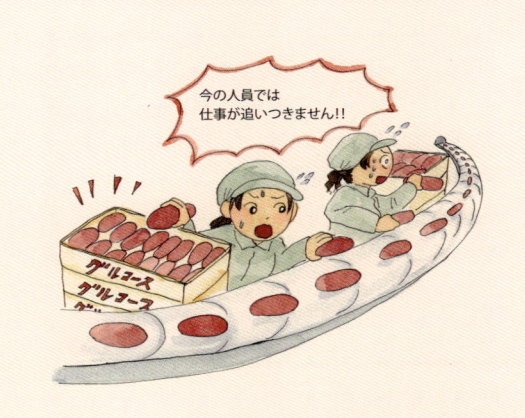

# クリアランス

　血液中を流れる物質が，腎臓を通ることによってどの程度除去されるか(図10-7)，を清掃率（**クリアランス**）といいます。クリアランスは単位時間（通常は1分間）に尿中に排泄される量を血漿中の濃度で割って求めることができます。例えば，グルコースは糸球体から濾過されても，正常では100％が尿細管において再吸収されますから，尿中には排泄されず，クリアランスはゼロ（mL/min）となります。一方，イヌリンというダリアの球根に含まれる糖は，糸球体において濾過された後は尿細管における再吸収も分泌も受けることなく，そのまま尿中に排泄されます。

　もしイヌリンの血漿中濃度が 1 mg/100 mL で，1分間の尿中への排泄量が 1.25 mg であったとすると，イヌリンのクリアランスは 1.25 mg÷1 mg/100 mL で，125 mL/min となります。糸球体濾液中のイヌリン濃度は血漿中の濃度と等しいはずですから，このイヌリンのクリアランス値（125 mL/min）は1分間に糸球体からボーマン嚢に濾過される液体の量に等しいことになります。そこでイヌリンのクリアランス値を**糸球体濾過量**（GFR：glomerular filtration rate）と呼びます。

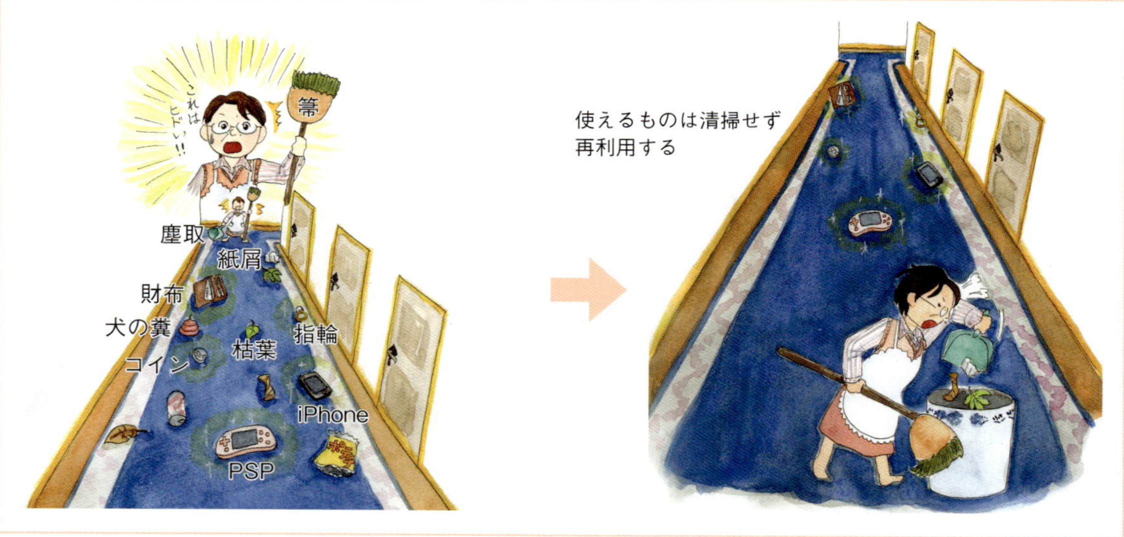

**図10-7** 不要物の除去

　イヌリンはわざわざ静脈注射して投与しなくてはなりませんので，通常は私たちの体内でタンパク質が分解された結果として生じている**クレアチニン**のクリアランスで代用します。クレアチニンも尿細管における再吸収をほとんど受けませんが，わずかに分泌されるためクリアランスは140 mL/minと，実際のGFRよりもやや大きな値となります。

## 蓄尿と排尿

　さて，腎臓で作られた尿は尿管を通って膀胱に送られて蓄えられ，充分な量がたまると尿意を生じて私たちはトイレに駆け込むことになります。つまり膀胱は**蓄尿**機能と**排尿**機能という2つの役割を持っていることになります。膀胱に150〜300 mLの尿がたまると尿意を生じ，600〜800 mLまではどうにか我慢できます。このような蓄尿機能は交感神経によってもたらされます。排尿のための一次中枢は仙髄（脊髄の下のほう）副交感神経核ですが，蓄尿する際には脳からの抑制がかかって，交感神経が優位となります(図10-8a)。
　交感神経末端から遊離されるノルアドレナリンに対する受容体には大きく分けてα受容体とβ受容体がありますが，α受容体にノルアドレナリンが結合すると平滑筋の収縮が，β受容体では弛緩が起こります。膀胱壁の平滑筋にはβ受容体がありますので，交感神経の興奮によって膀胱壁は弛緩し尿を蓄えやすくします。一方，内尿道括約筋はα受容体（正確には$α_1$受容体）を持っているので収縮し，尿が漏れるのを防ぎます。外尿道括約筋は骨格筋でできており，意識的に収縮させて内尿道括約筋の働きを援助します。トイレで便器に座り，あるいは男性用便器の前に立っていざ排尿しようという時に排尿反射が起こります。脳からの抑制が取れるため，仙髄の副交感神経核が興奮します。そして膀胱壁の平滑筋が収縮するとともに，内・外尿道括約筋が弛緩して排尿が起こります(図10-8b)。

⓾ 腎臓の役割と排尿

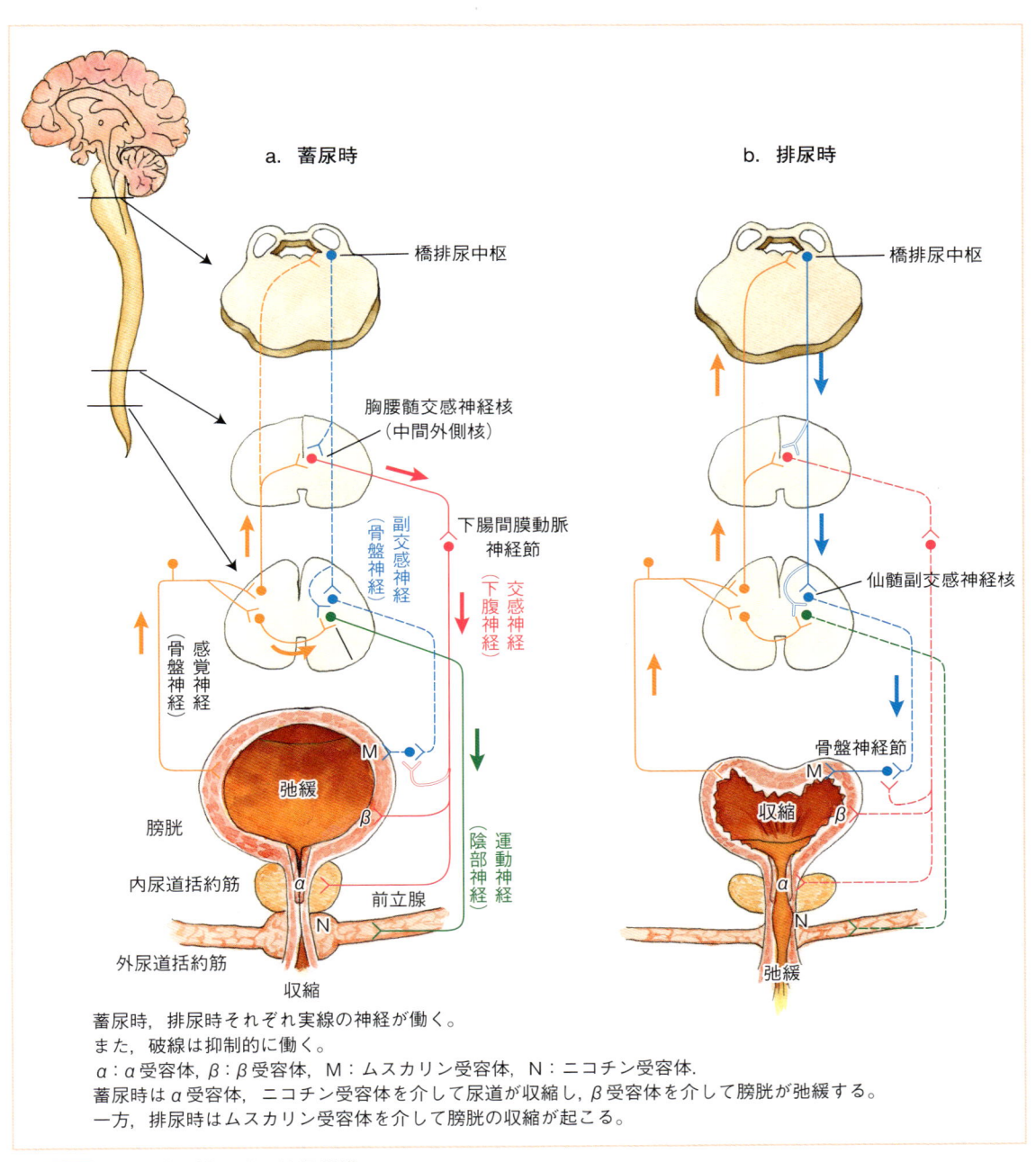

蓄尿時，排尿時それぞれ実線の神経が働く。
また，破線は抑制的に働く。
α：α受容体，β：β受容体，M：ムスカリン受容体，N：ニコチン受容体．
蓄尿時はα受容体，ニコチン受容体を介して尿道が収縮し，β受容体を介して膀胱が弛緩する。
一方，排尿時はムスカリン受容体を介して膀胱の収縮が起こる。

**図 10-8** 蓄尿時と排尿時の神経機構

### 排尿障害

　蓄尿・排尿のコントロールがうまくできなくなった状態が**排尿障害**です。神経が障害されて起こることもありますが，老化によるものが大部分です。そして面白いことに男女で起こる排尿障害は逆になります。これには尿道の長さが関係しています。女性の尿道は4cm足らずですが，男性のそれは16〜20cmもあります。このため女性では排尿する気がないのに重い物を持ったり，咳

をすると尿が漏れてしまう腹圧性**尿失禁**が多く見られます。お産を繰り返して骨盤底筋群の筋力が低下することが，それに拍車をかけます。男性では逆に，**前立腺肥大**による**排尿困難**が起こりやすくなります。前立腺が加齢によって肥大する，その根本原因は未だよくわかっていませんが，60歳以上では年齢％（60歳なら60％，80歳なら80％）の人が前立腺肥大を起こしているといわれています。

薬物による治療としては，排尿困難には$α_1$受容体阻害薬が用いられ，尿路平滑筋を弛緩させて排尿を容易にします。一方の蓄尿障害による尿失禁に対しては，副交感神経の末端から放出されるアセチルコリンの作用をブロックして膀胱壁の収縮を抑制する薬が用いられます。両者は作用部位が異なっているため，前立腺肥大があっても，膀胱壁が過敏で尿失禁がある場合などは併用することも可能です。

## Column 21　脱水

体内に含まれる水が足りなくなった状態が脱水です。脱水には水だけが不足する一次脱水と，水とともに$Na^+$などの電解質も不足している二次脱水があります。両者は対処の仕方に大きな違いがありますので注意してください。

水だけが不足する**一次脱水**は，砂漠で飲み水がなくなった，船が難破して海上を漂流している，などで起こりますが，日常的にあり得るのは，寝たきりのお年寄りに対する水分補給を忘れた場合などに起こります。このような脱水に対しては単に水分を補給してあげれば解決します。

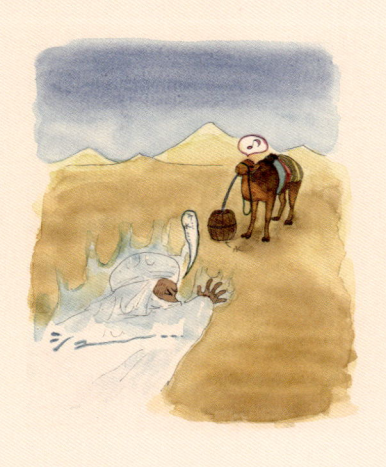

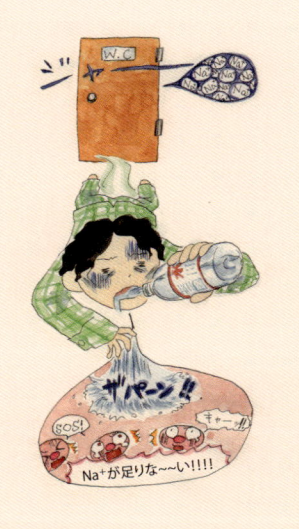

一方，頻回の下痢や嘔吐がありますと，水も失われますが，胃液や腸液に含まれている電解質も同時に失われます。これが**二次脱水**です。水のほうが多く失われるか，電解質のほうが多く失われるかで，体液の浸透圧は高く（高張）も低く（低張）も，あるいは正常（等張）にもなります。このような場合に水だけを補給すると，かえって症状を悪化させてしまう場合が多いので，病院に行って検査・治療をしてもらう必要があります。特に乳幼児は脱水になりやすいので注意してください。早めの対処が必要です。

# 11 消化と栄養素の吸収

　食べることは人生における大きな喜びの1つといえましょう。とはいえ，当然私たちは楽しむためだけに食べているわけではありません。糖質（炭水化物），脂質，タンパク質の三大栄養素は消化管で消化・吸収されて文字通り私たちの血となり肉となります。そして三大栄養素からはATPが合成されて，私たちの活動を支えるエネルギー源となります。三大栄養素以外にも体内で起こる化学反応を円滑に進めるために必要な各種のビタミン，体液の浸透圧を保つための塩（NaCl）やカリウム（$K^+$），カルシウム（$Ca^{2+}$），鉄（$Fe^{2+}$），その他微量でかまわないものの，欠くことのできない各種の元素も消化管から吸収されます。そして最も重要な水も消化管から吸収されます。

　消化器は，口腔-食道-胃-小腸-大腸と続く消化管だけではありません。唾液腺や膵臓も消化酵素を含む消化液を分泌しています。また腹腔内最大の臓器である肝臓も消化器の1つであり，脂肪の消化を助ける胆汁を分泌するほか，吸収された栄養素から私たちの体をつくるタンパク質を合成し，グルコースからグリコーゲンを合成し，さらに吸収されてしまった毒素を分解する，といったとても重要な仕事をしています。しかしここでは消化管についてだけ触れることにします。

## 胃

　口から食べて口腔内で咀嚼し，唾液と混和し，そして視覚・嗅覚・味覚を総動員して味わい，嚥下する。嚥下された食物は食道を通って胃に入ります。ここまでの間の出来事にもいろいろあるのですが，紙数が限られていますので省略します。

　**胃**は**胃酸**を分泌して食べた物の殺菌を行ったり，タンパク質分解酵素である**ペプシン**を分泌したり（ペプシノゲンとして分泌され，胃酸の作用によって活性型のペプシンに変化する）といった仕事もしていますが，胃の一番重要な仕事は食べた物を一時的に収納することにあります。胃には大きな空洞がありますから（図11-1），ここに食べた物を収納し，消化をしながら少しずつ十二指腸へと送り出します。胃は生命維持のために必須

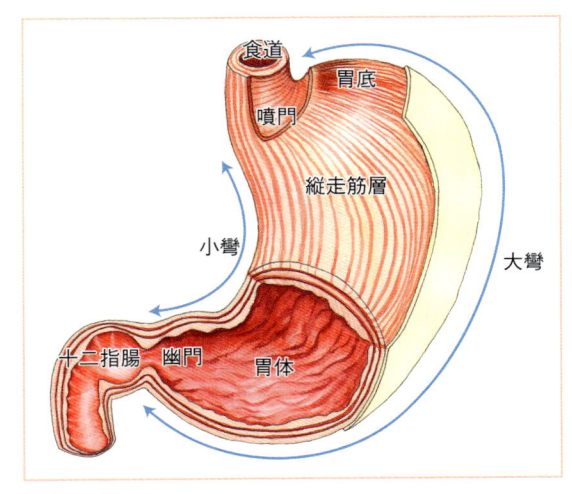

**図11-1** 胃

の臓器ではありませんので，胃がんなどの際には全摘出することができます。しかしこのような胃を全摘した人は，食べた物が食道からいきなり小腸に入りますので，一度に食べられる量が少なくなり，1日3度の食事ではなく，何回にも分けて少しずつ食べなくてはなりません。

ちょっと意外ですが，胃は**赤血球の産生**に密接に関わっています。赤血球の中に詰まっていて，酸素を結合するヘモグロビンの中心にある**鉄**（$Fe^{2+}$）の吸収には胃酸が必要です。食物中の鉄は胃酸の作用によってイオン化し，それで初めて吸収可能となります。また吸収されにくい $Fe^{3+}$ への酸化も防いでくれます。したがって胃を全摘した人は鉄不足に陥りやすく，鉄剤を常用しなくてはならないこともしばしばです。

なお，鉄剤をお茶で服用してはいけないとよく言われますが，これはお茶に含まれる渋み成分である**タンニン**が鉄を吸着してしまい，小腸での吸収を妨げるからです。しかしお茶に含まれるタンニンはわずかな量なので，実際は鉄剤をお茶で服用してもほとんど問題はありません。タンニンを多く含むものとしては渋柿が挙げられます。ですから渋柿をむしゃむしゃ齧りながら，鉄剤を多量の抹茶で飲むのは，やめたほうがよいでしょう。

もう1つ，胃は赤血球産生のために必要な**ビタミン $B_{12}$** の吸収にも大きく関わっています。ビタミン $B_{12}$ は胃が分泌する内因子と結合して初めて小腸での吸収が可能になります。赤血球は骨髄において赤芽球が分裂して絶えず作られています。この細胞分裂に際してDNAを複製する必要がありますが，DNA合成のためにビタミン $B_{12}$ が必要なのです。これがないと細胞分裂ができなくなり，貧血（巨赤芽球性貧血）となってしまいます。

抗がん剤の主要な副作用が，貧血と血小板減少であることはご存じでしょう。これは多くの抗がん剤が癌細胞の分裂・増殖を抑えるために，DNA合成を阻害する作用を持っているためです。この作用によってビタミン $B_{12}$ 不足の場合と同様に，赤血球や血小板産生のための細胞分裂が抑制されてしまうのです。

## 十二指腸

十二指腸は胃とは異なり，生命維持のために必須の部分です。したがって例えば胃がんが十二指腸にまで広がっている場合は，手術が不可能となり，放射線と化学療法のみの選択となります。なぜ十二指腸が必須なのかというと，栄養素の消化という面でこの部分が最も重要だからです。

十二指腸には膵臓から来る膵管が胆管と合流して開口し（図11-2），ここから十二指腸内に**膵液**が分泌されます。膵液には弱アルカリ性の重炭酸イオン（$HCO_3^-$）が多く含まれており，胃液の酸が中和されます。さらに膵液には糖質の消化酵素である**αアミラーゼ**（これは唾液にも含まれています），脂肪の消化酵素である**リパーゼ**，そしてタンパク質の消化酵素である**トリプシン**と**キモトリプシン**が含まれています。つまり三大栄養素の

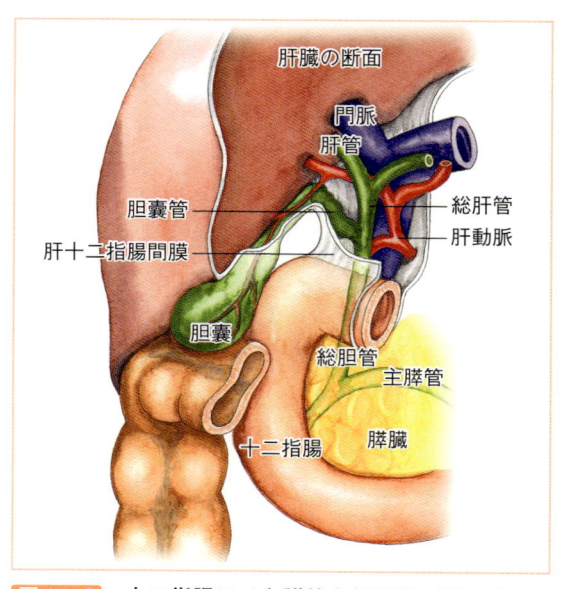

図11-2　十二指腸には主膵管と総胆管が開口する

## Column 22　食欲を増進させるメニュー

　低濃度の**アルコール**には胃内容の十二指腸への排出を促進する作用があります。このためビール，ワイン，日本酒などのアルコール濃度の低いお酒は食前酒として楽しまれています。お酒を楽しむばかりではなく，胃を空っぽにして食欲を亢進させる効果があります。低濃度のアルコールのこの作用は，ビールを飲む人ならよくおわかりでしょう。ビールならば大ジョッキで飲めますが，コーラを大ジョッキで飲めと言われても尻ごみするでしょう。ビールならどんどん十二指腸に出ていきますが，アルコールの入っていないコーラではそうはいかず，胃がパンパンになってしまいます。

　食事の最初にはスープが出ます。コンソメスープでもお味噌汁でも，鶏がらや大豆から作られています。これらにはタンパク質が豊富に含まれており，調理によってそのタンパク質はかなり分解されています。このタンパク質の分解産物は，胃の壁を刺激して**ガストリン**というホルモンを出させます。ガストリンは胃腺を刺激して胃液の分泌を促進します。つまり，スープを飲むことで胃液の分泌を促進させると同時に食欲を亢進させ，これから食べる肉や魚に備えるのです。

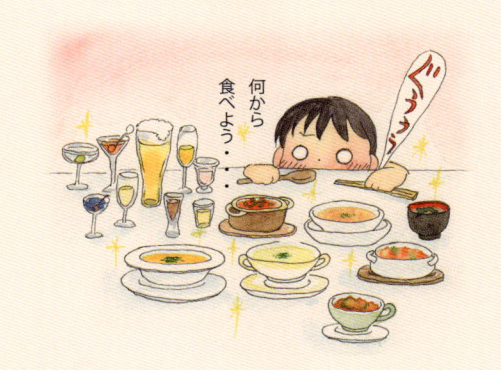

消化酵素がそろっているのです。

　さらに十二指腸には，肝臓で産生され，胆嚢で濃縮された**胆汁**も分泌されます。胆汁には消化酵素は含まれていませんが，脂肪を乳化（細かいツブツブにして懸濁液にする，石鹸の作用と同じ）して，膵液の脂肪分解酵素であるリパーゼの作用を受けやすくします。これらの消化酵素の作用によって糖質は二糖類まで，脂肪はグリセリンと脂肪酸に，そしてタンパク質はアミノ酸が2つか3つつながったジペプチドやトリペプチドにまで分解されます。

## 空腸と回腸

　十二指腸と空腸・回腸を合わせたものが**小腸**です。小腸は直径が平均で2.5 cm，長さが約6 mあります。そして内腔面には**輪状ヒダ**と呼ばれる皺がよっており，この皺には**腸絨毛**と呼ばれる出っ張りが生えていて，ビロードのように見えます。そしてこの腸絨毛の表面を覆う上皮細胞には，**微絨毛**と呼ばれる微小な突起が出ています（図11-3）。ちょうど山々が連なり（輪状ヒダ），1つ1つの山にはびっしりと木が生えており（腸絨毛），そして1本1本の木にびっしりと葉が繁っている（微絨毛）ようなものです。このため，小腸の内腔の表面積は300 m$^2$程度になります。テニスのダブルスコートが約260 m$^2$ですから，それよりも一回り広いわけです。この広い小腸内腔

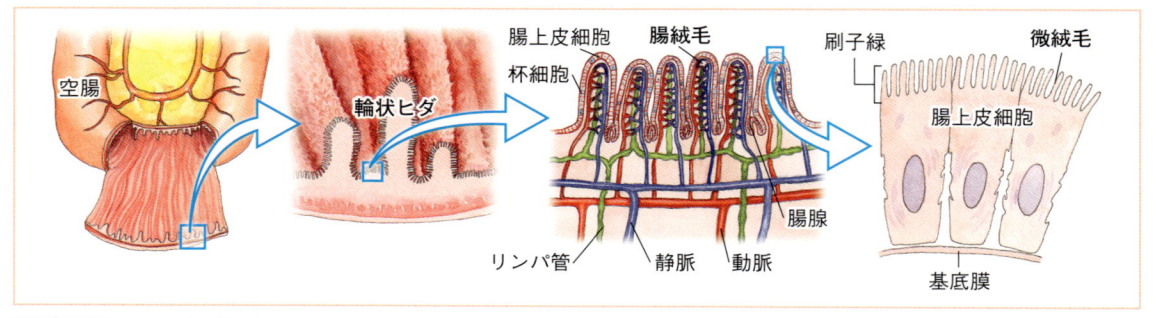

図 11-3　小腸壁の構造

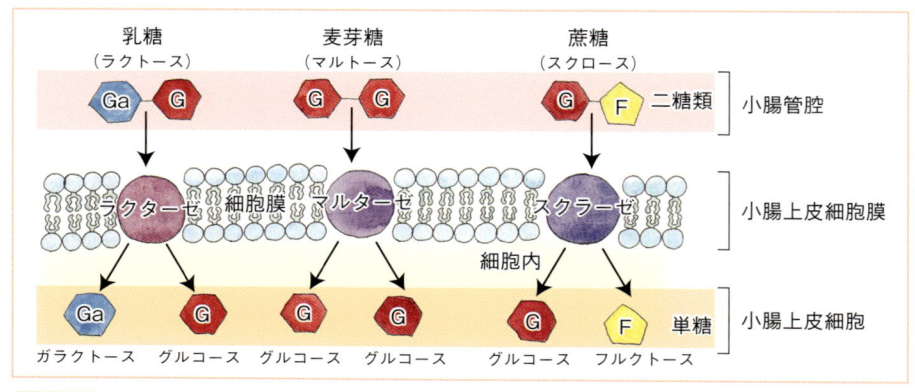

図 11-4　二糖類の膜消化

で，栄養素が吸収されています。

　空腸と回腸の役割は，最終の消化と栄養素の吸収です。空腸・回腸における消化は，胃や十二指腸で行われるような管腔内に消化液が分泌されて消化が行われる管腔内消化よりも，上皮細胞の細胞膜上にある酵素によって行われる**膜消化**が主体となります。

　糖質を例にとると，十二指腸において乳糖(ラクトース)，麦芽糖(マルトース)，蔗糖(スクロース＝砂糖)などの**二糖類**にまで分解された糖は，空腸・回腸の上皮細胞が持つラクターゼ，マルターゼ，スクラーゼなどの酵素に結合し，グルコースやガラクトース，フルクトース(果糖)などの**単糖**に分解されて細胞内に取り込まれます(図11-4)。そして細胞内を輸送され，内腔と反対側の面から輸送体によって毛細血管内へと放出されます。タンパク質の分解産物であるジペプチドや

トリペプチドも同様で，空腸・回腸の上皮細胞が持つアミノペプチダーゼによって1個1個のアミノ酸に分解されて細胞内に取り込まれます。

　脂肪の吸収はちょっと独特で，胆汁酸による乳化と膵液による分解によってグリセリンと脂肪酸になると，胆汁酸の作用によって**ミセル**と呼ばれる小さな粒となって，空腸・回腸の上皮細胞に吸収されます。そしてミセルは上皮細胞内で直径が1μm以下の小滴(**カイロミクロン**)となって，毛細血管ではなくリンパ管へと送り出されます(図11-5)。

　三大栄養素ばかりでなく，ビタミンや各種のイオン，そして水も大部分(およそ90％)が空腸・回腸で吸収されます。ところでこの水ですが，吸収しなくてはならない水分は，飲み物・食べ物に含まれていた水だけではありません。私たちの腸には唾液から始まって胃液，膵液，胆汁，そして

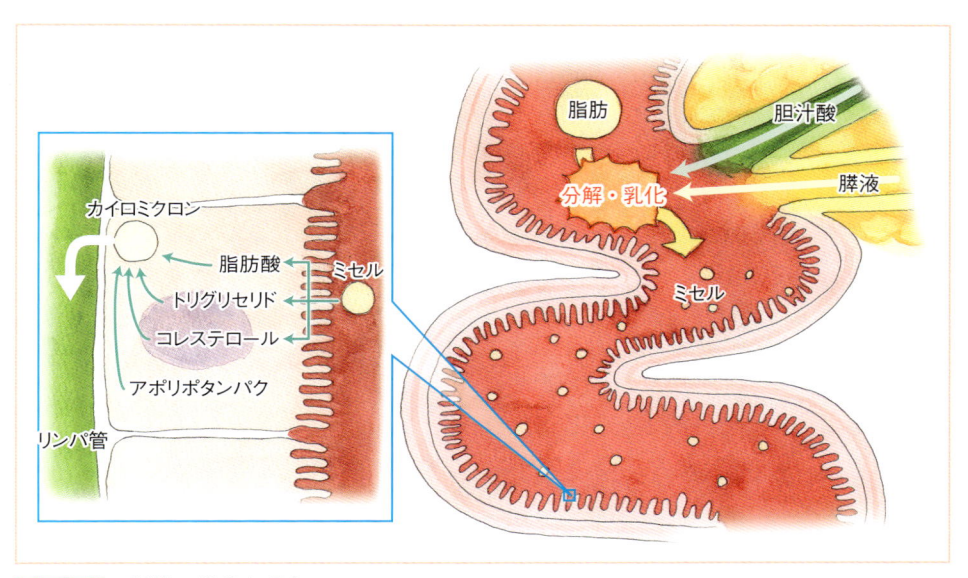

図 11-5　脂肪の消化と吸収

腸液などの消化液が分泌されており，その総量は1日に6〜7Lに達します。これらも吸収しなくてはならないので大変です。小腸で吸収しきれなかった水分は大腸で吸収されます。

## 大腸

　大腸は盲腸から始まって，上行結腸，横行結腸，下行結腸，S状結腸，直腸，そして肛門で終わります（図11-6）。回腸から盲腸へと移行する部分には弁があり，大腸の内容物が小腸に逆流しないようになっています。また，盲腸には虫垂が尻尾のようにぶら下がっています。大腸にも高い吸収能がありますが，食べた物が大腸までたどり着く頃には栄養素はすでに小腸で吸収されてしまって，ほとんど何も残っていません。しかし私たちは大腸のこの高い吸収能を利用することができます。そう，坐薬です。肛門から坐薬を挿入すると薬の成分が速やかに吸収されて，その効果を発揮するのです。

　そういえば坐薬で思い出しました。あるお婆さん，「これは坐薬ですよ」と言われてもらった薬を座って飲む薬だと思い込んで，正座して口から飲み込んでしまったそうです。その結果がどうなっ

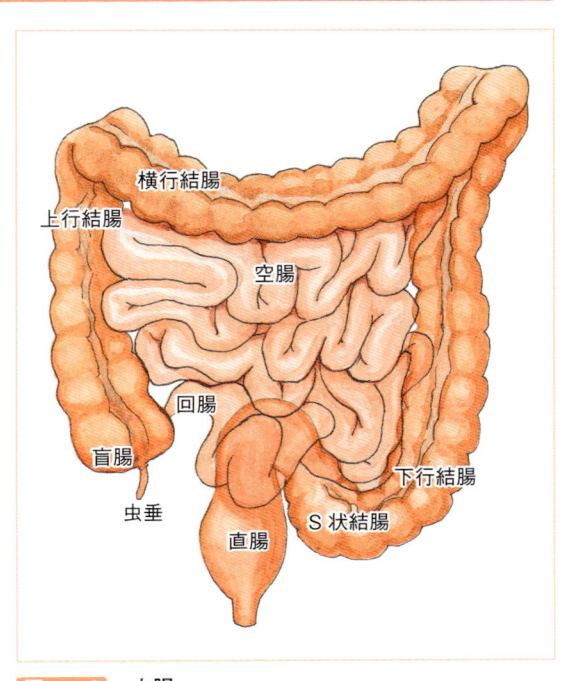

図 11-6　大腸

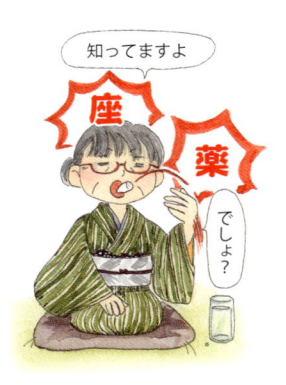

たかは聞いていません。

　普段の大腸の役割は残った10％の水分を吸収して便塊を形成することです。大腸の最大水吸収能は1日に6〜8Lに達しますので充分に余力を残しているわけです。しかしそれでも追いつかない場合があります。コレラに感染すると，コレラ毒素によって回腸後半部〜結腸にかけて水と電解質の過剰分泌を生じます。その量は1日に10〜12Lに達するため，激しい下痢をきたします。これによって治療を施さない限り，脱水によって約50％の人が死亡します。このため江戸時代〜昭和初期までは大変恐れられ，短時日のうちに死んでしまうため「コロリ」とも呼ばれたそうです。しかし現在では輸液と抗菌薬のお陰で，その死亡率は1％以下，インフルエンザよりもはるかに低いものとなっています。

　大腸は便塊を形成し，これを直腸に送って便意を生じさせ，そして排便するわけですが，この便塊を肛門側に送る蠕動運動には胃が密接に関係しています。胃に食物が入って膨らむと，胃大腸反射が起こって結腸の口側から肛門側に向かう強い蠕動を生じます。これは**大蠕動**とよばれ，大腸の内容物を一気に肛門側に移動させる運動です。夜寝ている間に充分に消化され，栄養素が吸収された残渣は，朝になると大腸に入ってきています。朝食を食べると胃が膨らみますので，大蠕動が起こりやすくなります。ですから，朝食の後でゆっくりトイレに入るのが，便秘を防ぐ方法として推奨されるのです。

　大腸には非常に多くの細菌が住みついています。これらは**常在細菌叢**とよばれ，糞便1gに1,000億〜1兆個の細菌が検出されるそうです。腸内常在細菌叢は草食動物にとっては食物繊維であるセルロースを分解してもらう，という意味で必須ですが，人間ではこれはあまり意味がありません。外来の病原微生物の増殖を防ぐ，ビタミンKを産生するなど，利点もありますが，老化が促進される，発がんの原因となるなど，不利な点も指摘されてきました。しかし，これについては最近になっていろいろなことがわかってきたようです（→ column 23，p89）。

　これも最近のことですが，腸内常在細菌叢についての虫垂の意外な役割が明らかとなってきました。抗菌薬などで腸内常在細菌叢が破壊されたときに，虫垂が常在細菌たちの避難場所になるというのです。虫垂炎のために虫垂を切除してしまった人と，虫垂を持っている人とを比較すると，院内感染による腸炎の発生頻度は，虫垂を持っている人のほうが有意に低いという結果が出ているそうです。

# Column 23 　常在細菌叢

　このcolumnは日経サイエンス2012年10月号からの受け売りであることを最初にお断りしておきます。私たちの身体が約60兆個の細胞でできていることは以前にも書きました。ところが私たちの体の中や表面にはその10倍以上，1,000兆個ほどの細菌が住み着いているのです。ただし，細菌のサイズは私たちの細胞よりもはるかに小さいですから，重さでいうと微々たるものです。これらの常在細菌は，皮膚はもとより口腔，鼻腔，胃腸，腟などに住みついています。その中でもやはり消化管が最も多いでしょう。

　消化管にいる常在細菌叢の功罪については本文でも触れましたが，常在細菌の意義は良くも悪くも，それよりもはるかに大きいものである可能性があることが最近になってわかってきました。神経やホルモン，免疫系を介して私たちの記憶や学習，ストレス耐性，さらには情動反応や気分にまで影響を与えている可能性があります。まだ大部分がラットを用いての実験段階ですが，ラットにはあてはまり，人間にはあてはまらないと断言する根拠はありません。

　人間における一例をご紹介します。胃潰瘍や胃がんを引き起こす**ピロリ菌**は悪玉の常在細菌として有名になりましたが，それほど単純なものではないようです。ピロリ菌は胃酸の分泌を調整するタンパク質CagAを産生します。CagAは胃酸の分泌を抑制して，ピロリ菌にとって住みやすい酸性度を保つのですが，胃自体にとってもそれはちょうど良い酸性度なのです。CagAに感受性が高くない人では，ピロリ菌が胃に住み着いていてくれるほうが良いのかもしれません。一方で，CagAが胃上皮細胞内に入ると，いくつもの標的分子と複合体を形成して細胞内シグナル伝達を攪乱するため，感受性の高すぎる人ではかえって消化性潰瘍を引き起こしてしまいます。

　さらにピロリ菌は空腹感と満腹感にも影響を与えています。胃が空っぽになると胃からグレリンというホルモンが分泌され，これが視床下部の摂食中枢を刺激して空腹感を生じさせます。一方，胃が膨らむと今度はレプチンというホルモンが胃から出て，視床下部の満腹中枢を刺激して満腹感を生じます。ピロリ菌を除菌する前後で比較した研究ですが，ピロリ菌の除菌前は食事をするとグレリンの分泌量が減ったのですが，除菌後は食事をしてもグレリンの血中濃度が低下しなくなったのです。これらの方々のピロリ菌除菌前後での体重を比較すると，除菌後に体重が増えていることがわかりました。食事をしてもグレリンの分泌量が減らないため空腹感が続き，ついつい食べすぎてしまうのかもしれません。つまりピロリ菌が私たちの空腹感をコントロールしている可能性が高いのです。

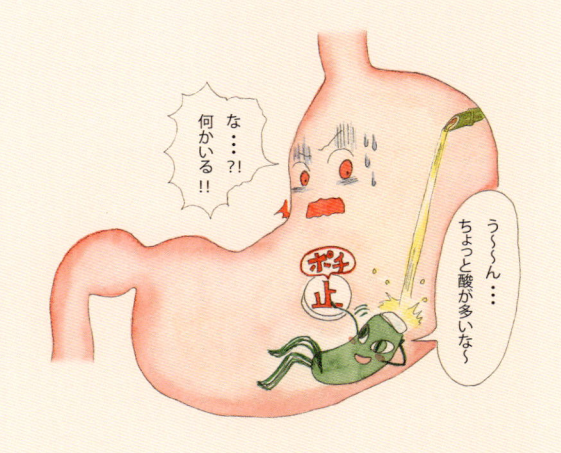

# 12 ホメオスタシス
## 内分泌とホルモン

　私たちの身体は精密機械のようなもので，ちょっとしたことで調子が狂ってしまいます。そこで外界の環境が変化しても，あるいは私たち自身が運動したり，食事をしたり，眠ったり，と様々な活動を行っても，体内の環境が狭い範囲で一定に保たれるように調節されています。これを**生体恒常性**，あるいは英語で**ホメオスタシス**と呼びます。

　例えば，体温は人によって多少違いますが，だいたい37℃前後で一定です。これがほんの1℃でもズレて38℃になるとどんなに気分が悪いかは皆様よくご存じでしょう。私たちの体の中では幾多の化学反応が起こっていますが，これらのほとんどが酵素によって触媒されています。私たちが持っている様々な酵素の活性は37℃の時に最高になるのです。ですから38℃になると，酵素の活性が低下し，それで気分が悪いのです。

　体温以外にもいろいろなものが一定に保たれています。血液のpHなどは7.40 ± 0.05という極めて狭い範囲で一定ですし，血圧も安静時には一定です（高血圧の人でも，血圧は高いなりに一定に保たれます）。身体に含まれる水分の量や浸透圧，血糖値，血液中の$Na^+$や$Ca^{2+}$の濃度，動脈血酸素分圧など，挙げていったらきりがありません。

　これらを一定になるように調節してくれているのが，自律神経とホルモンです。本章はそのホルモンのお話です。ただ，ホルモン1つひとつについて述べていたのでは，紙数が足りません。各ホルモンの作用や過剰症・不足した時の症状などについては教科書をあたってください。

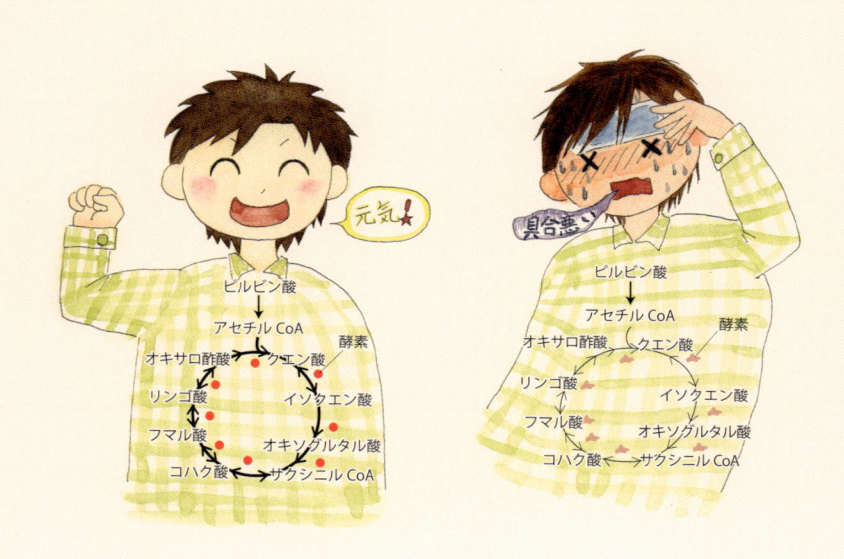

## 自律神経とホルモンの役割分担

　**自律神経**には交感神経と副交感神経の2種類があり，**交感神経**は運動したり，精神的に緊張した時に強く働きます。一方の**副交感神経**はリラックスした時に働く神経です。そしてこの両者が協調して内臓の働き具合を調節しています。自律神経は体の働き具合を常に監視しており，少しでも理想のレベルからはずれると，速やかにそのズレを調整します。心拍が速くなりすぎると副交感神経が働いて心拍を遅くし，遅くなりすぎると交感神経が働いて心拍を速くするといった具合です。車の流れを絶えず監視し，流れが滞ることがないように注意し，違反者はすぐに摘発する警察官にたとえられるでしょうか（図12-1a）。

　それに対し**ホルモン**は，体の働き具合のレベルを変化させます。例えば成長ホルモンは身体の発育を促進しますから，各内臓の働くレベルが変化します。心拍数は新生児の130～145/分から成人の60～80/分に減少することは6章（→p44）に書きました。つまり成長に伴って心臓の働くレベルが変化しているわけです。また性ホルモンや甲状腺ホルモンも代謝のレベルを変化させます。つまり先ほどの車の流れにたとえるなら，信号機を設置するとか，制限速度を変更するといったルールを変更する政治家にたとえられるでしょう（図12-1b）。こうたとえると，警察官より政治家のほうが偉そうに見えますが，決してそんなことはありません。特に最近の日本では…。

　自律神経とホルモンのもう1つの大きな違い

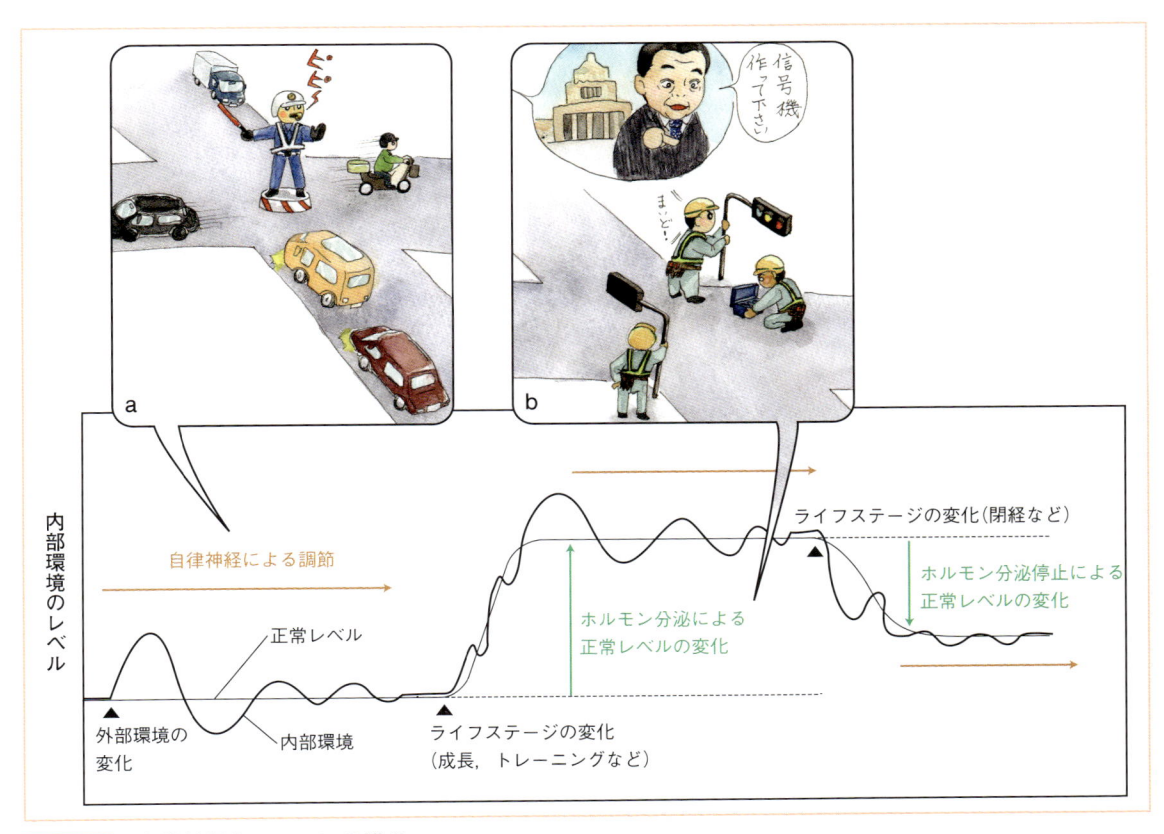

**図12-1　自律神経とホルモンの働き**

は，自律神経は内臓の働き具合は調節できますが，血液中の物質の濃度を調節することはできない，という点です。例えば血糖値は膵臓から分泌されるインスリンとグルカゴンによって，血漿の$Na^+$濃度と血漿の浸透圧は副腎皮質から分泌されるアルドステロンによって，といった具合にすべてホルモンによって調節されています。

## 分泌の種類と特徴

図12-2に全身に分布する**内分泌腺**を示しました。大部分の内分泌腺が複数種のホルモンを分泌しますので，これらの内分泌腺から分泌されるホルモンは大きく分類しても30種類くらいになります。さらに，独立した内分泌腺ではなく，臓器内に散在する内分泌細胞から分泌されるホルモンもあります。心臓からは心房性ナトリウム利尿ペプチド（ANP）や脳性ナトリウム利尿ペプチド（BNP：脳で最初に見つかったので脳性という名前がついていますが，脳よりも心室から分泌される量のほうが多い）といった利尿作用のあるホルモンが分泌されますし，腎臓からはエリスロポエチンという赤血球産生を促進するホルモンが分泌されます。また，胃や腸からはガストリンやセクレチンなどの消化液の分泌を調節するホルモンが出ています。こうして見ていくと，ホルモンを分泌しない臓器のほうが少数派であるといえます。さらに，脂肪細胞からもレプチンというホルモンが分泌されます。レプチンは脳の視床下部に働いて，食欲を低下させる作用があり，究極の痩せ薬となるのではないかと，世の女性たちの期待を集めましたが，肥満者ではレプチンの受容体が減少しているので，いくらレプチンを注射しても効果がないようです。

内分泌と似た言葉に，外分泌や傍分泌があります。これらについてちょっと説明しておきましょう。まず**内分泌**とは，分泌腺が分泌物，つまりホルモンを，導管を通さずに直接血管内に分泌することです。分泌されたホルモンは血流に乗って全身をめぐり，そのホルモンに対する受容体を持っている細胞だけに作用します（図12-3a，図1-5，➡p5）。**外分泌**とは，分泌腺が導管を通して体外に分泌することです。汗腺や唾液腺，膵臓などの消化液を分泌する腺がこれにあたります。胃や腸の内腔は口と肛門とで外界につながっていますの

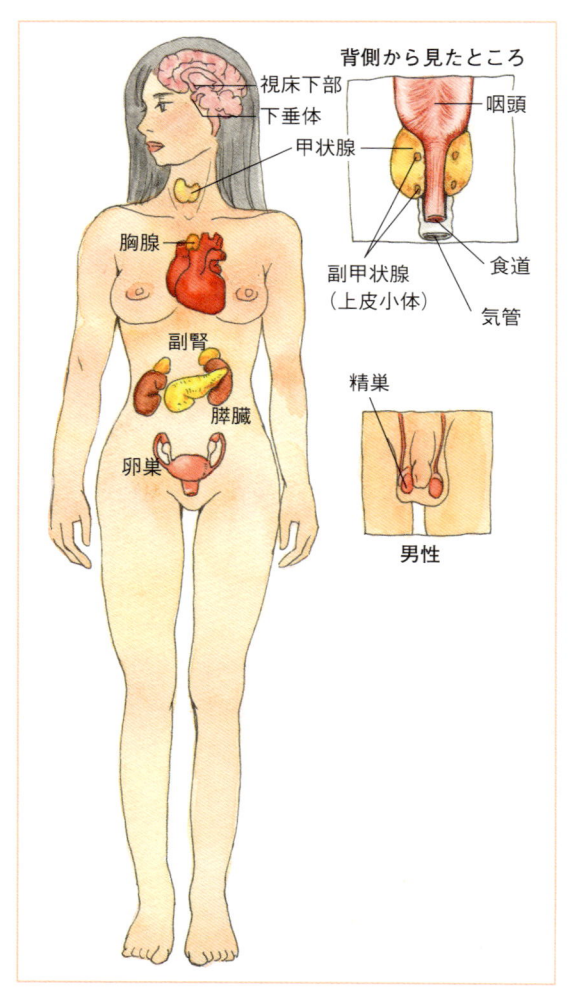

図12-2　内分泌腺と内分泌細胞の分布

⓬ ホメオスタシス　93

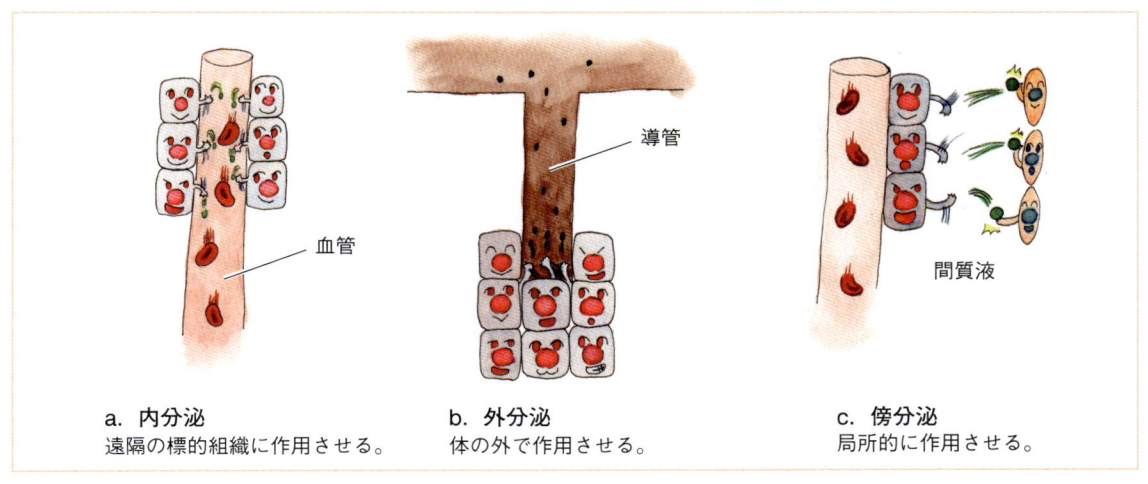

a. 内分泌
遠隔の標的組織に作用させる。

b. 外分泌
体の外で作用させる。

c. 傍分泌
局所的に作用させる。

図 12-3　内分泌，外分泌，傍分泌の違い

で，体の外とみなされます(図 12-3b)。**傍分泌**は細胞が間質液中に物質を分泌し，それが近傍の細胞に作用することです。プロスタグランジン類や，血管内皮細胞が分泌し，そのすぐ外側にある平滑筋を弛緩させる一酸化窒素(NO)などが代表的でしょう(図 12-3c)。

## Column 24　高地トレーニングとエリスロポエチン

　マラソンの選手が大きなレースの前に，高地でトレーニングすることをご存じでしょう。あれは景色がよいからとか，空気がきれいだから，といった理由でやっているわけではありません。海抜が高い所では空気が薄く，吸い込まれる空気に含まれる酸素も少ないのです。そうすると，血液に取り込まれる酸素も少なくなりますから，腎臓が酸素不足となります。腎臓はそれに対応して**エリスロポエチン**というホルモンを分泌します。このホルモンは骨髄に作用して赤血球の産生を促進します。酸素が不足するので，その運び屋を増やそうという作戦です。しばらく高地に滞在した後で，通常は海抜の低いところで行われるレースに出場すれば，血液中の赤血球が増えた状態で，酸素に富んだ空気を吸って走るわけですから，良い記録が期待できる，という作戦です。

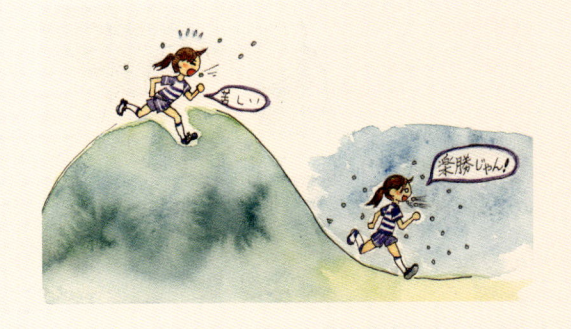

　フランスで行われる自転車レースのツール・ド・フランスの選手たちの間で，人工のエリスロポエチンを注射するというドーピングが行われて問題になったことがあります。注射しすぎることによって赤血球が増えすぎ，血液がドロドロになって若いのに心筋梗塞や脳梗塞を起こし，死亡する選手たちが出ました。もちろん，今では禁止されています。

# ホルモンの特徴

　ホルモンの特徴といえば，極めて微量でその効果が発揮されることでしょう。甲状腺ホルモンは1 ng/Lでその効果を発揮します。1 gの1/1,000が1 mg，1 mgの1/1,000が1 μg，1 μgの1/1,000が1 ngですから，1 ng/Lとは1 gを100万tの水に溶かした濃度ということになります。100万tとは100 m立方，つまり縦・横・深さがそれぞれ100 mの超広くて超深いプールに入る水の量です。ここに大匙1杯程度の甲状腺ホルモンを溶かした濃度で有効なのですから，すごいものです(図12-4)。

　もう1つの特徴は，化学構造が類似していても，作用が全く違う場合があることです。図12-5を見てください。左右を見比べてみると，左下の亀の子に＝Oがついているか，−OHがついているかの違いしか目立ちません。いいかげんな私などは，「どっちでもいいんじゃない？」と言いたくなりますが，これが大違い。＝Oのほうは**テストステロン**という代表的な男性ホルモン，−OHのほうは**エストラジオール**という代表的な女性ホルモンです。

　この違いはおわかりですね。テストステロンは男性生殖器の発達，精子形成の促進の他にも，筋肉の発達促進，体毛の発育促進などによって男性的な体型を作ります。一方のエストラジオールは女性性器の発達，月経周期の発現などの他に，胸や臀部への皮下脂肪の沈着によって女性的な体型にします。

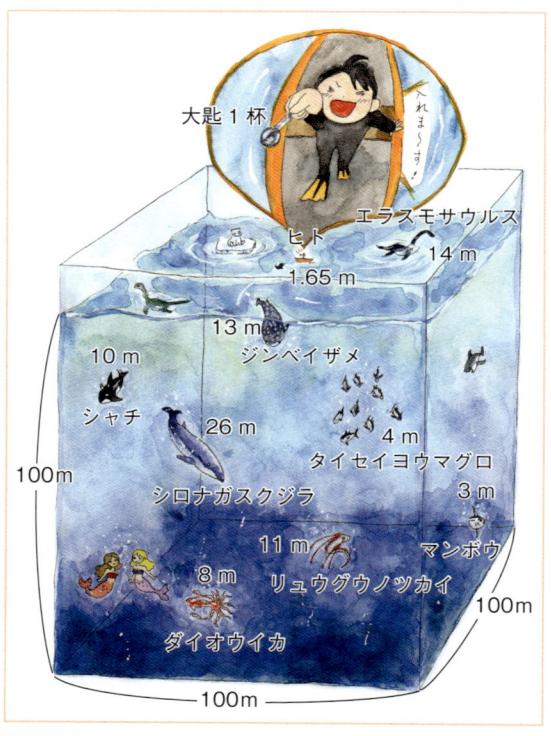

**図 12-4** 驚きの甲状腺ホルモンパワー

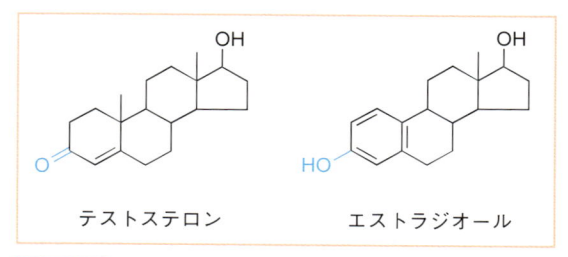

**図 12-5** テストステロンとエストラジオールの化学構造

## ホルモン分泌の調節

　ホルモンはいつも一定の量が分泌されていればよいというものではなく，必要な時に，必要な量だけ分泌されなくてはなりません。ホルモンの分泌量を調節するには様々な方法があります。

### 負のフィードバック

　私たちの身体内部での調節で最も重要なメカニズムですが，日常生活でも私たちはこの負のフィードバックのお世話になっています。例えばエアコンですが，温度を設定しておけば，ちょうどその温度になるようにスイッチが入ったり切れたりします。これは室温をモニターしていて，冷房の場合なら室温が高ければスイッチが入り，冷えすぎればスイッチが切れるわけです。私たちの身体内部でも，大動脈や頸動脈に血圧をモニターする圧受容器があり，血圧が高くなりすぎるとその情報が神経を通して脳に伝えられ，自律神経により心臓の収縮を抑えたり，血管を拡張させて血圧を下げます(図12-6a)。起こった変化と逆向きの調節が行われるために「負」の字がついているの

a. 血圧変動を制御するしくみ

b. 甲状腺系のホルモン分泌の調節機構

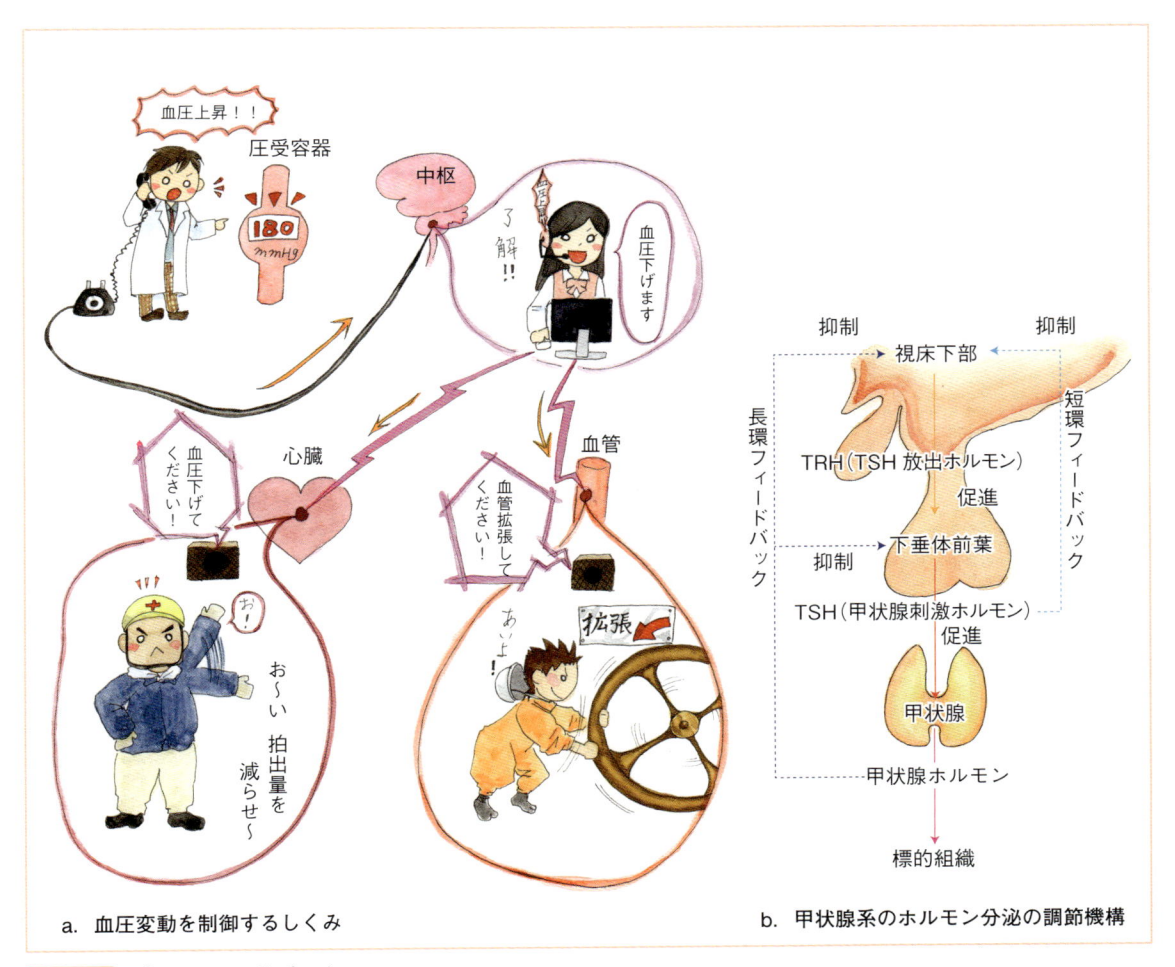

図12-6　負のフィードバック

です。

　ところがホルモンの場合，分泌量を直接モニターすることはできません。そこで，ホルモン自体が負のフィードバックをします。甲状腺ホルモンを例にとりましょう。甲状腺は下垂体から分泌される甲状腺刺激ホルモン（TSH）に刺激されて甲状腺ホルモンを分泌します。そして下垂体は視床下部からの甲状腺刺激ホルモン放出ホルモン（TRH）という長い名前のホルモンによって刺激されて TSH を分泌します。このようにして甲状腺ホルモンの分泌が刺激されるわけですが，分泌された甲状腺ホルモンは下垂体と視床下部に働いて，そこからの TSH と TRH の分泌を抑制します。TSH も TRH の分泌を抑制します（図12-6b）。このような負のフィードバックによって，甲状腺ホルモンが分泌されすぎないようにしているのです。

### 神経による調節

　これにはいろいろなやり方があります。第1に神経そのものがホルモンを分泌する場合です。これを**神経内分泌**と呼び，下垂体後葉から分泌される抗利尿ホルモン（ADH，バソプレシンとも呼ぶ）やオキシトシンが代表的です（図12-7a）。第2に自律神経によってホルモン分泌が調節されるもので，副腎髄質からのアドレナリン分泌がこのタイプです（図12-7b）。第3が**神経内分泌反射**と呼ばれるもので，乳児による乳首吸引の刺激が感覚神経を通って脳に伝えられ，反射的に下垂体後葉からのオキシトシン分泌が増し，これによって乳管周囲の平滑筋が収縮して，乳腺に蓄えられていた乳汁が放出（射乳という）されるものです（図12-7c）。

### 物質の血中濃度による調節

　インスリンの分泌は血糖値の上昇によって促進され，血糖値が低下すると分泌が抑制されます。$Na^+$ や $Ca^{2+}$ などの血中濃度を調節するホルモンの分泌は，すべてその物質の血中濃度により調節されています。

### 正のフィードバック

　オキシトシンが射乳を起こすと上に書きましたが，オキシトシンにはもう1つ重要な働きがあります。分娩に際して子宮を収縮させる作用です。オキシトシンは，胎児の頭によって子宮頸管（子宮の出口）が押し広げられる，その刺激が脳に伝えられて下垂体後葉から分泌が増加します（図12-8）。オキシトシンが増えることによって子宮はさらに収縮し，胎児を押し出そうとします。これによって子宮頸管はさらに押し広げられ，その刺激によってさらにオキシトシンの分泌が増加

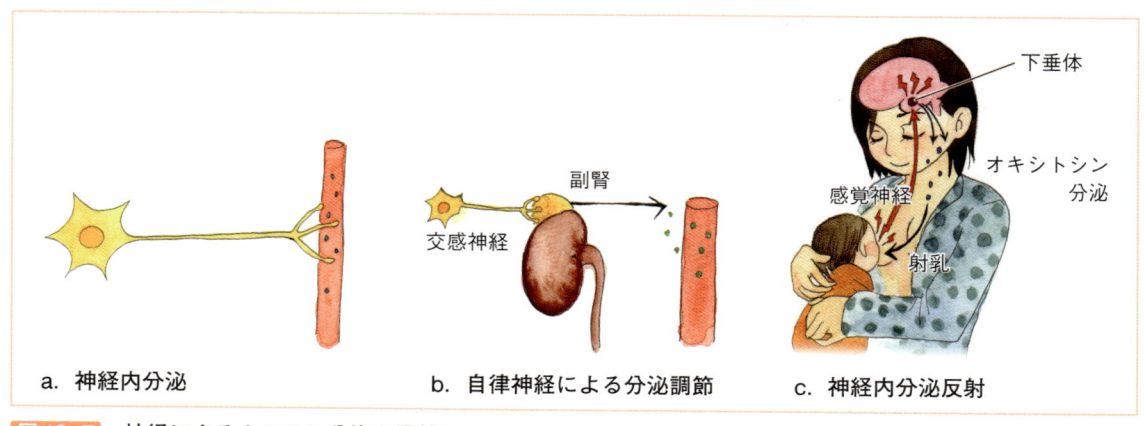

a. 神経内分泌　　b. 自律神経による分泌調節　　c. 神経内分泌反射

**図12-7**　神経によるホルモン分泌の調節

し，子宮はさらに強く収縮し，胎児はさらに押し出され，といった具合にどんどん事態はエスカレートしていきます。つまり正のフィードバックは，分娩のように一気に何かを成し遂げようとする時に働く調節メカニズムであるといえます。

ついでに述べておきます。最近はほとんどのお母さんが母乳で子どもを育てています。これは免疫力が高まるなど乳児にとって良いことですが，母親にとっても利点があります。乳児が乳首を吸うとオキシトシン分泌が増えることは上に説明しました。このオキシトシンは子宮も収縮させるので，妊娠中に拡大していた子宮を収縮させ，元の大きさに戻すのに役立つのです。人工乳で育てていると，オキシトシンが出ないので，子宮の復古が遅れて帯下に悩まされることがあります。

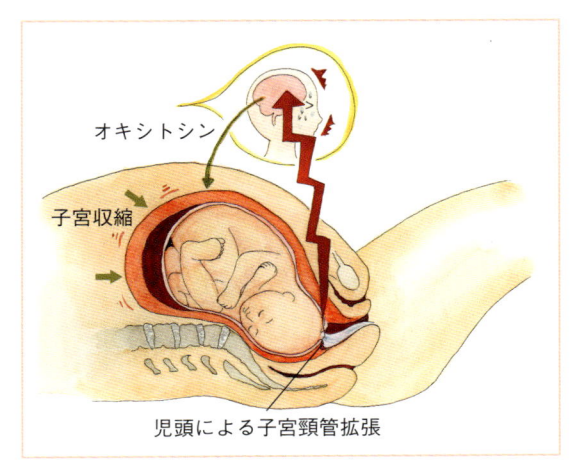

図 12-8 **分娩時のオキシトシンの作用（正のフィードバック）**

## Column 25　フェロモン

分泌細胞が導管を通さずに直接体の外に分泌する物をご存じですか？ これが**フェロモン**です。カイコ蛾のメスが出す性フェロモンは何 km も離れたところにいるオスをも引き付けます。また，ゴキブリは警告フェロモンを出して仲間に危険を知らせます。ヒトの場合，フェロモン女優という言葉はありますが，彼女たちが実際にフェロモンを出しているという証拠は全くありません。フェロモンによって生じる感覚は嗅覚とは別のもので，人間にはフェロモンに対する受容器が見つかっていないのです。

哺乳動物の多くはフェロモンの代わりににおい物質を使っています。麝香がよい香りだとして香水にも使われますが，これはジャコウ鹿という鹿のオスが発情期に肛門の周囲から分泌する物質で，その香りで異性を引き寄せます。つまり女性が香水をつけるのは「わたし，発情してるのよ」と言っているようなもので…。あまりこんなことを書いていると女性の読者に嫌われそうなので，この辺でやめておきましょう。

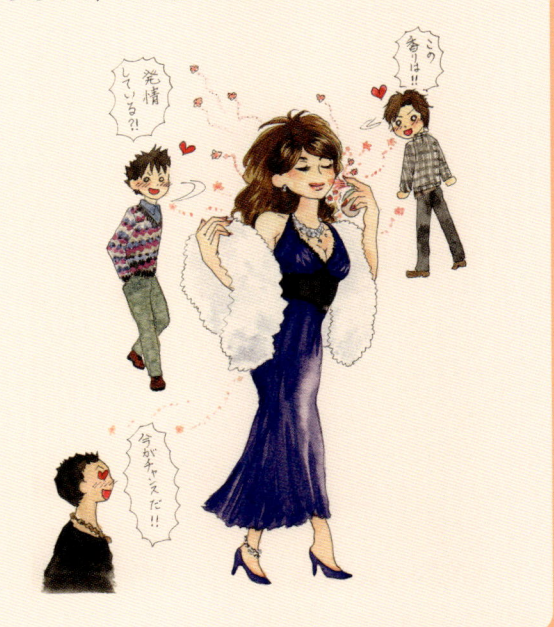

# 13 糖質コルチコイドと炎症

　解剖学と生理学は人体を理解するうえでの基本となる学問です。あるオフィスを想像してみましょう。机がどう配置され，エアコンはどこにあり，電源がどのように配線されているのかなどを正常な人体で調べるのが解剖学です。この会社の規模や，さらに詳細に調べればおそらく出版社のオフィスであろうというところまで明らかにすることができます。しかしこれは静止画像です。

　このオフィスにどのような情報がどのようにして入力され，会社からどのような情報が発信されているか，このオフィスで働いている人々の動きはどうか，何時ごろまで人々が働いているのか，空調の設定温度は何度で，人々の節電意識が高いのか低いのか。そういったダイナミックな働きを正常な人体で調べるのが生理学です。生理学によってこの会社がどのような分野の出版社であり，その業績が好調か不調かをも明らかにすることができます。

　解剖学も生理学も正常な人体をその対象としていますが，時には異常を生じた時に，私たちの体の構造と機能がどのように反応するかを調べることによって，理解をさらに深めることができます。また，医療系の学問は異常（病気）を前提にして発達してきた学問です。この章では生理学と疾患との接点に少しだけ踏み込んでみようと思います。

## 副腎

　副腎は左右の腎臓の上に帽子のように乗っかっている高さ3～5 cm，幅2～3 cm，厚さ1 cm足らずの内分泌腺です(図13-1)。この副腎は中心部分の**副腎髄質**と周縁部分の**副腎皮質**に分けられますが(図13-2)，両者は発生学的に全く異なるもので，髄質は神経細胞と同様に外胚葉に由来し，交感神経節が変化したものに他なりません。一方の皮質は筋や脂肪細胞と同様の中胚葉に由来します。要するにシャケのお握りのようなもので，シャケ（＝髄質）がお米（＝皮質）に取り囲まれていると考えればよいでしょう。形も三角形でお握りにちょっと似ています。

　髄質と皮質は全く別の物ですから，分泌される

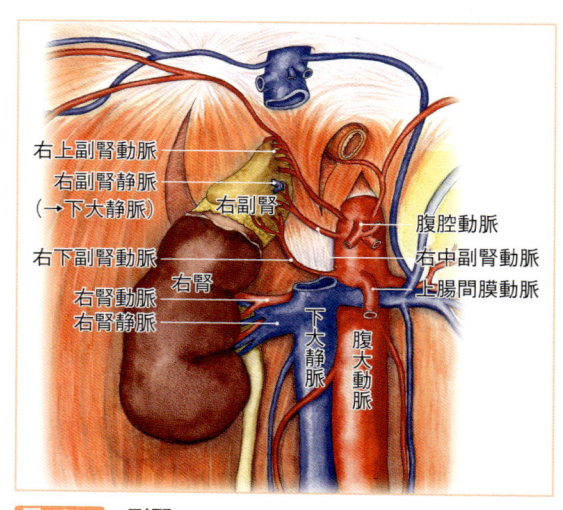

図13-1　副腎

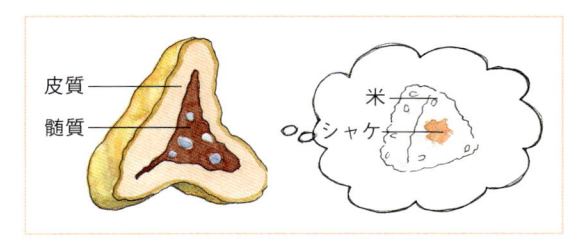

**図 13-2** 副腎の断面

ホルモンも違いますが，両者が協力して働く場合もあります。ストレスがかかった時には，その急性期には**副腎髄質ホルモン**が対応し（→ column 26，p100），慢性期には副腎皮質ホルモンが分泌されてストレス耐性を上昇させます。副腎髄質からはカテコールアミンが分泌され，その大部分（80％）はアドレナリンで，20％程度のノルアドレナリンも含まれています。副腎髄質は交感神経の興奮によって刺激され，これらのカテコールアミンを血流中に放出します。濃度的には交感神経由来のノルアドレナリンのほうが高いのですが，副腎髄質由来のアドレナリンも交感神経と協力して心拍数増加や心拍出量の増加，気管支拡張などを引き起こします。要するに交感神経のバックアップをしているようなものですが，決して馬鹿にはできません。

心臓移植を受けた人では，心臓へ行く自律神経はすべて切断されています。したがって心臓を支配する交感神経の興奮による心拍数増加や心拍出量の増加は起こらないのですが，副腎髄質由来のアドレナリンによって心機能が促進されるため，散歩や買物などある程度の運動が可能です。

ドッグレース（イヌを走らせて競争させる）に用いられるグレイハウンドという犬種を用いて実験が行われたことがあります。このイヌを開胸して心臓に行く交感神経や副交感神経をすべて切断し（除神経），この手術から回復するのを待って走らせてみました。すると，走るスピードは除神経をする前の5％しか低下しなかったそうです。つまり副腎髄質由来のアドレナリンが交感神経の役割をほとんど完全に肩代わりできるのです。

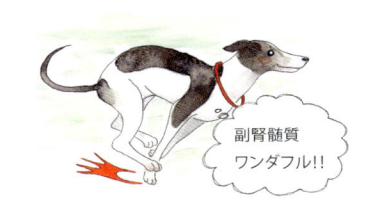

## 副腎皮質ホルモン

副腎皮質から分泌されるホルモンは生命維持のために必須なので，実験的に動物の副腎皮質を摘出してしまうと，数日以内にその動物は死んでしまいます。副腎皮質からはコレステロールから合成される3種類のステロイドホルモン，すなわち糖質コルチコイド，電解質コルチコイド，そして男性ホルモン（アンドロゲン）が分泌されます。ただし，糖質コルチコイドと電解質コルチコイドとは全く別のものなのではなく，糖質コルチコイドにも弱い電解質コルチコイド作用があり，またその逆も成り立ちます。

### 糖質コルチコイド

生体内で産生される糖質コルチコイドには何種類かありますが，主なものは**コルチゾル**です。コルチゾルの作用は多岐にわたります。それを以下に列挙しましょう。

●**糖代謝の調節**

脂肪を分解したり，筋肉のタンパク質を分解してアミノ酸とし，肝臓における糖新生を促進します。このため血糖値が上昇します。

●**許容作用**

カテコールアミンやグルカゴン（膵臓から分泌

## Column 26 　防衛反応と死にまね反応

　**防衛反応**(defense response)とは「闘争」と「逃走」に備えるための反応です。両方とも「トーソー」でしゃれのようですが，英語もしゃれになっていて，fight and flight response ともいいます。Fight は「ファイト，一発！」のあのファイト，flight は飛行機のフライトを思い浮かべる読者も多いと思いますが，従来の意味は地面に降りて米粒をついばんでいた小鳥たちが何かの音に驚いてパッと飛び立つことで，「逃走」に他なりません。

　防衛反応は危険や恐怖に遭遇した時に起こる反応ですが，100m走のスタートラインに立った時のことを思い浮かべると理解しやすいでしょう（勝てっこないやと，あきらめている場合は除きます）。まだ走り始めていないのに心臓がドキドキしてきます。これは交感神経が興奮して心機能を促進しているからです。呼吸も速くなり，瞳孔は散大していることでしょう。また，交感神経に刺激されて副腎髄質から多量のアドレナリンが放出されます。筋肉の血管にはβ受容体が多いため，アドレナリンによって血管が拡張し，運動を始める前から筋血流が増加して，これからの競争に備えているのです。戦ったり，かなわない場合は逃げたりするための準備状態を作り出しているのです。

　ところが，極度の恐怖や直面しているストレスから逃れることが不可能な場合（激烈な疼痛，愛する家族が突然に死んでしまった，など），防衛反応とは逆の**死にまね反応**(playing-dead response)が起こります。この反応は「狸寝入り」という言葉があるようにタヌキやオポッサムでよく見られますが，戦うことも逃げることもできなくなった時に「死んだふり」をすることです。しかし，彼らは死んだふりをして騙してやろうと考えているわけではなく，反射的にそうなってしまうのです。

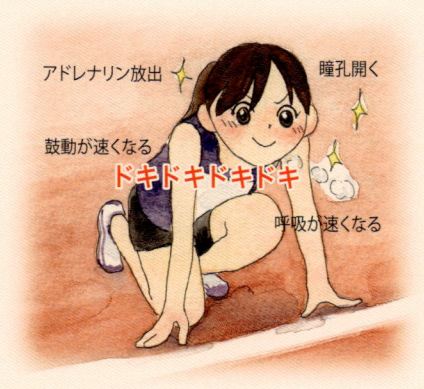

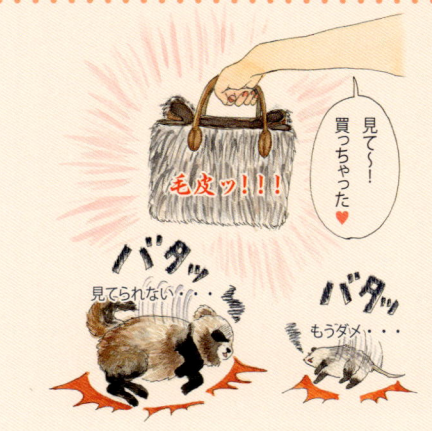

　人間にもこの死にまね反応は起こります。脳の視床下部という所に防衛反応を引き起こす中枢がありますが，そのすぐ隣に死にまね反応を起こす中枢があります。ここが興奮すると副交感神経の緊張が亢進して，心拍数の減少と血圧の低下，そして血圧の低下によって脳血流が減少し，失神（卒倒）を生じる場合もあります。いわゆる迷走神経性失神もこの死にまね反応の範疇に入り，病院ではしばしば見かけます。大きな検査を受けなくてはならない患者さんは「痛いのではないか」「苦しい検査ではないか」と恐怖を感じています。一方で理性では「ちゃんと病気を診断してもらうためにはこの検査を受けなくてはいけないんだ」「逃げ出すなんてみっともない」と思っています。恐怖と理性との板挟みとなり，前述のように，ストレスから逃れることが不可能になって死にまね反応が引き起こされてしまいます。血圧の低下と脳血流の減少によってめまいや吐き気を生じます。

され，肝臓におけるグリコーゲン分解を促進して血糖値を上昇させるホルモン）の作用を増強します。糖質コルチコイドがないと，これらのホルモンの作用は大きく減弱します。

● **抗炎症作用**

炎症反応を抑制しますが，これについては後でもう少し詳しく述べることにします。

● **免疫抑制作用**

これは抗炎症作用とも関係しますが，好中球の遊走を抑制したり，リンパ球を減少させて抗体産生能力を減退させます。このため細菌感染や真菌（カビ）に対する抵抗力が低下します。

● **抗ストレス作用**

あらゆる種類のストレスに対する抵抗力を上昇させます。そのメカニズムは未だよくわかっていません。

● **中枢神経作用**

糖質コルチコイドが過剰になると，活動性の亢進，多幸感などを生じ，逆に不足すると無気力で抑うつ的になるといわれていますが，そのメカニズムは不明です。

● **骨密度減少作用**

腸からの$Ca^{2+}$吸収を抑制，尿細管における$Ca^{2+}$再吸収を抑制します。このため骨からの$Ca^{2+}$溶出が増加して骨密度が低下し，骨粗鬆症をきたします。

### 電解質コルチコイド

代表的な電解質コルチコイドは**アルドステロン**で，レニン・アンジオテンシン系を介して分泌が促進されます。アルドステロンは腎臓の集合管に作用して$Na^+$の再吸収を促進し，結果として水も再吸収され，細胞外液を増加させます。

### 男性ホルモン（アンドロゲン）

副腎皮質から分泌される男性ホルモンは活性が弱く，女性に対する性欲（libido）の発生や陰毛・腋毛の成長に関与しますが，男性では精巣から強力な男性ホルモンである**テストステロン**が分泌されますので，ほとんど何の影響も及ぼさないといえます。

## 副腎皮質の機能異常

ホルモンの作用はそのホルモンを分泌する内分泌腺の機能が亢進したり，低下した時の症状を知ることで理解しやすくなります。

### 副腎皮質機能亢進症＝クッシング症候群

副腎皮質機能亢進症は，腺細胞がホルモン産生機能を持ったまま腫瘍化し，コントロールを受けることなく大量のホルモンを分泌してしまう機能性腫瘍によることが多いですが，薬として多量の糖質コルチコイドを投与した結果としての医原性のものも少なくありません。脂肪の分解，タンパク質の分解の結果，手足は痩せて細くなります。脂肪やタンパク質は分解されてブドウ糖になり，血糖値が上昇します。すると血糖値を低下させる膵臓からのインスリン分泌が増加します。インスリンは脂肪細胞に糖を取り込ませて脂肪を合成させますが，これは体幹部で起こります。

その結果，手足は細く痩せ，体幹部は太ることになります。これを中心性肥満といい，満月様顔貌（moon face）やバッファロー肩（buffalo hump，肩に脂肪が沈着してアメリカ野牛の肩のようになる）といった特徴的症状が現れます（図13-3）。また急激な脂肪沈着のために皮膚が伸展され，赤紫色の皮膚線条が見られるようになります（急激に成長している思春期の子どもの太ももや妊婦さんのお腹に見られるものは正常です）。

また，糖質コルチコイドの電解質コルチコイド作用によって循環血液量が増加すること，そして

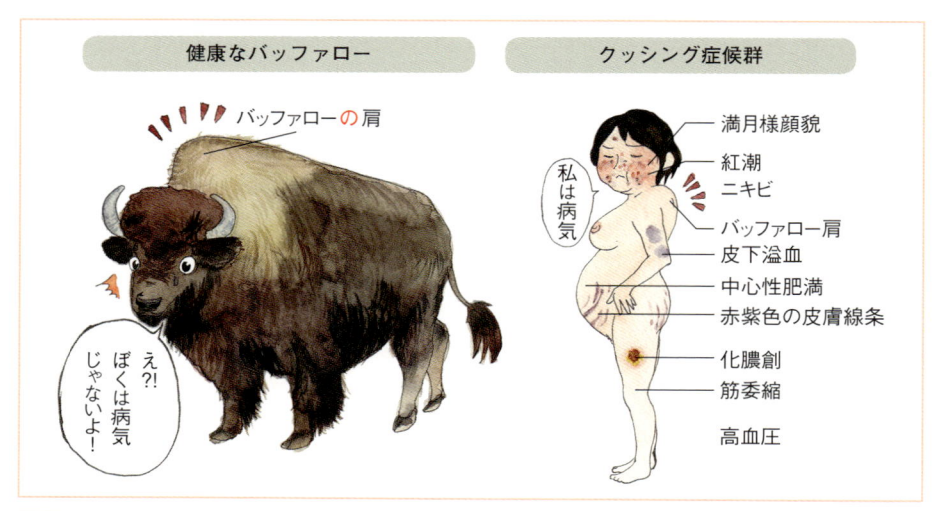

図 13-3　クッシング症候群の症状

カテコールアミンに対する許容作用によって高血圧となります。

## 副腎皮質機能低下症＝アジソン病

副腎皮質機能低下症は，自己免疫疾患によって副腎皮質の組織が破壊されて起こることが多いですが，結核やがんの転移によることもあります。

電解質コルチコイドの不足による症状が前面に出ます（図 13-4）。つまり $Na^+$ の再吸収が減少するために水分も失われ，循環血液量が減少して低血圧になります。患者は $Na^+$ の喪失を補うために，塩辛い物を好むようになりますが，刑務所に入れられるなどで絶え間ない塩分の補給ができない状態におかれると，急激に血圧が低下してショック状態になることがあります。また，糖質コルチコイドの不足による低血糖や，やせ，易疲労感，脱力感などを生じます。

女性では男性ホルモンの不足により，腋毛や陰毛の脱落を生じます。副腎皮質ホルモンの分泌が低下するために，下垂体からの副腎皮質刺激ホルモン（ACTH）の分泌が増加しますが，図 13-5 のように ACTH の一部はメラニン細胞刺激ホルモン（MSH）と構造が全く同じなので，皮膚への色素沈着が増加し，色が黒くなっていきます。色素沈着は特に口腔粘膜や歯茎，舌などに顕著です。

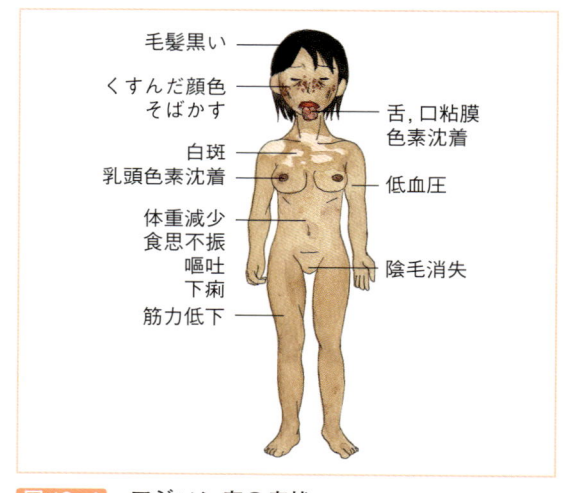

図 13-4　アジソン病の症状

ヒトのα-MSH（メラニン細胞刺激ホルモン）のアミノ酸配列
Ser-Tyr-Ser-Met-Glu-His-Phe-Arg-Try-Gly-Lys-Pro-Val
 1        5              10        13

ヒトのACTH（副腎皮質刺激ホルモン）のアミノ酸配列
Ser-Tyr-Ser-Met-Glu-His-Phe-Arg-Try-Gly-Lys-Pro-Val-Gly-Lys-Lys-Arg-Arg-Pro-Val-Lys-Val-Tyr-Pro-Asp-Ala-Gly-Glu-
 1        5              10        13        15                     20                    25
Asp-Gln-Ser-Ala-Glu-Ala-Phe-Pro-Leu-Glu-Phe
        30              35

図13-5　ACTHとMSHのアミノ酸配列

## 炎症のしくみ

　炎症は細菌などの病原微生物による感染，切り傷や放射線，紫外線，高温や低温などのような物理的刺激，化学刺激などによって組織が障害された時に生じます。炎症というと，何か悪い物のように感じてしまいますが，病原微生物や毒素などが全身へと広がるのを防ぎ，組織の修復を促進するための生体防御反応の1つなのです。ただ，それに伴う症状が私たちにとって不快であったり，炎症の原因となった刺激が取り除かれずに，慢性の炎症に移行してしまった場合は炎症を抑える必要が出てきます。

　**発赤，疼痛，発熱，腫脹**は炎症の4徴とも呼ばれ，炎症には付き物の症状です。疼痛を除く3つの症状は血管の拡張と透過性亢進によるものです。血管が拡張して血流が増えますから炎症を起こしている局所が赤くなり，そして温められて発熱します。血管透過性の亢進によって毛細血管から濾過される血漿成分が増加しますから，組織に水がたまって局所的な浮腫を生じて腫脹が起こります。このような血管拡張と透過性の亢進は好塩基球や肥満細胞（マスト細胞）などから分泌される**ヒスタミン**によって起こりますが，損傷された組織細胞から放出される**プロスタグランジン**E₂もヒスタミンの作用を増強するとともに，好中球などが細胞外に遊出することを促進します（図13-6）。好中球やマクロファージは炎症の原因となっ

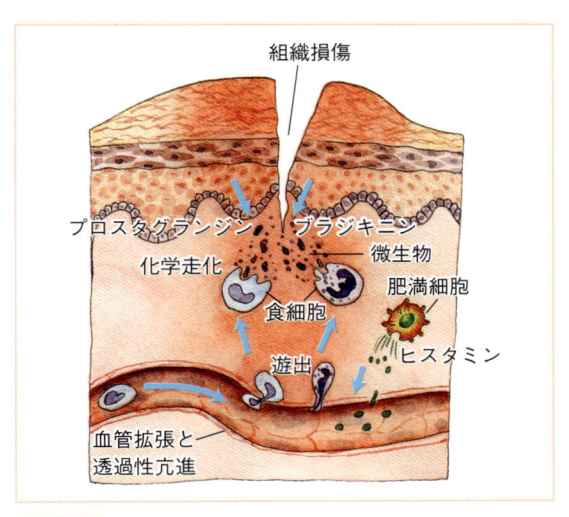

図13-6　炎症の原因

た細菌などを貪食したり，障害された組織を取り除くことによって治癒を促進します。好塩基球や肥満細胞からは**ロイコトリエン**も放出され，血管透過性を高めるとともに，好中球などの遊走を促進します。

　疼痛はその局所に組織の障害があることを私たち自身に知らせる信号として極めて重要です。疼痛は損傷された細胞から放出される**ブラジキニン**などのキニン類によって末梢神経が刺激されて生じます。プロスタグランジンはこのブラジキニンの発痛作用を増強します。

## 炎症に対する糖質コルチコイドとNSAIDsの効果

これまで見てきましたように，炎症の際にはプロスタグランジンがヒスタミンの血管拡張・透過性亢進作用を増強し，かつブラジキニンの発痛作用を増強するといったように重要な役割を演じます。プロスタグランジン $E_2$ は視床下部において発熱物質として働き，全身的な発熱をも引き起こします。ロイコトリエンもプロスタグランジンの仲間であり，同じアラキドン酸から作られます。したがってこれらの産生を抑制すれば，炎症を抑える，あるいは軽くすることができます。

組織の細胞が障害されると，細胞内にあるホスホリパーゼ $A_2$（phospholipase $A_2$）という酵素が活性化されます。この酵素は細胞膜を構成するリン脂質からアラキドン酸を切り出します。そしてこのアラキドン酸からシクロオキシゲナーゼ（cyclooxygenase）という酵素によってプロスタグランジンが産生され，一方でアラキドン酸にリポキシゲナーゼ（lipoxygenase）が作用するとロイコトリエンが作られます。

**糖質コルチコイド**はリソソームと呼ばれるタンパク分解酵素を含む細胞小器官の膜を安定化させることで，種々のタンパク分解酵素の放出を抑制して炎症反応の拡大を抑制するとともに，肥満細胞にも直接作用してヒスタミンの放出を抑制します。さらに，ホスホリパーゼ $A_2$ の活性を抑制して，プロスタグランジンやロイコトリエン産生の大本を絶ち，これらによって炎症反応を強力に抑制します（図13-7）。ただ，作用が強力なだけに副作用も強く，投与量が多いとクッシング症候群の項に書いたような症状が出現してしまう危険があります。

**NSAIDs** は non-steroidal anti-inflammatory drugs の略であり，アスピリンやインドメタシンがその代表です。これらはシクロオキシゲナーゼを抑制してプロスタグランジンの産生を抑えることで，消炎・鎮痛・解熱効果を発揮します。プロスタグランジンは血小板因子の放出にも関わっています。このため脳梗塞の既往のある人は，血栓形成を予防する目的で低用量アスピリンを毎日服用する必要があります。ところがプロスタグランジンは胃においては胃酸による傷害から胃粘膜を保護する粘液の分泌促進，胃粘膜の血流増加など保護的に働いています。このため長期間NSAIDsを服用していると胃潰瘍などの消化性潰瘍の原因ともなってしまいます。

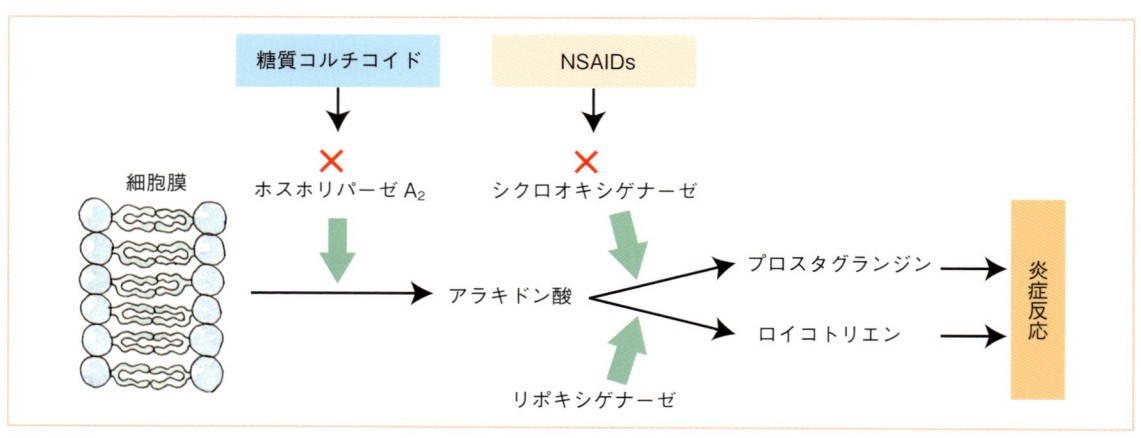

**図13-7** 糖質コルチコイドの作用点

## Column 27　プロスタグランジン

　ホルモンが内分泌腺によって産生され，血流に乗って遠隔の細胞の機能を調節するのに対し，細胞によって産生され，間質液中に放出された物質が自分自身あるいは近接する他種の細胞の機能を変化させることを傍分泌と呼び，その放出される物質のことをオータコイド（autacoid）と呼びます。今回登場したヒスタミンやブラジキニン，ロイコトリエンもオータコイドですが，何といってもプロスタグランジンが，オータコイドの代表格といえるでしょう。

　プロスタグランジン（prostaglandin：PG）は男性の尿道を取り囲むように存在する前立腺（prostate gland）で初めて発見されたためにこのような名前がつけられましたが，その後ほとんど全身の組織で産生されていることがわかってきました。PGにはいくつもの種類があり，その作用は複雑で，動物の種類，年齢，性，PGの濃度などによって違ってくる場合が多いので，その作用を表にしてまとめることは困難です。しかし，代表的なPGの代表的作用については大雑把にまとめることができます。

● $PGD_2$

　血小板凝集抑制作用があり，血栓の形成を抑制します。それ以外の作用については，よくわかっていない部分が多いのですが，特徴的な作用として催眠作用があります。動物の脳室内に$PGD_2$を投与すると生理的な睡眠が誘発されること，NSAIDsを投与すると睡眠時間が短縮することが報告されています。

● $PGE_2$

　この章のテーマに関連しているのは全部$PGE_2$で，血管拡張，血管透過性亢進，ブラジキニンによる疼痛の増強，発熱物質としての作用，そして胃粘膜保護作用などがあります。

● $PGF_{2\alpha}$

　分娩時に子宮筋収縮を引き起こし，下垂体後葉から分泌されるホルモンであるオキシトシンとともに胎児の娩出を容易にします。ただ，非妊娠時の生理痛もこの$PGF_{2\alpha}$のせいであると考えられています。血管や気管支の平滑筋を収縮させる作用もあります。

● $PGI_2$

　プロスタサイクリンともいいます。主として血管内皮細胞によって産生され，強力な血管拡張作用と血小板凝集抑制作用を示します。

　$PGI_2$の血管拡張作用については身をもって体験しました。実験中に誤って$PGI_2$の原液がほんの少し（耳かきの先の1/10くらい）指先に付着してしまったことがあります。すぐに洗い流したのですが，その30分後くらいでしょうか，お酒を飲んだ時のように顔が真っ赤になってしまいました。指先の皮膚から吸収された$PGI_2$によって顔面の血管が拡張した結果であることは明らかです。

● トロンボキサン$A_2$（Thromboxane $A_2$：$TXA_2$）

　血小板（thrombocyte, plateletともいう）によって作られるためにこの名がついていますが，これもPGの仲間です。$PGI_2$とは逆に，強力な血管収縮作用と血小板凝集作用を示します。$PGI_2$と拮抗しながら血管の収縮状態を調節するとともに，血小板機能を調節していると考えられています。

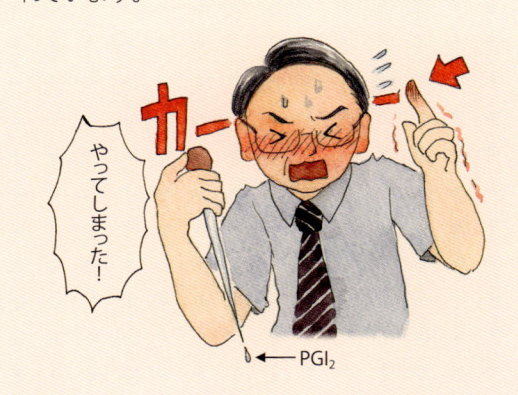

# 14 体温

この章ではちょっと気分を変えて体温のお話をしましょう。体温がほぼ一定に保たれている理由は以前にお話しました。私たちが持っている酵素の働きが最高になるのが37℃だからです。でも，風邪をひいたり，いろいろな病気で熱が出ます。一方で解熱剤を飲めば熱が下がります。そのあたりのメカニズムを理解しましょう。

## 熱の出納

体温を一定に保つためには体内で産生される熱と，体から逃げていく熱の量が釣り合っていなくてはなりません。安静にしている状態でも，体内での代謝の結果として熱が産生されています。産生源としては胸・腹部の内臓が最も多く，全産生熱量の約55％がこれらの臓器に由来します。残りは骨格筋の20％，脳の15％がそれに続きます。では，熱の産生はどのような時に増加するかをまず見ていきましょう。

表14-1 体熱の生産量と放散量（中等度の活動）

| 生産 | | 放散 | |
|---|---|---|---|
| 骨格筋 | 1,570 kcal | 輻射 | 1,180 kcal |
| 呼吸筋 | 240 | 伝導と対流 | 835 |
| 肝臓 | 600 | 蒸発 | 560 |
| 心臓 | 110 | 食物を温める | 40 |
| 腎臓 | 120 | 空気を温める | 35 |
| その他 | 60 | その他 | ー |
| | | 運動（仕事） | 50 |
| 計 2,700 kcal | | 計 2,700 kcal | |

### 運動

昔の小学生は寒い冬の朝に先生から「みんな寒そうだな。では全員で校庭を2周走って来い」などと言われて，校庭を走ったことがあったのです。確かに走ると温かくなります。これは筋肉を収縮させるためにエネルギーを消費する結果，熱の産生も増えるからです。先ほど熱の産生源は胸・腹部の内臓が最も多いと書きましたが，これは安静にしている場合であって，日常生活を送っている状態では歩いたり，仕事をしたりと筋肉を使いますので，骨格筋に由来する熱のほうが多くなります(表14-1)。

### 特異動的作用

難しそうな名前ですが，大したことはありません。皆さんも日常に経験している，食事をした後に熱産生が増える現象です。食後に栄養素が腸から吸収されて肝臓に運ばれ，そこで分解や合成，解毒など様々な処理を受けます。つまり肝細胞が仕事をするために，肝臓での熱産生が増加するのです。この効果はタンパク質を食べた後が最も大きいといわれています。寒い冬でも食事をすると温かくなるのはこのためです。すき焼きなど最高ですが，冷たい刺身でも温まります。

### ふるえ

これもよく経験します。寒さによって起こる骨格筋の不随意の細かい収縮です。普通は例えば屈筋を収縮させる時には伸筋が弛緩し、伸筋を収縮させるときには屈筋が弛緩する、といったように一方の筋だけが収縮しますが、ふるえの場合は屈筋と伸筋に同時に収縮がおきますので、効率よく熱産生を増加させることができます。

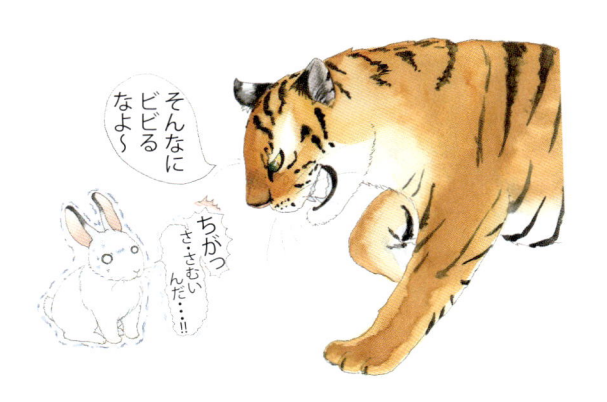

### 各種ホルモンの影響

甲状腺ホルモンや副腎髄質から分泌されるアドレナリンは代謝を亢進させて熱産生を増加させます。

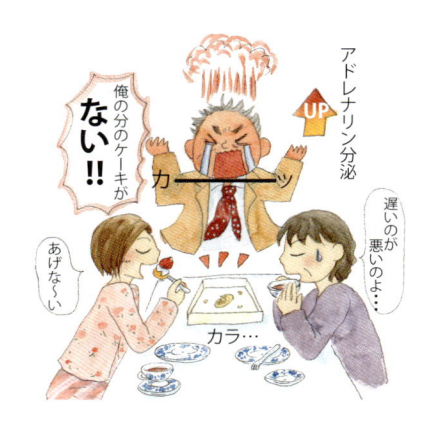

## 熱の放散

では今度は、熱の放散を見ていきましょう。

### 皮膚表面からの放射・伝導

外界に接している皮膚表面から熱は放散していきます。ここで、皮膚からの熱放散量を調節するために皮膚の血流が変化します。熱は体の中心部で産生されるので、中心部の温度（核心温といいます）は皮膚に比べて高くなっています。そこで温められた血液を皮膚にたくさん流してやれば、皮膚からの熱放散が増加します。逆に寒い時には皮膚血流を減らして熱の放散を防ぎます。雪山などで遭難しかけて凍傷を負うことがありますが、これは熱放散を減らすために皮膚血管が強く収縮し、酸素不足で皮膚組織が壊死してしまうためです。

なお、ふるえが起きるような寒い時には鳥肌が立ちますが、これは立毛筋を収縮させて毛を逆立て、体の表面に留まる空気の層を厚くして熱の放散を減らそうとする反応です。ただ、私たちには実質的には毛がありませんので、何の効果もありません。その代わりに、私たちは寒い時にはセーターを着たり、コートを羽織って熱放散を減らします。

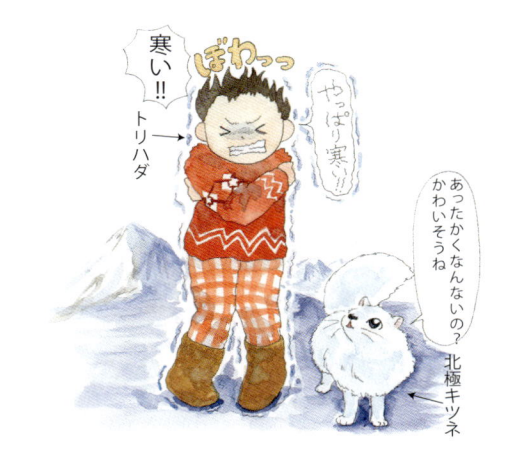

## 呼吸に伴う熱の放散

寒い冬の朝に息をハーッと吐くと，白い霧のようになります。これは温められていた呼気に含まれる水分が冷えて霧状になるためです。つまり，私たちは冷たい空気を吸い込んで，それを温めて吐き出すことを繰り返しています。このように，呼吸によっても熱は逃げていきます。イヌなどは暑いときに舌をだらりと垂らして，あえぐような速い呼吸を繰り返して熱放散を増やしています。

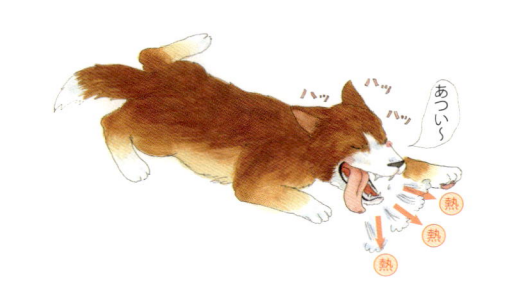

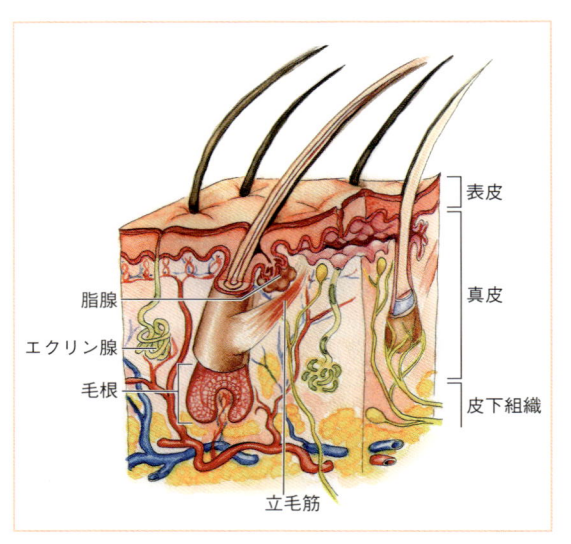

図14-1 皮膚の組織構造

## 発汗

暑い時には全身のエクリン腺（小汗腺）（図14-1）から発汗が起こり，皮膚表面を濡らし，それが蒸発する時に気化熱が奪われることで熱放散が増加します。発汗は水分の補給が必要である，という欠点もありますが，非常に効率よく熱放散を増加させることができます。特に気温が体温よりも高くなった場合は，発汗が熱放散を増加させる唯一の手段となります。また，私たちに毛がないことも発汗による熱放散の増加に好都合です。ヒトとサラブレッドが夏にマラソンをすれば，ヒトが勝てるそうです。ウマも汗をかきますが，毛が生えているために十分な熱放散ができないからです。

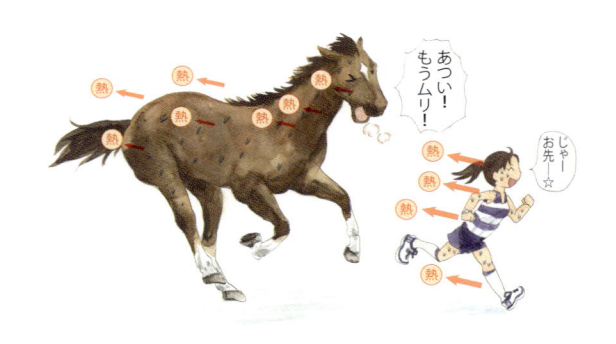

# 体温の臨床的意義

身体の温度はその部位によって異なっています。通常は内部の温度が高く，表面に近いほど低くなっています。体の中心部の温度は核心温と呼ばれ，直腸温で代表されます。皮膚の温度は場所または外気温によって変わりますが，例えば外気温が20℃の時，手掌の皮膚は28℃，上腕で32℃程度です（図14-2）。

体温を測定する場合，知りたいのは外気温に影響されない核心温ですが，日常の測定にいちいち直腸温を測定するのは現実的ではありません。そこでそれに代わるものとして腋窩温（欧米では口腔温）を測定します。最近では鼓膜温も測定できるようになり，このほうが核心温に近いといわれています。なお，日本人の腋窩温の平均は36.9℃

## Column 28　酒でも飲んで温まろう

　寒い冬の夕方、「酒でも飲んで温まろう」などと言って居酒屋に繰り込んだことはありませんか？　確かにお酒を飲むと温かくなります。でも、これは間違っているのです。

　酒に酔うと顔が赤くなることからわかるように、アルコールには血管を拡張させる作用があります。皮膚血管が拡張しますから、皮膚が温められて私たちは温かく感じます。ところが皮膚血管が拡張するので熱放散は増加します。つまり温かいと感じてはいるのですが、実は身体は冷えていっているのです。その証拠に、酔いが醒めるとガタガタふるえるほど寒く感じます。

　お酒に酔ったら夜の巷をフラフラさまようことはやめて、布団をかぶって寝てしまいましょう。皮膚血管が拡張していますから、手足の先までポカポカと温かく、熱の放散は布団が妨げてくれますので、温かい布団の中でゆっくりと眠ることができます。

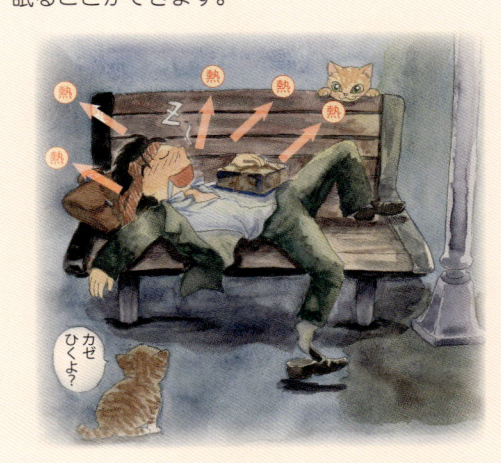

---

です。

　体温は早朝睡眠時に最低となり、朝食後から急激に上昇し、夕方に最高となって夜低下するという日内変動を示します。成熟女性では排卵後に体温が0.6℃ほど上昇する月内変動があります。これは排卵後の黄体から分泌されるプロゲステロンという女性ホルモンが、次に述べる体温調節中枢に作用するためです。

### 体温調節中枢

　体温を調節する中枢は視床下部にあります（図16-7、→p125）。皮膚や内臓にある温度受容器から体温に関する情報が視床下部に伝えられます。体温調節中枢では「体温はこのレベルにあるべきである」といったセットポイント（エアコンの設定温度に相当する）が定められており、体温がそのレベルに来るように調節が行われます。体温がセットポイントよりも高ければ、皮膚血管の拡張や発汗が起こって熱の放散を増やし、逆に低ければ皮膚血管の収縮やふるえを起こして熱放散の減少と熱産生の増加が引き起こされます。

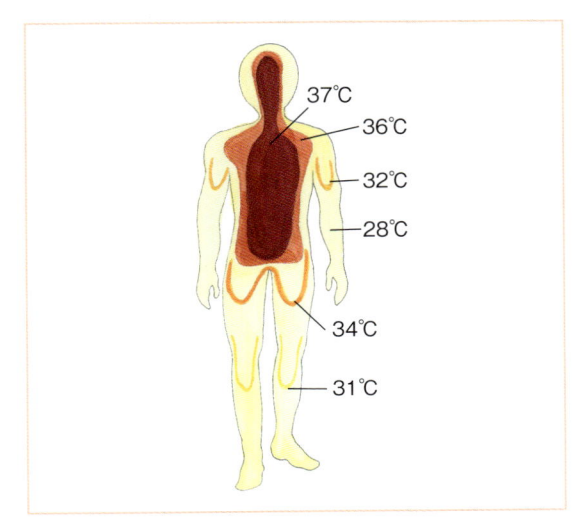

図14-2　部位によって異なる身体の温度

　私たちは反射だけで体温を調節しているわけではありません。前にもちょっと書きましたが、寒

ければセーターを着たり，暑ければ服を脱いで扇子で扇いだり，冷房のスイッチを入れたりといったことをします。これらは行動性体温調節と呼ばれ，魚以上の動物に備わっている行動です。ネコが夏には風通しの良い涼しい所で昼寝をし，冬には陽だまりでスヤスヤ寝ているのもその一例です。

## 発熱と解熱

風邪をひくと熱が出ます。これは破壊された細菌の菌体成分が外因性発熱物質（エンドトキシンなど）として作用するためです。また，破壊された組織からも外因性発熱物質が放出されます（炎症や心筋梗塞の際など）。これらの外因性発熱物質は白血球に働いて内因性発熱物質（インターロイキン〔IL〕-1βや-6，腫瘍壊死因子〔TNF〕-α，インターフェロンγ）を放出させます。この発熱物質がプロスタグランジン（PG）$E_2$の産生を高め，体温調節中枢に働いてセットポイントを上昇させるのです。セットポイントが上昇すると，それまでの体温は相対的に低すぎることになり，さむけを覚え（悪寒），血管収縮（顔色が悪くなる）による熱放散の減少と，ふるえ（戦りつ）による熱産生の増加を生じます。これによって体温が上昇し，高くなっているセットポイントのレベルに達すると上記の不快感は消失します（図14-3）。

解熱はその逆で，発熱物質の消失によってまずセットポイントが低下します。そうすると体温は低下したセットポイントよりも高くなってしまいますから，血管の拡張（顔面の紅潮）や発汗による熱放散の増大を生じて体温がもとに戻ります。解熱鎮痛消炎薬のNSAIDsは，$PGE_2$の産生を阻害しセットポイントを低下させることによって体温を低下させます。

白血球から発熱物質が放出されることから明らかなように，発熱は私たちの身体を守るための防衛反応の1つなのです。細菌などは37℃くらいで最もよく増殖することができます。したがって38℃とか39℃に発熱することによって細菌の増殖を妨げているのです。ですから，軽度の発熱であれば解熱剤を服用しないほうが早く治ります。

Kluger博士らのトカゲを使った実験によってこの事実は証明されています（Kluger MJ. Science 188(4184):166-168, 1975）。トカゲは変温動物ですから室温によって体温が変わります。トカゲに細菌を感染させておき，いろいろな室温で飼って比較したところ，34℃の部屋で飼ったトカゲは1週間以内に100％死亡したのに対し，36～38℃では75％，40℃では33％の死亡率だったということです。ただ，私たち人間の場合38℃以上の発熱では体力を消耗してしまいますので，そのような場合は解熱剤を使って熱を下げたほうが

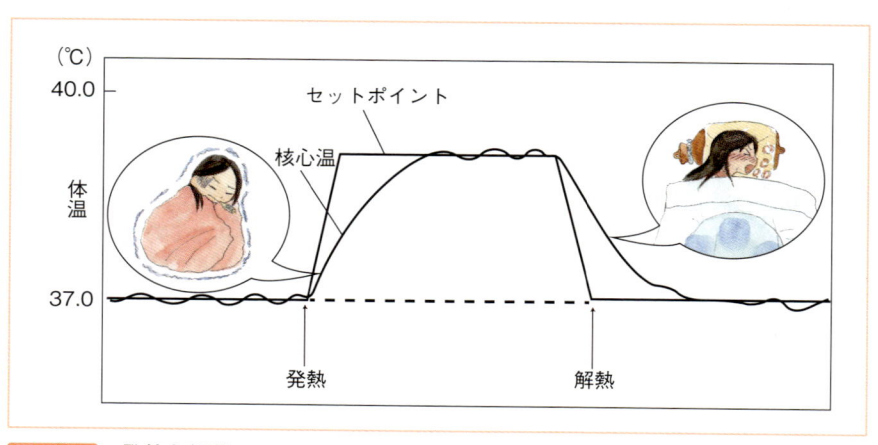

図14-3　発熱と解熱

よいでしょう。

## 高体温（うつ熱）

発熱は私たちの身体が積極的に体温を上昇させている状態ですから，発熱自体が命に関わることはありません。しかし発熱と似ていますが，高体温は命に関わる危険な状態です。十分な熱放散ができなくなって起こる熱中症や日射病，熱産生が異常に増加する悪性過高熱（吸入麻酔薬の副作用によって骨格筋に細かいふるえが起こって熱産生が増加する）などです。これらは，体温を上げている発熱とは異なり，体温が上がってしまっている状態ですから，放っておけばいくらでも体温が上昇してしまい，42℃を超えるとタンパク質の変性を生じて命を落とします。

高体温の場合，体温調節中枢のセットポイントは上昇していませんから，解熱剤は全く無効です。物理的に冷やす必要があります。冷房を入れる，服を脱がせて全身を水で濡らす，頸部や腋窩，鼠径部など動脈が皮膚の近くを通っている場所を氷嚢で冷やす，そして意識があれば冷えたスポーツ飲料（なければ水で可）を飲ませる，などが必要です（図14-4）。もちろん，状態が悪ければ救急車を呼びましょう。

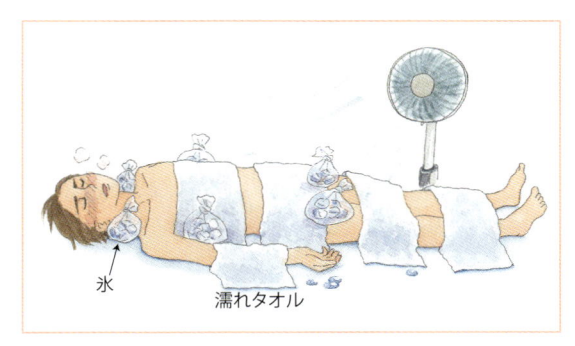

図14-4　身体冷却法

---

### Column 29　乳児突然死症候群

乳児突然死症候群をご存じでしょうか？　それまで全く健康であった赤ちゃんが，睡眠中に突然死してしまうものです。発生は冬に多く，うつ伏せに寝かせている場合が多いことまではわかっていましたが，その原因がなかなかわからず医療関係者を悩ませてきました。最近になって，1つの仮説が提出されました。

突然死した赤ちゃんに共通していたことは，厚着をして布団に入っていることでした。つまり温めすぎだったのです。赤ちゃんは体温調節機構が未熟で，体温が上がってきても，熱産生を減少させるしか対応の仕方がありません。熱産生をできるだけ減らすために眠り続けます。親は「スヤスヤよく眠っているわ」と安心しているのですが，実はこれが悲劇の序曲なのです。眠っていても体温が下がらないと，唯一行っている運動，つまり呼吸運動も熱産生を減らすために抑制されてしまうのです。うつ伏せに寝かせていると呼吸のための努力をより多く必要としますから，よけいに呼吸が止まりやすいのです。赤ちゃんの温めすぎには充分にご注意ください。

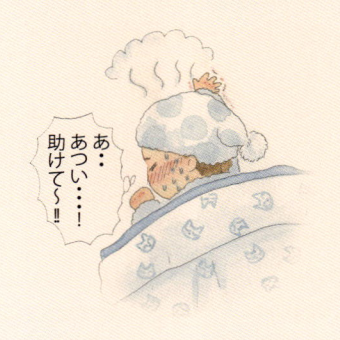

# 15 骨と皮膚

骨と皮膚とはともすれば軽視されがちで，ほとんどの生理学の教科書では骨も皮膚も独立した項目としては取り扱っていません。これはとても感覚的な言い方になってしまいますが，ダイナミックな動きに乏しく，電気信号による情報のやり取りもほとんど行わず，といった具合に，なくてはもちろん困りますが，あまり面白みが感じられないためではないでしょうか。しかし骨も皮膚も目立ちませんが大切な役割をいくつも担っているのです。

## 骨

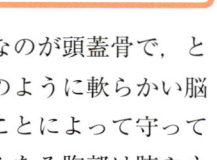

私たちの身体には最大の大腿骨から最小の耳小骨（音波による鼓膜の振動を内耳に伝え聴覚を担う3つの小さな骨）まで，大小さまざまな206個の骨があります。そしてこれらの骨が相互に密着したり（頭蓋骨や骨盤），軟骨を介して結合したり（椎骨同士や肋骨と胸骨の間），あるいは関節を作って結合する（肘関節や股関節など）ことによって骨格が作られます（図15-1）。

### 骨格の役割

骨の役割としては，この「骨格の役割」と，「骨そのもの」の役割とに分けて考えたほうがわかりやすいでしょう。「骨格の役割」としては，第1に身体の支柱としての役割が挙げられます。脊柱や起立時の下肢の骨がその役割を担っており，身体を支えて人間らしい体型を維持します。痩せた人のことを「骨と皮だけ」あるいは「骨皮筋衛門（ほねかわ すじえもん）」などと揶揄するように，骨格さえあれば陸に上がったクラゲのようにベチャッとつぶれてしまうことはありません。

第2に，内臓の保護が挙げられます。軟らかい内臓を硬い骨で取り囲むことによって外力による傷害から守ります。最も強力なのが頭蓋骨で，とても大切な，それでいて豆腐のように軟らかい脳の周りをほとんど完全に包むことによって守っています。脊柱・肋骨・胸骨からなる胸郭は肺や心臓を守り，骨盤は膀胱や子宮などの骨盤内臓器を守るとともに，腹腔の底となって腹腔内臓器を支えています。

そして第3に，上肢や下肢，頸部などの骨には骨格筋が付着しており，この骨格筋の収縮によって骨が動かされることで運動が可能となります（図15-2）。

### 骨の構造と役割

骨そのものの役割の説明に入る前に，骨の構造を見ておきましょう（図15-3）。骨というと，硬い鉱物のように死んだ組織みたいに思えるかもしれませんが，決してそんなことはありません。骨を作る**骨細胞**と，骨を溶かす破骨細胞とが多数存在しており，そしてこれらの細胞に酸素や栄養素を与えるために，たくさんの血管が出入りしています。

骨の最外層は**骨膜**に覆われており，ここには多

⑮ 骨と皮膚　113

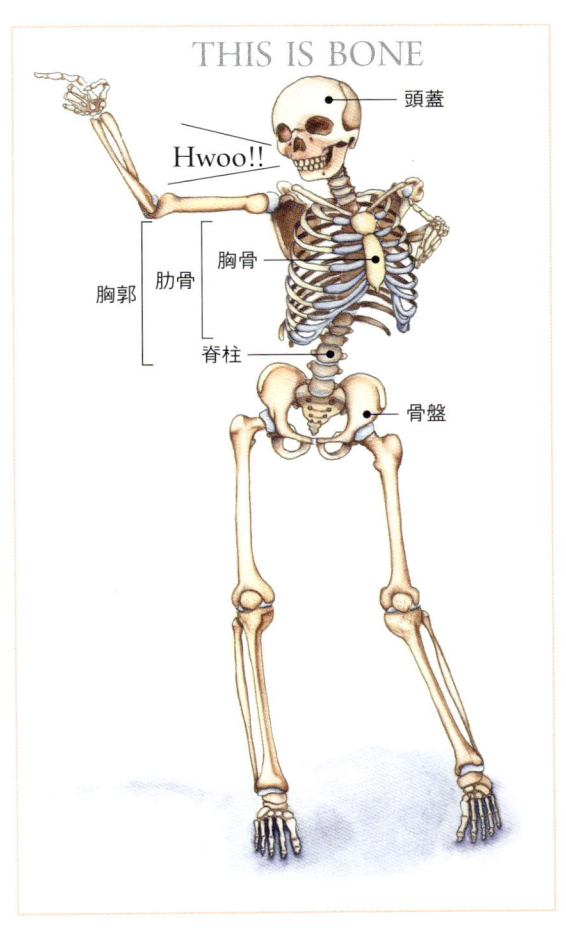

**図15-1**　全身骨格

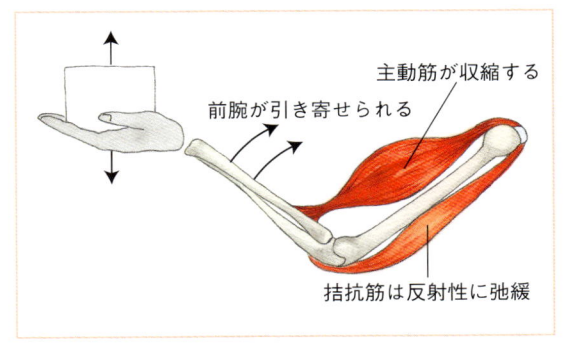

**図15-2**　骨格筋の収縮

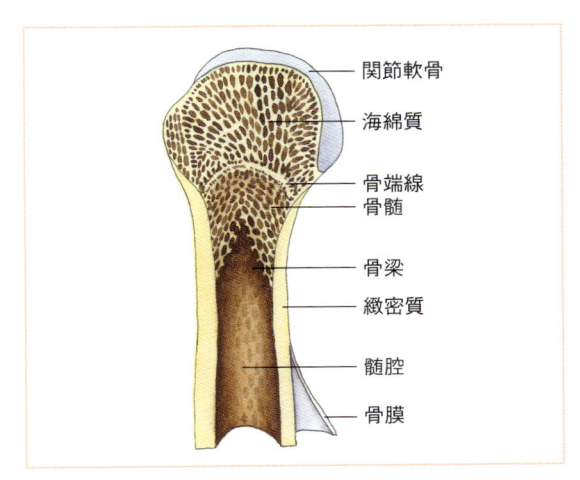

**図15-3**　骨の内部構造

　くの感覚神経が分布しています。骨折すると激痛を感じるのはこれらの感覚神経が刺激されるためですし，骨肉腫（骨の代表的な悪性腫瘍）などの際には腫瘍によって骨膜が伸展されて，やはり痛みを生じます。

　骨膜の下には**緻密質**と呼ばれる非常に硬い部分があり，その下は海綿質で**骨梁**と呼ばれる骨質が縦，横，斜めに走り，骨の強度を損なうことなく軽量化を果たしています。ビルを建てる際に鉄骨を組み合わせて強度を保つのと同じことです。骨梁と骨梁の間には空洞がありますが，内部に行くにつれてこの空洞が次第に大きくなり，骨の中心部分では**髄腔**と呼ばれる大きな空洞になります。これらの空洞には骨髄と呼ばれる組織が詰まっています。この**骨髄**において赤血球や白血球，血小板など血液の細胞成分が作られています。これが「骨そのもの」の第1の重要な役割といえます。

　骨（緻密質）の断面をよく見ると小さな穴が多数開いています。これが**ハバース管**と呼ばれる血管の通り道です（図15-4）。このハバース管を同心円状に骨細胞が取り囲み，自身が作った骨質の中に埋もれています。骨細胞は長い突起を伸ばして他の骨細胞と接合して相互に連絡を取り，骨の形成を調節しています。また，骨膜の直下には将来，骨細胞になる骨芽細胞と破骨細胞が分布しています。

　**骨芽細胞**は主としてコラーゲン線維からなるタンパク質の枠組み（骨基質）を作り，そこにハイド

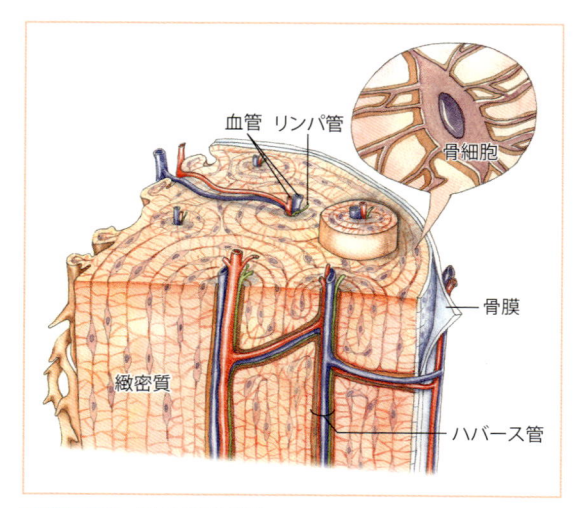

図 15-4　骨の組織構造

貯蔵部位であり，全身の骨には総計で約 1 kg の $Ca^{2+}$ が蓄えられています．ちなみに，糞便と尿中への 1 日の排泄量，1 日の $Ca^{2+}$ 摂取量はそれぞれおよそ 1 g ですから，いかに大きな予備 $Ca^{2+}$ があるかがおわかりでしょう．一方，**破骨細胞**は骨を溶かして血漿中に $Ca^{2+}$ を放出させます．つまり骨芽細胞によって血漿中の $Ca^{2+}$ が骨に沈着させられるスピードと，破骨細胞が骨を溶かして $Ca^{2+}$ が放出されるスピードとのバランスによって血漿 $Ca^{2+}$ 濃度が調節されているわけです．

## 血漿 $Ca^{2+}$ 濃度の調整

この両者と腸からの $Ca^{2+}$ 吸収，そして腎臓における $Ca^{2+}$ の再吸収を調節しているのが，副甲状腺から分泌されるホルモンである**パラソルモン**（**PTH**），甲状腺から分泌されるホルモンである**カルシトニン**，そして腸で吸収され，体内で活性

ロキシアパタイトと呼ばれるリン酸カルシウム $[Ca_{10}(PO_4)_6(OH)_2]$ の結晶を沈着させて骨質を作ります．このように骨は体内で最大のカルシウム

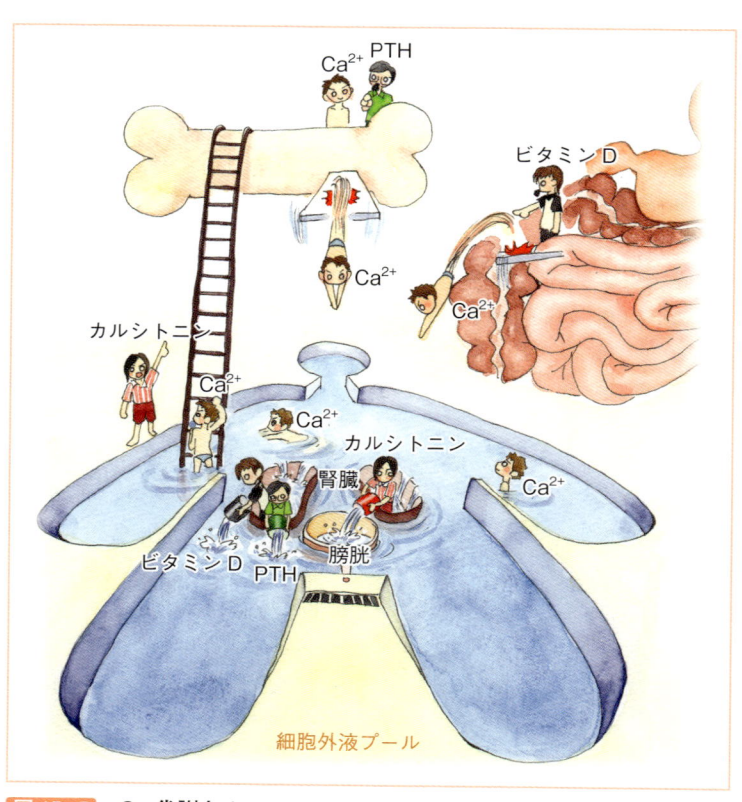

図 15-5　Ca 代謝とホルモンによる調節

# Column 30 骨軟化症と骨粗鬆症

骨軟化症と骨粗鬆症とは似ているようですが，ちょっと違います。骨軟化症は骨に沈着する骨質が減少した状態，一方の骨粗鬆症は骨質も減少しますが，同時に骨基質，つまりコラーゲンの枠組みも減少してしまった病態です。

**骨軟化症**は骨質の材料となる $Ca^{2+}$ の不足によって起こります。では，どうして $Ca^{2+}$ 不足になるのでしょうか。多くの場合，$Ca^{2+}$ の摂取不足というよりは，ビタミンDの不足によって腸からの $Ca^{2+}$ の吸収が障害されることによります。骨質が充分に沈着しないため，骨が軟骨のようになってしまい，成人では腰や足の痛みが出現します。子どもの時にビタミンDが不足すると，骨が硬くならないために，重さに耐えかねて背骨（脊柱）が曲がってしまったり，胸郭や骨盤に変形をきたします。これが子どもの骨軟化症で，**くる病**と呼ばれます。ビタミンDは皮膚で紫外線を浴びることで活性化するため，かつては高いアルプス山脈で囲まれ，山に遮られて日照時間の短いスイスやオーストリアに多かったことで有名です。アルプスの少女ハイジの背骨が曲がらなかったのは，本当によかったですね。

**骨粗鬆症**では骨質と骨基質の両方が減少します。老化現象の1つですが，特に閉経後の女性が危険です。女性ホルモン（エストロゲン）も男性ホルモン（テストステロンなど）も両方とも破骨細胞の活性を抑制しているのですが，女性では閉経によってエストロゲンの分泌が激減し，このため破骨細胞による骨吸収のほうが強くなってしまい，主として体重がかかる下半身，大腿骨の骨折や，腰椎の圧迫骨折などが起こりやすくなります。女性ではもともと男性よりも骨量が少ない（骨が細い）ことも，骨粗鬆症になりやすい原因の1つです。では骨粗鬆症を予防するにはどうしたらよいでしょうか。それは若い時から運動をすることです。骨の縦方向への成長は思春期で終わってしまいますが，横方向への成長は筋肉によって骨が引っ張られるその刺激によって促進されます。このため運動をすることによって骨は太くなり，骨量が増加するのです。若い時に骨量を増加させておけば，加齢に伴う骨量の減少があっても，骨折危険域に達するまでの時間を延長させることができます（下図）。ただし，もう閉経を迎えてしまったら，今から急に運動を始めても手遅れです。軽い運動にとどめてください。運動によって骨折してしまう危険がありますから。

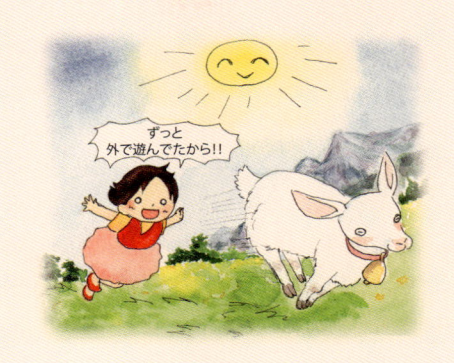

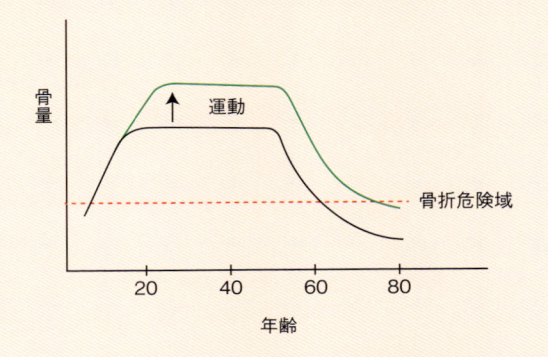

化する活性型ビタミンDです。ビタミンDは腸管からのCa²⁺吸収を促進するとともに，腎臓におけるCa²⁺再吸収を増加させて骨形成の材料となるCa²⁺の供給を増やします。PTHは破骨細胞を刺激して骨からCa²⁺を放出させるとともに，腎臓での再吸収を増やして血漿Ca²⁺濃度を上昇させます。一方でカルシトニンは骨芽細胞を刺激してCa²⁺の骨への沈着を増やすとともに，尿中へのCa²⁺排泄を増加させて，血漿Ca²⁺濃度を低下させます（図15-5）。

ではなぜ血漿のCa²⁺濃度をちょうどよく保つ必要があるのでしょうか。Ca²⁺には細胞膜を安定化させる作用があります。このため血漿Ca²⁺濃度が低下すると細胞が興奮しやすくなり，骨格筋に痙攣が起こるようになります。全身の筋肉が痙攣し，最終的には呼吸筋の痙攣によって呼吸ができなくなって死亡してしまいます。

血漿Ca²⁺濃度が上がりすぎるのも好ましくありません。腎臓で濾過されるCa²⁺量が増加するために，尿路（尿管や膀胱，尿道）においてカルシウム塩（リン酸カルシウムやシュウ酸カルシウム）が結晶化して尿路結石の原因となります。尿管結石や膀胱結石を繰り返す人は，血漿Ca²⁺濃度を上昇させるPTHが過剰に分泌されている可能性があります。

# 皮膚

皮膚は人体の体表1.6 m²をほぼくまなく包み，その重量は体重の15〜20％を占める，人体内で最大の臓器であるといえます。

## 皮膚の構造

皮膚は**表皮**と**真皮**に分けられます（図15-6）。表皮の90％は**ケラチノサイト**と呼ばれる細胞が占め，この細胞はケラチンという丈夫な線維性タンパクを産生します。真皮との境界部で産まれたケラチノサイトは次第に表面へと押し上げられていき，最終的には死んで丈夫な角質層となって体表面を覆います。次に多いのが**メラノサイト**（メラニン細胞）で，10％足らずを占めます。メラニン細胞はメラニンという色素を産生して皮膚の色を作り出します。面白いことに，白人でも黒人でもメラニン細胞の数には違いがなく，色の白い，黒いはメラニン細胞のメラニン産生機能が低いか，高いかによって決まります。表皮にはその他少数ですが，免疫を担当するランゲルハンス細胞，触覚を担当するメルケル細胞なども存在します（図15-7）。

真皮は主として膠原線維（コラーゲン）と弾性線維（エラスチン）とによって構成される強固な結合組織です。ベルトや靴，かばんなどの革製品はウシやブタ，ウマなどの真皮を乾燥，処理したものですから，その強さが良く実感できると思います。この真皮には毛包や脂腺，汗腺，さまざまな皮膚感覚を司る装置も分布しています。次に皮膚の役割について見ていきましょう。

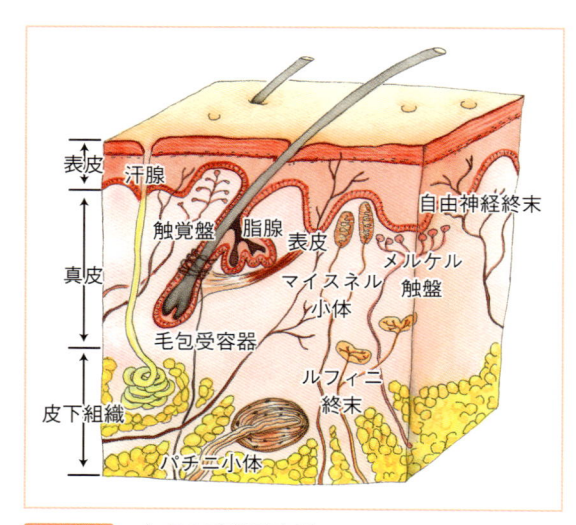

**図15-6** 皮膚の感覚受容器

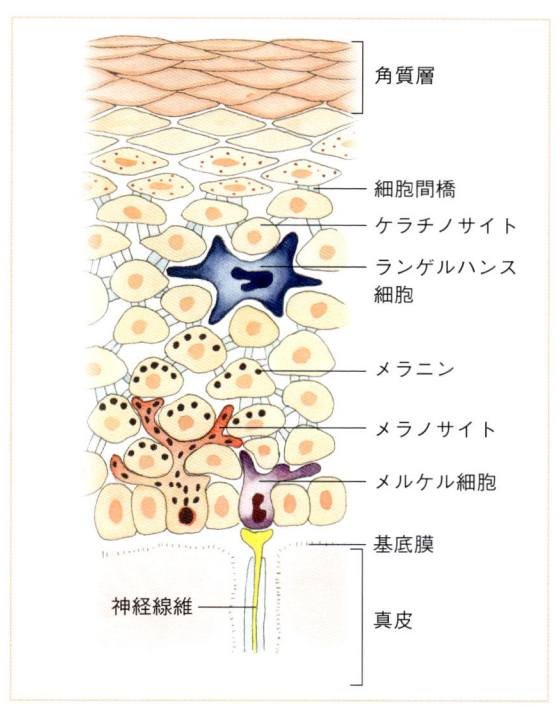

**図15-7** 皮膚の組織構造

（図中ラベル：角質層／細胞間橋／ケラチノサイト／ランゲルハンス細胞／メラニン／メラノサイト／メルケル細胞／基底膜／神経線維／真皮）

## 皮膚の役割

### ●防御機能

　皮膚の最外層にあるケラチンからなる角質層は頑丈で，私たちは一種の鎧を身にまとっているようなものです。健常な傷のない皮膚からはすべての細菌，ほとんどすべてのウイルス（エボラ出血熱を引き起こすエボラウイルスは，健常な皮膚からでも体内に侵入できる可能性があります）は私たちの体内に侵入することができません。もし小さな傷口から細菌などが侵入してしまっても，前述のランゲルハンス細胞を介して免疫系がすぐに活性化されますから，二重の防御策が施されているといえるでしょう。表皮のみならず真皮も強靱ですから，さすがにナイフや針には負けますが，ちょっとやそっとの外力では皮膚が裂けたり破れることはなく，身体内の筋肉や内臓を守っています。さらに真皮の下には脂肪を蓄えた皮下組織（要するに皮下脂肪）があり，これが外力に対してクッションの役割を果たして，身体内部に力が直接及ぶことを防いでいます。皮下脂肪がほとんどない向う脛（弁慶の泣き所）をぶつけると，いかに痛いかを思い出せば，皮下脂肪が存在することのありがたみがよくわかります。

　皮膚は物理的な防御を行うだけではなく，化学的防御も行っています。毛包の出口近くに開口する脂腺から分泌される皮脂は，皮膚表面に広がって水分の過剰な蒸発を防いで皮膚をしなやか，かつ柔らかく保ちますが，同時にこの皮脂はpH4〜5の酸性なので，多くの細菌の増殖を阻止してくれます（ピロリ菌や結核菌などの例外を除くと，大部分の細菌は酸に弱い）。

　さらにメラニン細胞が産生する黄赤色〜黒褐色のメラニンは紫外線を吸収してくれます。紫外線に含まれる一部の波長の光は有害で，特に細胞分裂途上にある細胞では遺伝子を傷害して癌化する恐れがあります。そのような紫外線を吸収して，紫外線が体内深くまで到達しないように保護しているのがメラニン細胞です。日光浴をすると肌が黒く日焼けするのは，紫外線を浴びてメラニン細胞が活性化し，多量のメラニンを産生して紫外線による害を防ごうとしているからです。

### ●体温調節機能

　体温調節については14章（→p109）で書きましたので，簡単に触れるだけにしましょう。皮膚は外界に接しています。そして外界の気温は，私たちの体温よりも低いのが普通です。そこで暑い時には体温で温められた血液を皮膚にたくさん流してやれば熱の放散が増え，逆に寒い時には皮膚血流を減らせば熱の放散が減って体温が低下するのを防ぐことができます。皮膚の直下，皮下組織には大きな静脈叢があり，この部分に流れる血液量を調節することによって体温調節が行われます。動静脈吻合といって，動脈血を毛細血管を介さずに直接静脈に注ぐ短絡路も発達しており，交感神経によってこの経路が開いたり閉じたりします（図15-8）。また真皮には汗腺（エクリン汗腺）があり，ここで産生された汗が導管を通して皮膚

図15-8　皮膚血管

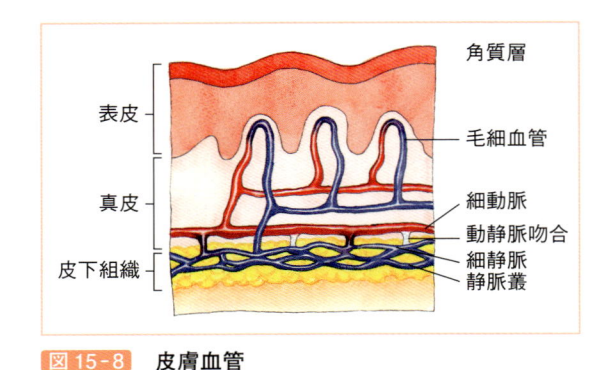

表面に分泌され，皮膚表面を濡らし，その汗が蒸発する際に気化熱が奪われることによって体温上昇を防ぎます。

● 感覚機能

皮膚感覚には触圧覚，温覚と冷覚の温度感覚，そして痛覚があります。特に触圧覚にはさまざまな受容器があります(図15-6)。皮膚が圧迫されたときに，その変位の大きさを感知するメルケル盤やルフィニ終末，変位の速さを感知する毛包受容器やマイスネル小体，そして振動に反応するパチニ小体などです。これらの各種の受容器がいろいろな程度に刺激されることによって，私たちは多様な触覚を感じます。「ツルツル」「サラサラ」「ザラザラ」「ベトベト」「ヌルヌル」など，その表現にも枚挙にいとまがありません。温度感覚と痛覚には特別な受容器はなく，自由神経終末が反応します。温度感覚の情報は視床下部の体温調節中枢に送られ，前述の皮膚血管の収縮や拡張，発汗，そしてふるえなどが引き起こされ，体温が一定になるように調節が行われます。痛覚，つまり「痛い」のはいやなものですが，私たちにとって害になるものを避ける，という意味でとても大切です。ハンセン病では末梢神経障害によって痛覚が鈍くなってしまいます。普通ならば熱い物に触れると(熱い物では温覚ではなく，痛覚が刺激されます)思わず手を引っ込めますが，ハンセン病の人では，痛覚が鈍麻しているためにその反射が起こらず，大やけどをしてしまうことがあります。また釘などを踏み抜いても気づかず，化膿させてしまうなど，身体を損なってしまう結果となります。

● 排泄機能と吸収機能

汗腺から汗が分泌されることで水分が排泄されますが，この汗には塩分(主としてNaCl：汗をなめると塩辛い)の他，微量ですがアンモニアや尿素も含まれています。カエルでは皮膚から二酸化炭素を排出し，酸素を吸収する皮膚呼吸が行われますが，ヒトなどの哺乳類では皮膚を通しての酸素や二酸化炭素の出入りはほとんど無視できる程度です。

皮膚からの吸収機能を利用して軟膏として薬剤を皮膚に塗ったり，薬剤を塗布したパッチを皮膚に貼付して投与します。皮膚からの物質の吸収は表皮を直接浸透する経路もありますが，主体は毛嚢・脂腺経路です。つまり毛穴から浸み込んで，脂腺を経て真皮中の毛細血管へと吸収されます(図15-6)。脂腺を通るのですから水溶性の物質よりも脂溶性の物質のほうがはるかに吸収されやすいのは当然でしょう。ステロイド剤はコレステロールから合成される一種の脂肪ですから，皮膚から容易に吸収されます。その他，狭心症発作予防のためのニトログリセリン，乗り物酔い予防のためのスコポラミン，禁煙のためのニコチンなど，経皮薬剤投与は現在，ますます多用されるようになっています。

皮膚から吸収されてしまう毒物もあります。アセトン，四塩化炭素，水銀，ヒ素などは皮膚から吸収されてしまうので，注意しましょう。

● ビタミンDの活性化

食物として摂取されたビタミンD(干しシイタケに多量に含まれています。生シイタケよりもずっと多いそうです)はそのままでは活性がありません。皮膚で紫外線を浴びることによってビタミン$D_3$となり，これが肝臓，腎臓を経て活性型のビタミン$D_3$[$1,25(OH)_2D_3$]になります。

## Column 31 アトピー性皮膚炎

アトピー性皮膚炎でお悩みの読者もいらっしゃるでしょう。アトピー性皮膚炎はアレルギー疾患の1つです。アレルギーですから抗原（アレルギーの場合，これをアレルゲンといいます）に対して免疫反応を生じ，皮膚に炎症が起こります。アレルゲンとしては子どもでは卵などの食物が多いですが，成人では様々で，アレルゲンとなっている物質をつきとめられないことも多く，またつきとめたとしてもそれを避けることがほとんど不可能であることも少なくありません。ただし，必ずアレルゲンはあるはずです。ですから半導体工場のように空気が極めて清浄に保たれた部屋で，裸で（衣服の線維がアレルゲンとなる場合もあるので）暮らせば，理論上はアトピー性皮膚炎は起こりません。

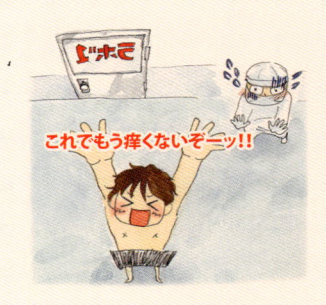

アトピー体質という言葉があるとおり，アトピー性皮膚炎の大本の原因は遺伝的素因，つまり体質です。皮膚を紙にたとえるなら，普通の人の皮膚は湿った紙であるのに対し，アトピー体質の人の皮膚は乾いた紙です。ただ，乾いた紙の皮膚を持つ人が全員アトピー性皮膚炎になるわけではありません。この紙に火をつけるのがアレルギー反応なわけです。普通の湿った紙（皮膚）なら火をつけてもあまり燃えませんが，乾いた紙だとメラメラと炎をあげて，そう，炎焼（炎症）が起こるのです。

ただ，これだけならまだ大したことはありません。この火に油を注ぐ奴がいるのです。これが増悪因子です。化粧品や精神的ストレス，過労などですが，暑い日に汗をかくことすら増悪因子になります。しかし一番悪いのは，石鹸で肌を洗いすぎることでしょう。アトピーの人の肌はもともと皮脂の不足によって荒れています。ここでさらに石鹸をつけて肌をこすると，皮脂がさらに除去されて悪化してしまいます。石鹸やシャンプーはできるだけ控えましょう。

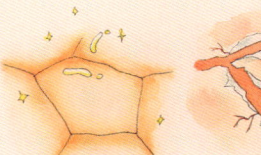

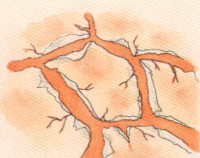

正常な皮膚の拡大図　アトピー性皮膚炎の患者の皮膚の拡大図

アトピーの治療ですが，重症のものには，やはりステロイドの外用薬が必要です。ところが一般の方々にはステロイド恐怖症が蔓延しており，なかなかちゃんとした治療に踏み切れない人が少なくありません。専門の医師を受診し，医師の指導に従って治療を行えば，副作用も出ず，アトピーはほとんど確実に改善します。

一番困るのは民間療法です。民間療法でアトピーが良くなったという話もよく聞きます。ウソの宣伝も多いと思いますが，実際に良くなった人もいるでしょう。しかしこれは恐らくプラセボ効果（実際には効かない薬でも効くと信じて服用すると症状が改善することがあること：偽薬効果）です。アメリカでの研究ですが，インターフェロンを毎日注射してアトピー性皮膚炎を治療したところ，50％の人で症状が改善しました。ところが対照群として毎日生理的食塩水を注射された人々でも20％の人で症状が改善したとのことです。プラセボ効果だろうが，何だろうが症状が良くなればいいじゃないか，というご意見もあるかもしれません。しかし，生理食塩水よりもはるかに高いお金を取られ，副作用が出る危険性は，ステロイド療法の比ではありません。

# 16 神経系 1
## 末梢神経・中枢神経（脊髄・脳幹・間脳）

　私たちの身体には隈なく神経系のネットワークが張りめぐらされており(図16-1)，外界や身体内部からの情報を脳や脊髄に伝えており，逆に脳や脊髄からの指令も神経を通して全身の細胞に伝えられています。脳と脊髄とを併せて中枢神経系，脳や脊髄に出入りする神経線維や，神経線維が次の神経線維と接続する場所である神経節を併せて末梢神経系と呼びます。本章では末梢神経から間脳までについて触れ，大脳と小脳については次章で解説します。

## 末梢神経

### 末梢神経の分類

　末梢神経にはいろいろな分類の仕方があります。まず，その神経がどこから出てくるかで分類し，脳から出る左右12対の**脳神経**と脊髄から出る左右31対の**脊髄神経**に分けられます(図16-2)。また中枢（脳や脊髄）に情報を送る**求心線維**と中枢からの指令を末梢に伝える**遠心線維**に分ける方法もあります。求心線維のうち，特に感覚器からの情報を脳に伝える神経が**感覚神経**，遠心線維のうち脳からの指令を骨格筋に伝えて収縮を引き起こす神経は**運動神経**と呼ばれます。

　第3に，機能による分類があります。感覚神経や運動神経など，私たちの意識にのぼる情報を伝えたり，私たちが意識的に行う行動を引き起こす**体性神経**と，私たちが意識しないところで働き，内臓の機能を調節したり，血管の収縮状態や汗腺の働き具合を調節している**自律神経**とに分類することもできます。

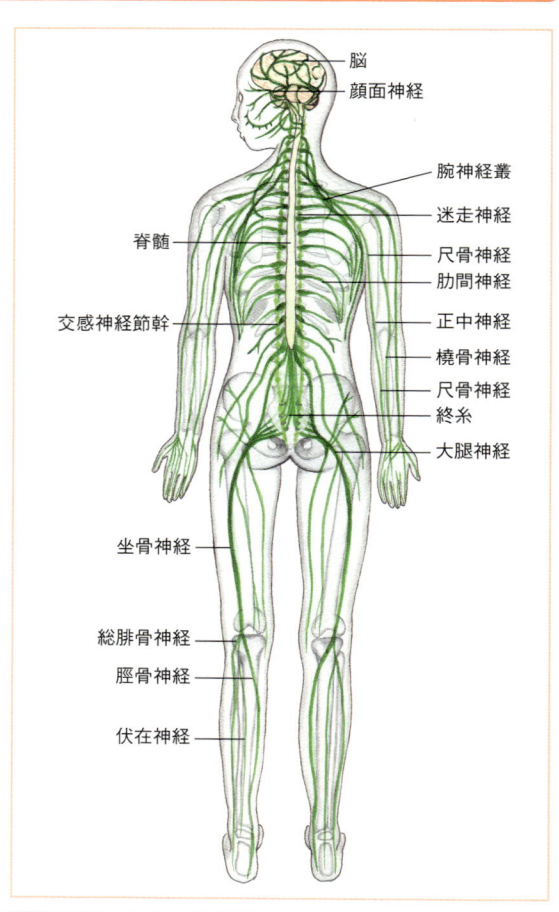

図16-1　全身の神経系

（脳／顔面神経／腕神経叢／迷走神経／脊髄／尺骨神経／肋間神経／交感神経節幹／正中神経／橈骨神経／尺骨神経／終糸／大腿神経／坐骨神経／総腓骨神経／脛骨神経／伏在神経）

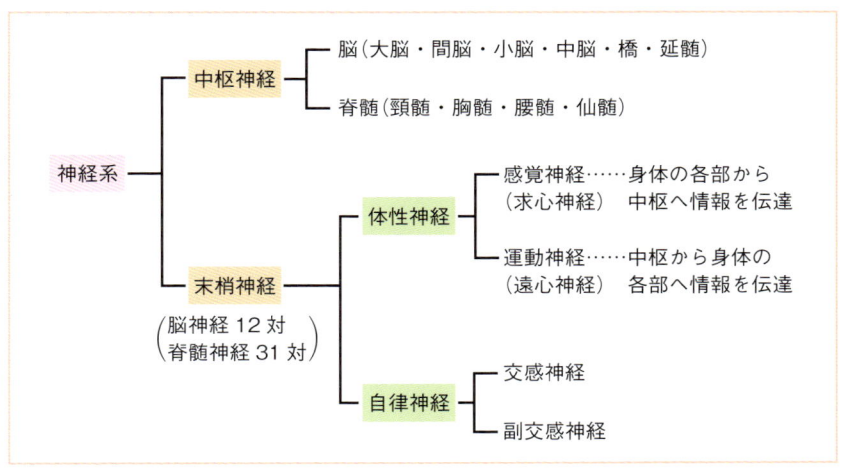

```
神経系 ─┬─ 中枢神経 ─┬─ 脳（大脳・間脳・小脳・中脳・橋・延髄）
        │            └─ 脊髄（頸髄・胸髄・腰髄・仙髄）
        │
        └─ 末梢神経 ─┬─ 体性神経 ─┬─ 感覚神経……身体の各部から
           （脳神経12対）          （求心神経）   中枢へ情報を伝達
           （脊髄神経31対）        │
                      │           └─ 運動神経……中枢から身体の
                      │              （遠心神経）  各部へ情報を伝達
                      │
                      └─ 自律神経 ─┬─ 交感神経
                                   └─ 副交感神経
```

図16-2　神経系の区分

## 交感神経と副交感神経の働き

自律神経はさらに**交感神経**と**副交感神経**とに分けられます。交感神経は脊髄の胸髄と腰髄から出て交感神経節で線維を替え，ほとんど全身の臓器に分布します。交感神経は身体運動をしたり，精神的に緊張した時に働き，「闘争と逃走」に備えます（➡ column26，p100）。一方の副交感神経は第Ⅹ脳神経である迷走神経がほとんど全身をカバーしており，直腸や膀胱，子宮などの骨盤内臓器だけは仙髄から出る骨盤神経が副交感神経としてその機能を調節しています。副交感神経はリラックスした時に働きが亢進します。

図16-3に交感神経と副交感神経の分布とその作用を示しました。おわかりのように，ほとんどの臓器が交感神経と副交感神経の両方の神経に支配されています。これを**二重支配**といいます。

そして交感神経と副交感神経とは逆向きの指令を発します。例えば交感神経は心臓に対しては心拍を速くする指令を，消化管に対しては消化液の分泌を抑え，消化管運動を抑制する指令を発します。これに対して副交感神経は心臓では心拍を遅くし，消化管では消化液の分泌と消化管の運動を促進させます。つまり各臓器の働き具合は両神経の刺激の強さのバランスが釣り合ったところに調節されることになります。このような支配を**拮抗支配**と呼びます。しかし物事には例外がつきもので，血管と汗腺には副交感神経は分布しておらず，交感神経の単独支配です。

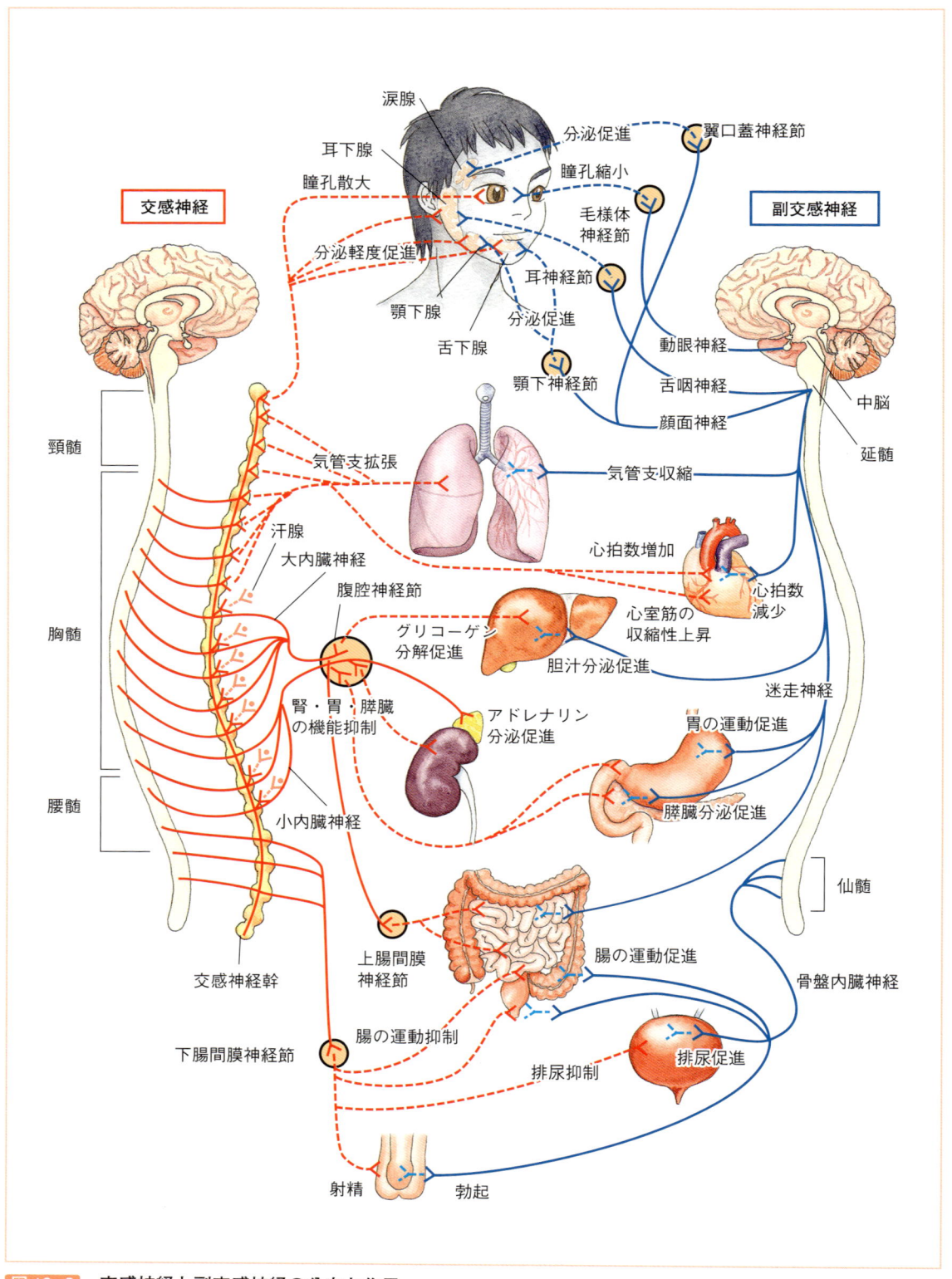

図16-3　交感神経と副交感神経の分布と作用

## Column 32　二重支配の血管

本文で「物事には例外がつきもので，血管（中略）は（中略）交感神経の単独支配で」あると書きました（→p121）。ところが，例外の中にも例外があり，唾液腺に行く血管と，陰茎や陰核などの勃起組織に行く動脈には副交感神経も分布しています。唾液は血液を材料にしてつくられます。そして物を食べる時に唾液分泌が増えるわけですから，その原料となる血流を増やす必要があります。この時に副交感神経が働いて唾液腺に行く動脈を拡張させるのです。唾液腺の血流量は安静時（物を食べていない状態）に比べて，最大で12倍ほどまで増加します。この増加率は骨格筋に次いで大きいものです（骨格筋では運動時に最大で20倍程度まで増加します）。唾液腺におけるこの血流増加は，副交感神経が興奮するお陰です。

陰茎に行く動脈にも副交感神経（骨盤神経）が分布しています。性的に興奮すると，この骨盤神経が興奮して一酸化窒素（NO）を放出して動脈を拡張させ，陰茎に流入する血流が増加します。これによって陰茎の容積が増大するのですが，この増大した陰茎容積によって静脈が圧迫され，静脈血の流出が妨げられます。つまり充血（動脈血の流入増加）とうっ血（静脈血の流出減少）が同時に起こり，これによって陰茎に血液が充満して勃起が完成します。NOはcGMPを介して動脈壁平滑筋を弛緩させて血管を拡張しますが，勃起不全治療薬であるクエン酸シルデナフィル（バイアグラ®）はこのcGMPの分解を阻害することによって勃起を促進します。

ここで勃起を引き起こすのが副交感神経であることにご注意ください。副交感神経は本来はリラックスした時に働く神経です。若い女性の読者にお願いします。初めての夜，彼の一物が立たなくても腹を立てないでください。彼は貴女に感激しすぎて交感神経優位になっているのです。副交感神経が充分に働けるよう，リラックスさせてあげればきっと大丈夫です。

なお，唾液腺と陰茎の動脈にだけ副交感神経が分布しているわけですが，美人を見ると男がよだれを垂らすのがそのせいかどうか，それは私も知りません。

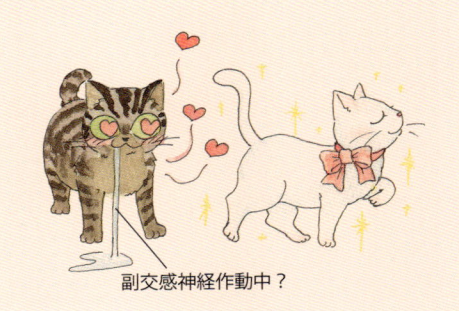

副交感神経作動中？

# 中枢神経

中枢神経は脊髄と脳からなっています（図16-4）。脊髄はすでに一部出てきていますが，頸髄，胸髄，腰髄，仙髄，尾髄に分けられ，脊髄の最後の部分は図16-1のように馬の尻尾のようになっていますので，馬尾と呼ばれます。脳は下から脳幹（延髄，橋，中脳），小脳，間脳，大脳に分けられます。

## 脊髄

脳から出た膨大な数の神経線維が脊髄を下降し，そして決められた高さで脊髄を出て末梢神経となって全身に分布します。運動神経などの遠心線維は脊髄の腹側から出，感覚神経などの求心線維は脊髄の背側から入って脳へと上行します（図

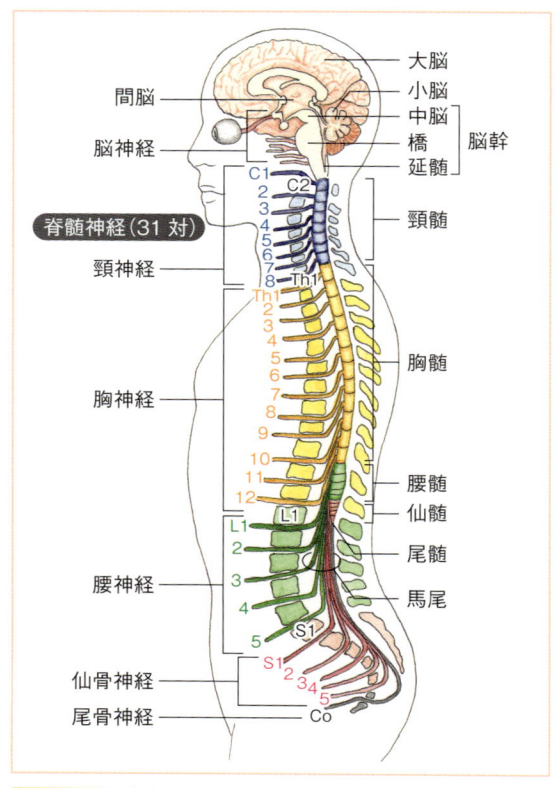

**図16-4** 中枢神経系

16-5）。ただし，脊髄は単なる神経線維の通り道なのではありません。脊髄にも多くの神経細胞があり，ここで重要な反射が引き起こされます。**排尿反射**や**排便反射**がそれであり，脊髄が損傷されると排尿や排便がうまくできなくなり，垂れ流し状態になります。

　排尿を例にとると，膀胱の充満により膀胱壁の伸展受容器が興奮し，その情報が仙髄にある排尿中枢に伝えられます。この排尿中枢から副交感神経である骨盤神経が出て，膀胱壁の平滑筋の収縮と，内膀胱括約筋の弛緩が引き起こされます（10章参照➡p80）。普段は大脳からの信号によってこの排尿中枢は抑制されていますが，トイレに入って排尿OKとなると，この大脳からの抑制が取れて排尿反射が引き起こされます。

　膝のお皿のすぐ下をゴムのハンマーで叩くと下腿が跳ね上がる**膝蓋腱反射**も，脊髄反射の代表的なものですが，もっと大切な脊髄反射があり，**屈曲反射**と呼ばれます。知らずに熱いやかんに触ってしまったり，画鋲を踏んでしまった時に思わず手を引っ込めたり，足を跳ね上げたりした経験がおありでしょう。ここで重要なのは「思わず」という点です。「アチッ」とか「イテッ」とか思う前に，すでに手や足を引っ込めているはずです。「これは熱い。このままでは熱傷する。ここは手を引っ

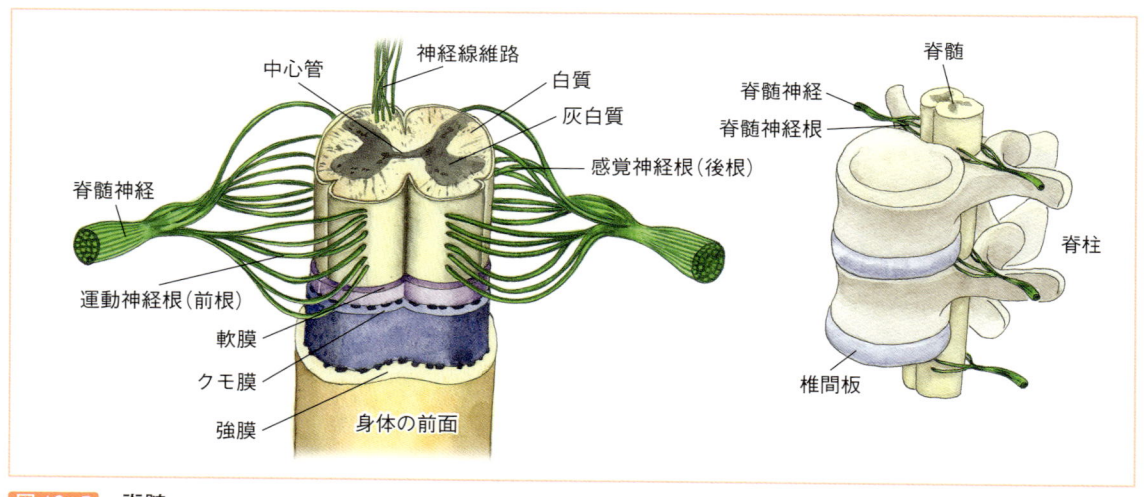

**図16-5** 脊髄

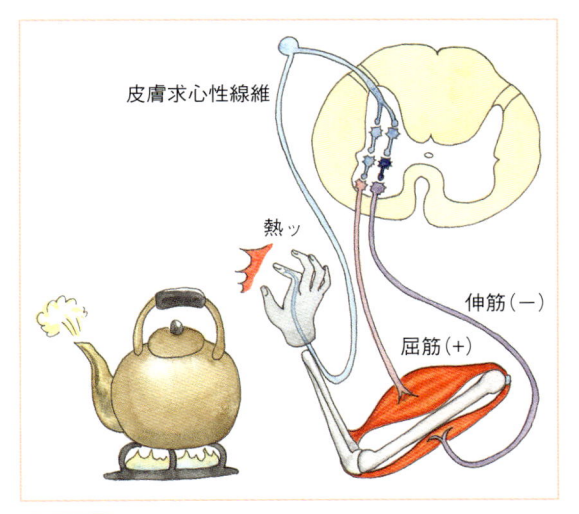

**図 16-6** 屈曲反射

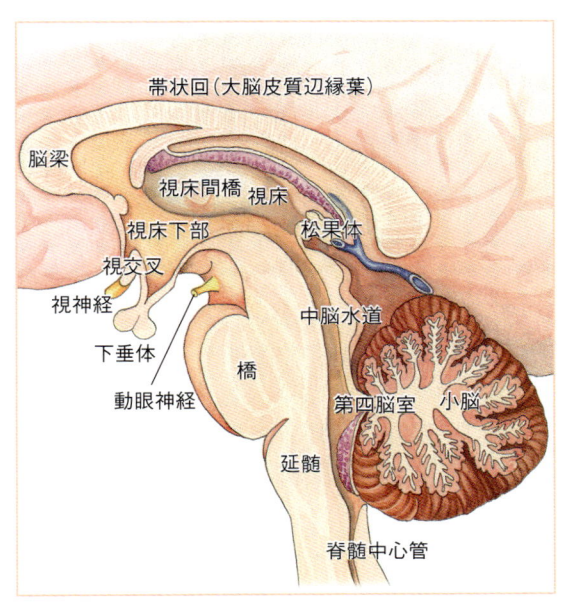

**図 16-7** 脳の正中断面

込めるに限る」とやっていたのでは手遅れになってしまいます。大脳で判断する前に脊髄レベルで反射が起こり（図 16-6），私たちの身体を守ってくれているのです。

## 脳幹

解剖学的には**延髄**，**橋**（きょう），**中脳**の3部分に分けられますが（図 16-7），機能的には連続しているので，生理学的にはまとめて脳幹と呼ばれることが多いです。脳幹には生命維持に直結する中枢が集中して存在します。呼吸中枢，心臓促進中枢と心臓抑制中枢，血管運動中枢，嚥下中枢，消化管の運動に関する中枢などです。例えば，私たちは意識しないでも，また眠っていても呼吸を続けています。これは呼吸中枢から規則的な吸息と呼息の指令が呼吸筋に送られているお陰です。

つまり生命維持という観点からは，脳の中での最重要部分であるといえます。農家の方々が田畑で働くときに，麦わら帽子の後頭部にタオルを垂らしていたり，熱帯を行進する兵士がヘルメットの後頭部にハンカチを垂らしているのは，この脳幹を日射から守るための極めて理にかなった行動といえましょう。

## 間脳

間脳は広い視床と狭い視床下部に分けられます（図 16-7）。**視床**は感覚情報の中継基地であるといえます。嗅覚を除くすべての感覚情報（視覚や聴覚，皮膚感覚などばかりでなく，筋肉の収縮状態であるとか，関節の曲がり具合などに関する情報も含まれます）が視床に集められ，ここで神経線維を替えて大脳皮質やその他脳の各部に送られます。感覚情報の大中継基地といえるでしょう。

### ●視床下部の働き

一方の狭い**視床下部**ですが，ここは極めて重要な仕事をしています。視床下部の仕事は，①生体恒常性の維持，②内分泌機能の調節，③本能行動の発現の3つに分類することができるでしょう。最初の生体恒常性の維持ですが，脳幹にある様々な生命維持のための中枢を介して，私たちの体内環境が一定に保たれるように調節しています。

例えば視床下部には体温調節中枢，摂食中枢と満腹中枢，飲水中枢などが存在します。体温調節中枢については 14 章（→p109）をご参照ください。**摂食中枢**は空腹感を引き起こすところで，しばら

く食事をしないと，この部分が興奮して空腹感を生じ，私たちを摂食行動に駆り立てます。一方，充分に食事をすると，今度は**満腹中枢**が興奮して満腹感を生じ，摂食行動を停止させます。これによって私たちは適度な栄養状態を維持できるのです。脳梗塞などで摂食中枢が障害されると，全く空腹感を感じなくなり，ぜんぜん食べないのでガリガリに痩せてしまいます。逆に満腹中枢が障害されると，いくら食べても満腹感が得られず，食べすぎて丸々と太ってきます。体内に水が足りなくなって，血漿の浸透圧が上昇すると，**飲水中枢**が興奮して私たちを水を飲む行動へと駆り立てます。同時に，この視床下部にある神経細胞から抗利尿ホルモンが放出され（出てくる部位は下垂体後葉です），腎臓に働いて尿からの水再吸収を増やして，尿中への水分の排泄を減少させます。

　視床下部は内分泌器官としても働いています。上記のように視床下部に細胞体がある神経細胞はその軸索を下垂体後葉に伸ばし，そこから抗利尿ホルモンとオキシトシンを分泌しています。さらに視床下部は下垂体からのホルモン分泌を促進したり抑制したりするホルモン（成長ホルモン放出ホルモン，甲状腺刺激ホルモン放出ホルモンなど）を分泌しています。私たちの内臓機能を調節したり，体内環境を一定に保つように働いているのは自律神経とホルモンですが，視床下部は神経系と内分泌系との接点であるといえるでしょう。

　視床下部は大脳辺縁系とともに，性行動などの本能行動を引き起こす部位でもあります。また情動にも関係しており，恐怖や怒りの表情発現と，それに伴う自律神経活動の変化（心拍数の増加など）を起こします。さらに，報酬系と懲罰系も視床下部に存在します。何か困難な仕事に立ち向かいそれに成功した時，私たちはとても気分が良くなります。この快楽感を引き起こすのが報酬系，逆に失敗した時の落ち込んだ気分を引き起こすのが懲罰系です。私たちはできるだけ報酬系が刺激され，懲罰系が刺激を受けないように日々頑張っているわけです。何だか視床下部に突き動かされて毎日を送っているようなものですね。

## Column 33　満腹中枢の障害

　満腹中枢が障害されてしまった症例が報告されています。40歳代の専業主婦でした。夫から毎月1か月分の食費を預かってやりくりしていたのですが，いつの間にか，いくら食べても満腹にならないようになってしまいました。へそくりをつぎ込んでもアッという間に食費でなくなってしまいます。夫に食費の値上げを頼み，いったんはOKしてもらったのですが，それでも足りません。とうとう主婦は万引きに走るようになりました。うまく行くこともありますが，当然見つかってしまうことも度々です。

　主婦はあまりに何度も万引きを繰り返すので，留置場に入れられてしまいました。留置場ですから3食決められた量の食事しか出てきません。空腹に耐えかねてとうとう主婦はいったん食べた物を吐き出して，再び食べるという行動をとるようになったのです。これを見てさすがに看守も異常に気付き，精密検査をしたところ，視床下部に腫瘍が見つかったそうです。腫瘍に圧迫されて満腹中枢が働かなくなっていたのです。太ることよりもはるかに悲惨なことが待っています。

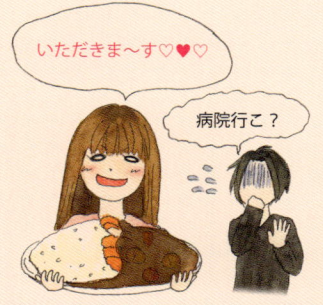

## Column 34　脂肪とホルモン分泌の関係

　女の子の卵巣も，男の子の精巣も生まれた時，つまり新生児期にはすでに完全に機能できる状態にまで成熟しています。しかし実際には思春期になるまでは機能しはじめません。これを女の子を例にとって説明しましょう。なんで女の子を例にとるかというと，女性の場合は初潮，閉経といったように極めて時期がはっきりしている，つまりメリハリがきいているからです。男の場合は，いつの間にか成熟し，そして年をとっても低下はしますが，いつまでもダラダラと生殖機能を維持し続けます。そのせいで中年男のいやらしさ，助平じじい，などが生まれるのでしょう。私としては女性のような潔いあり方が好きなのですが…。

　ところで本題に戻ります。女性の初潮の問題です。最初に書きましたように，生まれたその最初から卵巣は完全に機能できる状態にありますが，機能していません。それは下垂体から出るホルモン，**性腺刺激ホルモン（ゴナドトロピン**という）が分泌されていないからです。性腺とは女性では卵巣，男性では精巣のことです。ではなぜゴナドトロピンが出ないかというと，視床下部から分泌されて下垂体からゴナドトロピンを分泌させる**ゴナドトロピン放出ホルモン（GnRH）**が分泌されていないからです。ではなぜ，視床下部からGnRHが分泌されないのでしょうか。ここに興味深いデータがあります。

　ノルウェーでのちょっと古い調査結果ですが，1830年の調査では初潮を迎える女の子の年齢の平均は17.0歳でした。これが1950年の調査では13.5歳にまで早くなっていました。ところが，初潮を迎えた時の体重の平均は全く同じ47kgだったのです。時代が進むにつれて栄養状態が良くなり，早く体重が増えて47kgに達する時期が早まったと考えられます。つまり視床下部は女の子の体に脂肪がついて体重が47kgを超えると，妊娠に耐えられると判断してGnRHを分泌しはじめ，性的な成熟を引き起こすらしいのです。日本人の場合はノルウェー人よりも体が小さいですから，初潮を迎える時の体重はもっと少ないことでしょう。

　視床下部のこの役割は，成熟した女性でも見られます。マラソン選手などで激しいトレーニングによって身体をしぼり，脂肪が極度に減ると月経が止まってしまいます。神経性食思不振症でも同様です。つまり体脂肪が少なすぎると，妊娠に耐えられないと視床下部が判断してGnRH分泌を停止して排卵を止めるのです。視床下部のGnRH分泌をONにするかOFFにするかは，脂肪細胞が分泌するホルモンであるレプチンの濃度によって決まるようです。脂肪が充分に付いて血中のレプチン濃度が高まると，GnRH分泌のスイッチが入るのです。このようにして視床下部は，ホルモン分泌を調節することによって女性の体を守っているのです。

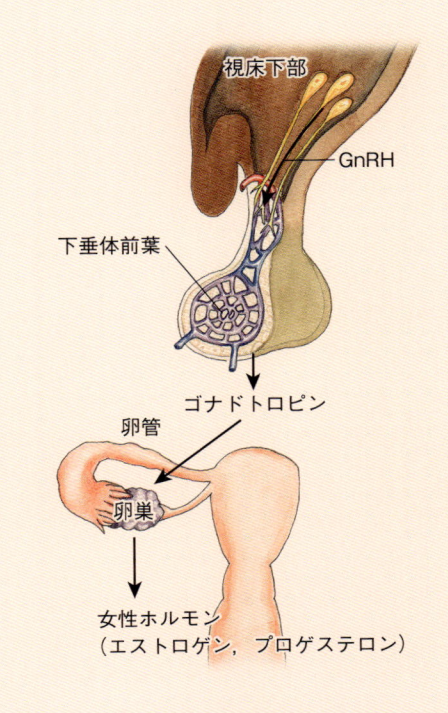

# 17 神経系 2
## 中枢神経（大脳・小脳）

ここでは大脳と小脳の話をしましょう。大脳は意識や記憶を司り，ヒトでは特に大きく発達しています。頭が大きすぎるために生まれる時はお母さんの産道をなかなか通ることができず，初産ではお産に 10 時間以上かかるのが普通です。こんな難産の動物は他にいません。

小脳もヒトではよく発達しています。小脳は大脳を補佐して筋肉の収縮状態を調節し，円滑な運動を可能にしてくれます。補佐だからと言って馬鹿にしてはいけません。小脳がちゃんと働いてくれなくては，私たちは立つことすらできなくなってしまうのですから。

## 大脳

ヒトをヒトたらしめているもの，万物の霊長などと威張って文明を発達させ，他の多くの動物たちを絶滅に追いやっているもの，それが大脳です。一方で素晴らしい芸術や文化を生み出し，iPS 細胞のような人類に幸福をもたらす科学を発展させているもの，それも大脳です。ヒトでは大脳の働きがあまりに目覚ましいものですから，「脳」といったら「大脳」を指すことが一般的です。後で触れますが，「右脳と左脳」「男の脳と女の脳」といった時の「脳」は「大脳」です。

大脳に限らず脳では表面に神経細胞が集まっており，皮質あるいはその色調から**灰白質**と呼ばれます。脳の中心部は神経線維が走っており，**白質**と呼びます（髄質と呼ぶことはほとんどありません）。白質の中にも神経細胞が集まっている部分がいくつかあり，それは核（尾状核，弓状核など：細胞の中にある核とは関係ありません）とか，球（淡蒼球など），質（黒質など）などと呼ばれ，大脳の中心部にあるものをまとめて**大脳基底核**と呼びます（図 17-1）。大脳基底核は筋運動の企画と制御に関わる部分で，ここが障害されるとパーキ

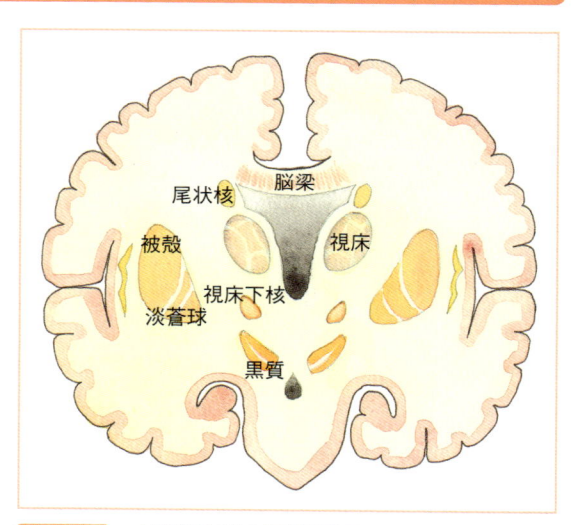

**図 17-1** 大脳基底核の冠状断面

ンソン病やハンチントン病など不随意運動が出現したり，随意運動の開始が困難になったり，といった症状が出現します。

### 脳の分類

大脳は左右の半球に分かれています。これがい

わゆる右脳と左脳です。左右の大脳半球は**脳梁**という太い神経線維束によって連絡しており(図16-7, 17-1)、情報の交換を絶えず行っています。左半球が優れている機能としては言語機能、計算機能、論理的推論などがあり、右半球は音楽的能力、他人の顔の認知、立体的構成の把握などに優れています。ただ、言語機能を除いては左右の差はそれほど大きくはなく、近頃はやりの「右脳を鍛えよう」というブームには、ほとんど科学的根拠はありません。

さて、左右の大脳半球ですが、たくさんの皺が入っており、これによって大脳皮質の面積を大きくしています。そして太い溝によって大脳半球を**前頭葉**、**頭頂葉**、**後頭葉**、**側頭葉**、そして表面からは見えませんが、大脳の奥のほうにある**辺縁葉**の5つに分けます(図17-2)。大脳の特徴ですが、部位によってその役割が決まっており、これを**機能局在**と呼びます。

### ●前頭葉

前頭葉の前方の部分は「意志・意欲の座」とも呼ばれ、何かを「やろう」という意志・意欲が生まれる部分です。かつて凶悪な犯罪を繰り返す人に対して、この部分を切断する手術が行われたことがあります。この部分を切除すると、計算や記憶などの知能は全く低下することなく、大変おとなしくなるそうです。しかし命令されなくては何もできないロボットのようになってしまうのです。この手術はロボトミーと呼ばれますが、あまりに非人道的であるとして、今ではもちろん行われていません。

前頭葉の後ろのほうは**運動野**と呼ばれ、全身の骨格筋に収縮指令が発せられる場所です。ここでも機能局在がはっきりしており、図17-3左のように場所によって支配する体の部分が決まっています。脳外科の手術の際などに、例えば右の小指を支配する部分を電気刺激すると、右の小指が動きます。手の指や顔面など微妙で細かい動きを必要とする部分の面積が広いのが特徴です。

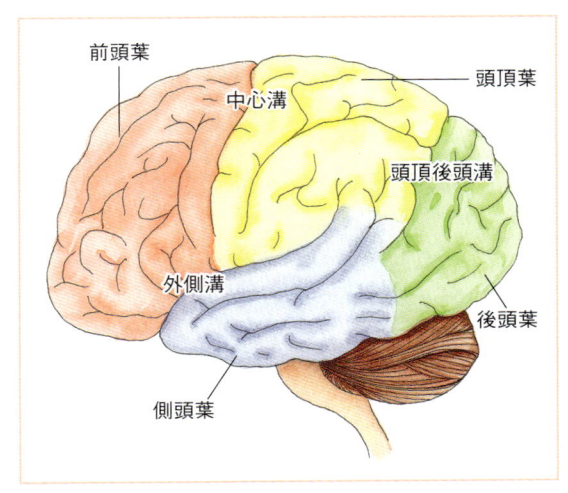

**図17-2** 脳の左外側面

### ●頭頂葉

頭頂葉の最も前方、前頭葉の運動野と対面する部分が**体性感覚野**です。ここで皮膚感覚や関節の動きなどが知覚されます。ここも機能局在がはっきりしており(図17-3右)、手指と口唇部分の面積が広く、この部分の感覚が鋭敏であることを示しています。それ以外の部分は**連合野**で、感覚情報を認識、記憶、分析して学習や判断を行う部分です。

### ●後頭葉・側頭葉

後頭葉はほとんどすべてが視覚に関係しています。眼で見たものを視覚として認識するのがこの部分です。この部分が壊れると、眼球や視神経が全く正常であったとしても、なにも見えなくなってしまいます。一方で、側頭葉の上のほうの部分は聴覚を司っており、ここにも記憶や判断などの連合野が広がっています。

### ●辺縁葉

最後の辺縁葉は系統発生学的に古く(つまり原始的で)大脳の奥にあり、視床下部とともに本能行動や情動に関係しています(図17-4)。皮膚感覚や視覚、聴覚、味覚などが系統発生学的に新しい大脳皮質で処理されるのに対し、嗅覚だけはこの辺縁葉で処理されます。このため他の感覚は言

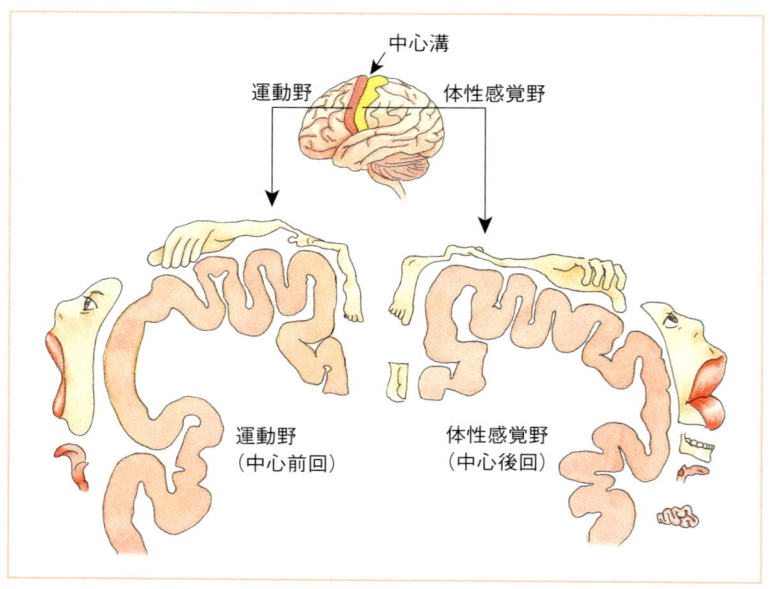

図17-3　運動野と体性感覚野の体部位局在

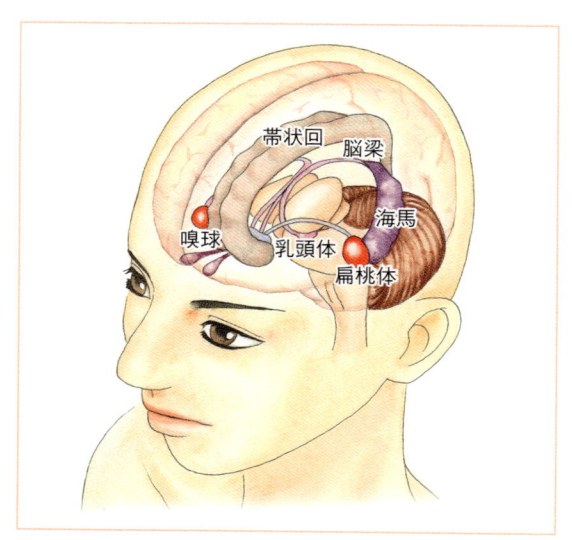

図17-4　辺縁葉

語化して詳細に表現できるのに対し，嗅覚は言語化が難しく，せいぜいバラの花の香り，などと他の臭いに例えるか，良い臭いか，悪い臭いか，程度にしか表現できません。また，感情や性的なこととも密接に関係しており，「お前は臭いぞ」などと言おうものなら，相手は恥ずかしくて身を縮めるか，怒って殴りかかってくるかのどちらかでしょう。

### 言語中枢

　話が戻りますが，先ほど書きましたように言語中枢は大部分の人で左半球にあります。言語中枢には2つあり，前頭葉の運動野の下の部分に**ブローカの中枢**と呼ばれる運動性言語中枢，そして頭頂葉下部から側頭葉にかけて**ウェルニッケの中枢**と呼ばれる感覚性言語中枢があります(図17-5)。

　脳梗塞や脳出血などでブローカの中枢が障害されると，言葉の意味はわかるのですが，しゃべれなくなってしまいます。これを失語症といいます。例えば「ナンバーワンにならなくてもいい，もともと特別なオンリーワン」と書いた紙を見せて，これを読みなさいと言っても，声に出して読むことができません。ところが音楽的能力は右半球にあります。このため面白いことに「世界に一つだけの花」を歌ってごらんと言うと，歌詞つきで歌える場合があるそうです。

　ウェルニッケの中枢が障害された場合はもっと

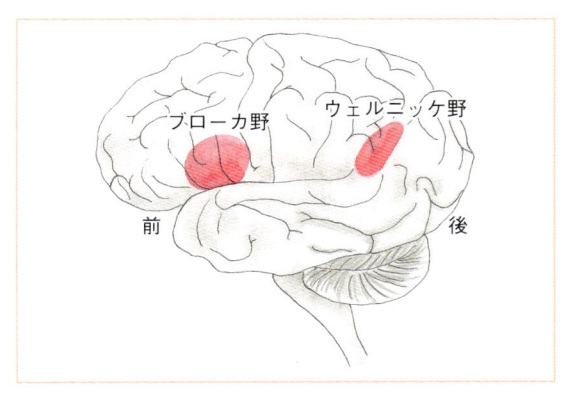

図 17-5　大脳皮質の機能局在

深刻です。こちらは言葉の意味がわからなくなります。日本語を聞いても，習ったことのない外国語を聞いているようなもので，チンプンカンプンです。しかしそれにとどまらず，ほとんどの知的活動は言語機能に基づいているため，つまり言葉に出さなくても頭（大脳）の中で言葉にして考えているため，この部分が障害されると認知機能が低下してしまいます。

## 男の脳と女の脳

これには確かに違いがあります。今しがた話題にした失語症を例にとりましょう。男性のブローカの中枢はきっちりと1か所にかたまっていますが，女性のブローカの中枢は広く，散漫に広がっています（図17-6）。このため，男性ではブローカの中枢が障害されると完全な失語症になってしまうのですが，女性の場合は範囲が広いため，完全な失語症になることは稀で，ある程度言語機能が維持されるのが普通のようです。やはりおしゃべりの能力は女性のほうが上のようですね。

男女の脳，というか思考の違いについては，アランとバーバラのピーズ夫妻が書いた『話を聞かない男，地図が読めない女』，その続編である『嘘つき男と泣き虫女』（ともに，主婦の友社）を一読されることをお勧めします。科学書ではなく一般向けの本ですが，男女の思考回路の違いについてうなずけるところがたくさんあります。もう少し早くこの本を読んでいたなら，異性の思考がわかり，私たち夫婦間の過去の喧嘩の回数もずいぶん減ったことだろうと思います。

### ●性同一性障害

男女の脳が決定的に違うことがわかるのは，性同一性障害で悩んでおられる人々の存在です。身体はれっきとした男なのですが，本人は自分が女であると確信している。逆に身体は女で子どもも産めるのですが，自分は男であるとしか思えない。つまり，男の身体に女の脳が宿ってしまったり，女の身体に男の脳が宿ったりしてしまうことがあります。これは趣味や嗜好の問題ではありません。ヒトでは女が子どもを産み，乳で育てると

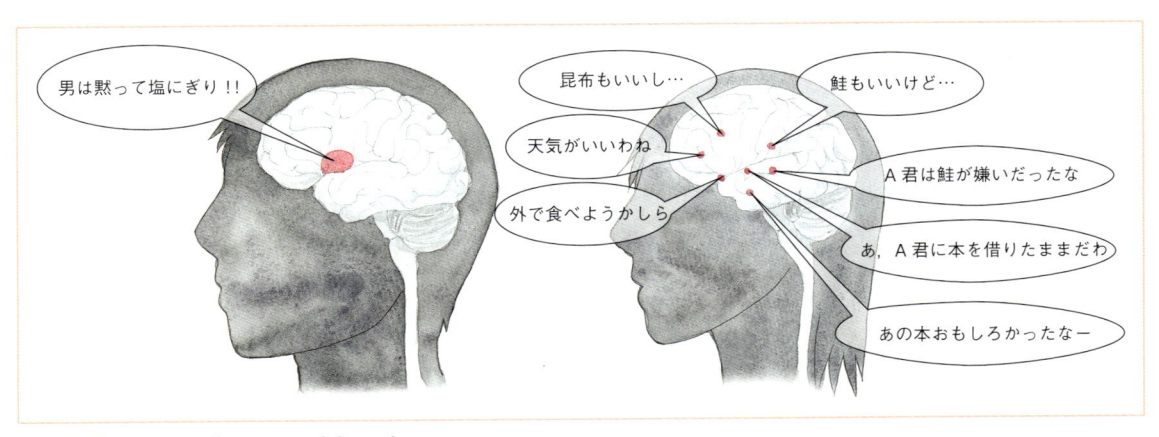

図 17-6　男女のブローカの中枢の違い

## Column 35　夫婦間の摩擦を避けるには…

　男女の思考回路の違いと，それに伴う摩擦について，これは本文で触れたピーズ夫妻の著書から得た知識です。女性は言い争いの中でよく質問を発します。例えばこんな具合です。

妻：こんどの日曜日，服を買ってくれない？
私：エッ，このあいだ買ったばかりじゃないか。
妻：だってお気に入りだったこのスーツ，ウエストが入らなくなっちゃったんだもの。
私：ウーン。しかしなあ…。
妻：どうして私，太っちゃうの？

　さあ，質問です。男性は質問に対しては真面目に答えようとします。しかしそれをやっていると会話はこんな具合に進んでいきます。

私：それは摂取するカロリーと消費するカロリーとのバランスが取れていないせいだよ。食事の量を減らすか，もっと運動してカロリーの消費を増やせば太らないと思うよ。
妻：そんなこと知ってるわよ。それができないから困ってるんでしょ。減らそうと思ってもつい美味しくて食べちゃうし，ジムに通ってもすぐに飽きちゃって続かないんだもの。私どうしてこんなに意志が弱いの？

　また質問です。でも私にも答えられっこありません。だんだん腹が立ってきて，

私：そんなこと俺が知るわけないだろ。

とやると，

妻：あなたってなんて冷たいの。1か月前だってあなたったら…（古いことをよく憶えていて蒸し返すのも女性の特徴です）。

となって喧嘩の始まりです。女性の質問には真面目に答えようとしてはいけません（学校での質問は別です）。最初の質問「どうして私，太っちゃうの？」には，こう答えればよいのです。

私：どうしてだろう。でも今の君も素敵だよ。

　どっちにしても服を買わされる結果となることに変わりはないのですから。

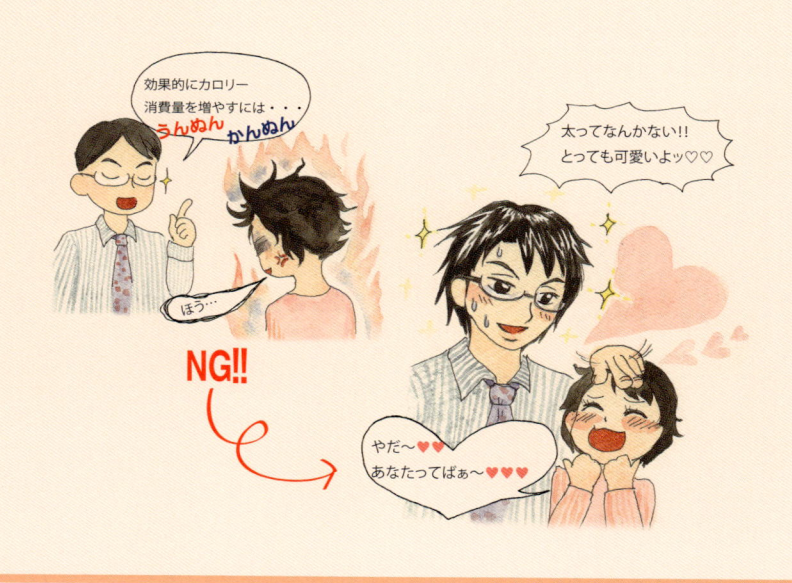

いう生物学的な違いを除いては男女の役割の違いが少ないのでわかり難いのですが，ライオンで考えてみましょう。

ライオンは一夫多妻で，狩りは雌ライオンが集団で行います。雄ライオンは日がな一日のんびりと昼寝をしており，他の雄ライオンに雌をとられないようにだけ警戒しています（雄ライオンにも我々の知らない気苦労があるのかもしれませんが）。雌ライオンの身体に雄の脳が宿ってしまったらどうでしょう。ゴロゴロと昼寝をしていたいのに，狩りに行かねばなりません。これは苦痛でしょう。たてがみの生えた雄ライオンの身体に雌の脳が宿った場合も大変です。みんなと一緒に狩りをしたいのに，仲間に入れてもらえません。「なによ，あんた雄でしょ。あっち行ってなさいよ」と追い払われてしまいます。「私，喧嘩は嫌いなの」と思っていても，他の雄ライオンが牙をむいて向かってきます。これも大変です。

実際にライオンでも性同一性障害があるのかどうか知りませんが，野生では生きてはいけないでしょう。ヒトにおいては，その存在は公に認められており，専門医師による性同一性障害との診断を受ければ，戸籍の性別も変更することができます。脳を取り換えることは不可能ですので，身体のほうを手術やホルモン療法により，脳と同じ性に近い形に作りかえることもできます。

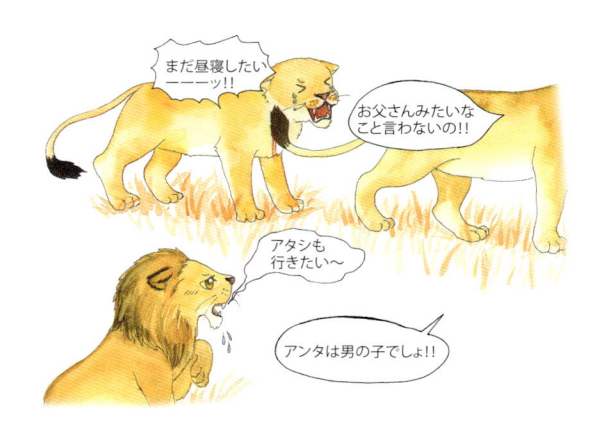

## 小脳

小脳は姿勢の制御や運動の調節を行っています。この点で誤解されている方が多いのですが，小脳は直接に筋肉に指令を発して姿勢や運動を調節しているわけではありません。運動の指令はあくまでも大脳皮質，運動野から発せられます。座っていた椅子から立ち上がる場合を考えてみましょう。運動野から下肢の筋肉に向かって活動電位（指令）が出され，これによって大腿では伸筋が収縮，屈筋が弛緩し，下腿では逆に伸筋が弛緩，屈筋が収縮して立ち上がることができます。ところが収縮が弱すぎるとお尻が持ち上がりませんし，強く収縮しすぎると飛び上がってしまったり，前につんのめってしまいます。あるいは右足の力が少しでも強すぎると，体は左に傾いてしまいます。私たちはいちいち筋の収縮状態を考えながら（考えるのは大脳の仕事です）椅子から立ち上がっているわけではありません。自然に立ててしまうのです。これを可能にしてくれているのが小脳です。

### 小脳の運動調節機構

大脳からの運動の指令は筋肉だけに行くわけではなく，そのコピーが小脳にも送られます。つまり「今，こんな指令を送りましたよ」と大脳が小脳に連絡してくれるわけです。一方，身体の傾き具合（内耳からの平衡覚），筋肉の収縮状態，関節の曲がり具合などの感覚情報も大脳（頭頂葉の感覚野）のみならず，小脳にも送られます（図17-7）。小脳はやろうとしている行動（運動野からの指令）と，その瞬間に実際に行っている動作（感覚器からの情報）とを対比して，両者の間のズレを瞬時に検出し，その誤差情報を大脳に送ります。「大

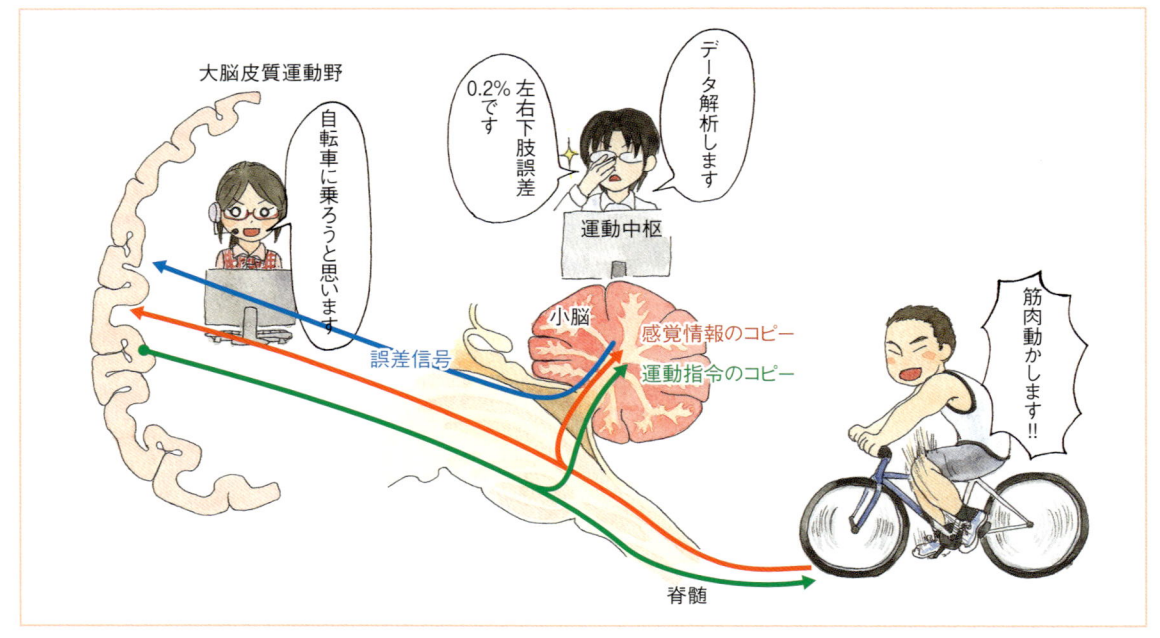

**図17-7** 小脳の運動調節機構

腿の伸筋の収縮が強すぎるぞ」とか「右足に力が入りすぎていて，このままじゃ体が傾くぞ」といった具合です。この誤差信号に応じて大脳皮質は指令の強弱を自動的に調節するのです。

　この小脳の働きを理解するには，自転車に乗る練習をしていた頃のことを思い出していただければよいでしょう。初めて自転車に乗った時はどうだったでしょう。自転車が右に傾いて倒れそうになると「ワッ，このままじゃ倒れる！ハンドルを右にきろう」と思ってハンドルを右にきる。目の前に家の塀がせまると「キャー，ぶつかる」と思ってあわててハンドルを左にきり，体も左に傾ける。といった具合で，とてもぎこちない運転だったはずです。ここで重要なのは2回出てきた「〜と思って」という点です。「思う」のは大脳です。つまり初めて自転車に乗った時は大脳だけで自転車を操作しようとしていたために，非常にぎこちない運転になっていたのです。ところが練習を続けていると，次第に自転車をこぐのがうまくなっていきます。これは小脳が自転車こぎという新しい運動に慣れ，誤差情報をうまく大脳に送れるよ

うになるからです。こうなると筋肉の動きが自動的にコントロールできるようになりますから，大脳は先ほどの「〜と思って」の仕事から解放され，「今夜の食事は何にしようか」などと別のことを考えながらスーパーに自転車をこいで行けるようになるのです。水泳についても同様です。また，自分自身のこととしては覚えていませんが，1歳前後の幼児が立ち歩きを始めた頃，ヨチヨチと頼りなく歩き，ちょっと気が逸れるとストンと尻もちをついてしまいます。見ていて微笑ましいものですが，あれも立って歩くという新しい運動を，小脳と大脳による自動操縦で可能にするよう，一所懸命に練習しているのです。

### 小脳記憶は忘れない

　小脳のすごいところは，大脳と違っていったん覚えたら忘れないことです。自転車にいったん乗れるようになれば，何年も自転車に乗らなかったとしても，自転車にまたがればすぐにスイスイとこいで走ることができます。水泳についても同様で，一回泳げるようになれば，忘れてしまって溺

れる事態に陥ることは一生ありません。

「私の大脳も，小脳みたいに優秀だったらいいのに」ですって？　とんでもありません。忘れることはとても大切なことです。私たちの日常にはたくさんのイヤなこと，悲しいこと，苦しいこと，恥ずかしいことが充満しています。これを全部忘れずに覚えていたら，大変なことになります。大脳はこれらのことをどんどん忘れることによって，私たちの心の平安を保ってくれているのです。せっかく覚えたつもりだったのに試験の時にはすっかり忘れていたなど，些細なことです。

## Column 36　脳が直に頭蓋骨に入っていたら…

　脳はとても大切な臓器ですから，頭蓋骨という硬い骨でほとんど完全に囲まれ，厳重に守られています。しかしそれだけでは不十分です。脳は豆腐のように柔らかい組織です。ちょっと年輩の読者ならご存じだと思いますが，昔はお豆腐屋さんに豆腐を買いに行く時には鍋を持っていきました。お豆腐屋さんはその鍋に水を入れたうえで，そこに豆腐を入れてくれます。帰り道では水をこぼさないように，そろりそろりと歩いたものです。現代でもスーパーで売っている豆腐のパックには水が入っています。これは水が外部からの衝撃を緩和してくれるからです。豆腐を水なしで鍋に入れた場合，鍋を強く叩くと鍋は凹まなくても中の豆腐はグシャッとつぶれてしまうでしょう。豆腐を脳，鍋を頭蓋骨に置き換えても同じことです。頭蓋骨と脳の間に緩衝作用のある液体が存在する必要があります。それが**脳脊髄液**です。脳脊髄液は脳の中心部分にある空洞（脳室といいます）で血液が濾過されてつくられます。そして脳表面に流れ出して頭蓋骨と脳との間を満たして循環しています。

　脳脊髄液には緩衝作用の他に，もう1つの重要な働きがあります。普段は片手だけを床につけて全身を持ち上げることは，体操の内村航平君なら可能でしょうが，私たち大部分の人間にはできません。しかしお風呂の中でなら可能です。これは水による浮力が働いて体が軽くなるからです。脳の重さは人による多少の違いはありますが，だいたい1.5 kgです。もしこれが直接頭蓋骨の上に乗っていたら，脳の底部にある血管は押しつぶされて血液が流れなくなってしまいますし，視神経など脳から直接出入りする脳神経もつぶれて機能できなくなるでしょう。ところが脳は頭蓋骨の中で脳脊髄液という液体に浸かっています。このため浮力が働いて，実質的な脳重量はたったの50 gになっているのです。これなら血管も脳神経もつぶされることはありません。

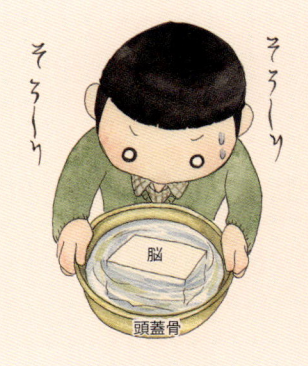

# 18 受精・妊娠と胎児の発生

　何度も書いていますが，私たち人間の身体は，それぞれの役割に応じてさまざまな形となった約60兆個の細胞で構成されています。ところがこの膨大な数の細胞群も，もとはといえば，たった1個の受精卵が細胞分裂を繰り返してできあがったものです。本章では卵と精子の出会いから，赤ちゃんの誕生に至るまでをかいつまんで見ていくことにしましょう。

## 減数分裂と生殖細胞の形成

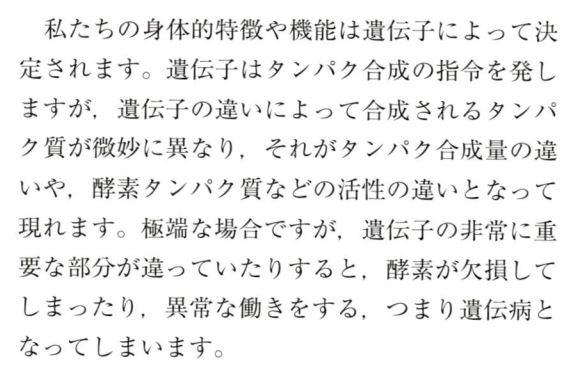

　私たちの身体的特徴や機能は遺伝子によって決定されます。遺伝子はタンパク合成の指令を発しますが，遺伝子の違いによって合成されるタンパク質が微妙に異なり，それがタンパク合成量の違いや，酵素タンパク質などの活性の違いとなって現れます。極端な場合ですが，遺伝子の非常に重要な部分が違っていたりすると，酵素が欠損してしまったり，異常な働きをする，つまり遺伝病となってしまいます。

　細胞の核の中には染色体が入っています。ヒトの場合，染色体は46本ありますが，そのうちの44本は**常染色体**と呼ばれ，大きさと形が同じ2本ずつの対になっています。遺伝子は，これらのうちの決められた染色体の決められた場所に乗っています。ABO式血液型を例にとると，血液型を決定する遺伝子にはAとBの2種類があり，片方の染色体に乗っている遺伝子がAで，もう片方にもAが乗っていればAA，何も乗っていなければAOとなって血液型はA型となります。片方の染色体にAの遺伝子，他方にBの遺伝子が乗っていればAB型，両方に血液型の遺伝子が乗っていなければO型となります（図18-1）。

　そして46本の染色体のうちの残りの2本が性を決定する**性染色体**で，X染色体とY染色体とよばれます。女性の場合はX染色体が2本で，

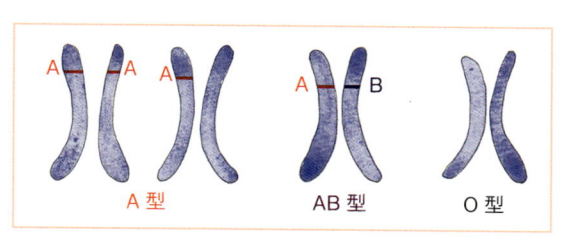

図18-1　ABO式血液型決定遺伝子

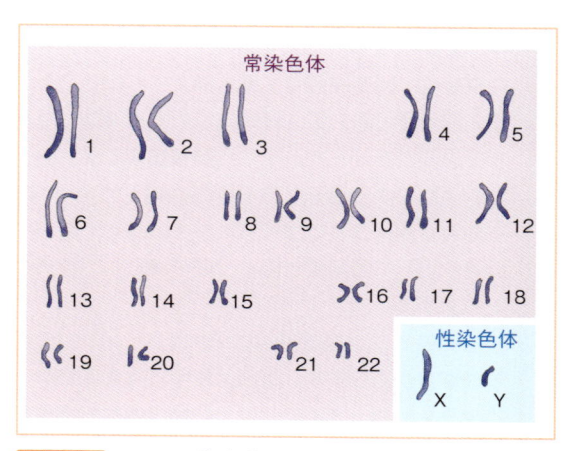

図18-2　ヒトの染色体

常染色体と同様に対になっているのですが，男性の場合はX染色体1本とX染色体のかけらのようなY染色体からなっています(図18-2)。

皮膚などでは絶えず細胞分裂が行われ，古い細胞は剥がれ落ちて新しい細胞に置き換わっているのですが，このような細胞分裂の際には，まず染色体の複製が作られて染色体の数が2倍の92本となってから新しい細胞2個に分かれ，染色体数は再び46本に戻ります。ところが卵や精子などの生殖細胞が作られる場合はこの複製が行われず，対になる染色体は分かれて新しい細胞に引き継がれます。このため染色体の数は半分の23本になります。このような細胞分裂のことを**減数分裂**と呼びます。女性の体内で卵ができる場合は2本のX染色体が半分になるので，卵は必ずX染色体を1本持っていることになります。ところが男性の体内で精子が形成される場合はX染色体とY染色体が分かれていきますので，X染色体を持つ精子と，Y染色体を持つ精子が同数できることになります。

## 女性の性周期

女性は平均28日の周期で，通常は左右の卵巣から交互に排卵を起こします。この間に起こる現象を図18-3にまとめました。卵とそれを取り囲む顆粒細胞とからなる卵胞が次第に成熟していく(図18-3a)につれて，卵胞からの**エストロゲン**(女性ホルモンの一種)分泌が増加していきます(図18-3b)。このエストロゲンの作用によって子宮内膜が増殖して厚くなっていきます(図18-3c)。月経開始から14日目に卵胞が破裂して卵が腹腔内に放出されます。これが**排卵**です。排卵後の顆粒細胞には脂肪が取り込まれて黄色となり，これが**黄体**と呼ばれます。黄体からは**プロゲステ**

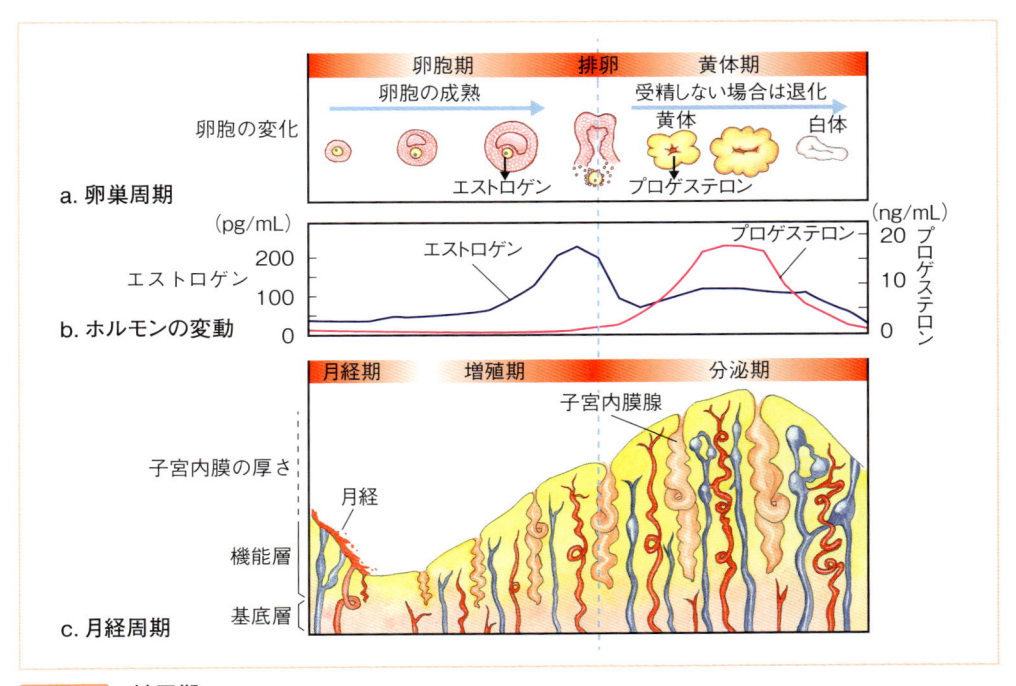

**図18-3** 性周期

ロン（これも女性ホルモンの一種）が分泌され，このプロゲステロンの作用によって，子宮内膜ではグリコーゲンに富んだ分泌液が分泌されるようになります。受精した卵が着床しやすいように，ふかふかのベッドを用意しているようなものです。妊娠が成立しないと，このふかふかベッドは剝がれ落ちてしまいます。これが**月経**です。

## 受精と卵の着床

腹腔に排卵された**卵**は**卵管采**によって卵管内に取り込まれます(図18-4)。卵管采は何本もの指状の突起からなっており，この突起の動きによって生じた腹腔内の流れによって卵が卵管内へと押し流されるのです。ちょっと頼りないようにみえますが，なかなかすごいしくみなのです。ある病気のために，片側の卵巣（ここでは一応右の卵巣ということにしておきましょう）を切除し，反対側つまり左の卵管を結紮した女性がいたのですが，この女性はこの手術の後で2児をもうけることができたそうです。つまり，左の卵巣から排卵された卵が，子宮を半周して右の卵管采から卵管に取り込まれたとしか考えられないのです。

一方の男性ですが，精巣では1日に約3,000万個の**精子**が産生されています。そして1回の射精で2〜5 mLの精液，精子の数でいうと1〜5億個（もちろん，禁欲期間によって変わります）の精子が腟内に放出されます。精子(図18-5)は鞭毛の尾を打ち振って子宮に向かいますが，射精された精子の90％は腟内で死滅してしまいます。さらに子宮を上行して卵管の入り口まで到達できるのが1,000〜5,000個，そして受精の場所となる卵管膨大部にまで至るのは100〜200個に過ぎないのです。そしてその中の幸運な1個の精子が卵と受精するのです。23本の染色体を持つ卵と同じく

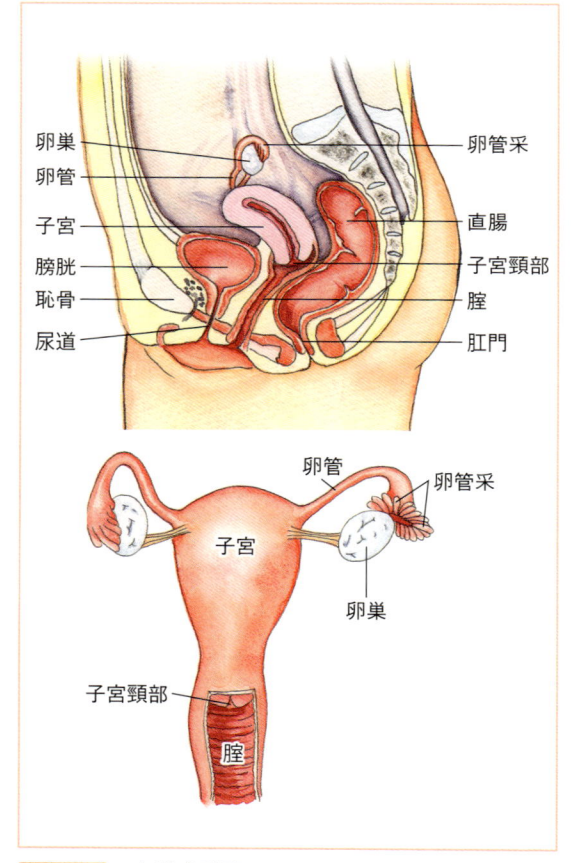

図 18-4　女性生殖器

図 18-5　精子

23本の染色体を持つ精子とが合体するので，**受精卵**は成人と同じ46本の染色体を持つことになります。ここで，X染色体を持つ精子が卵と受精すると，卵の持つX染色体と合わせてXXとなり，女の子になります。一方でY染色体を持つ精子が受精すると，XYで男の子が生まれます。

受精卵は細胞分裂を繰り返しながら卵管をゆっくりと子宮のほうへと運ばれていきます。1個の受精卵が2個，4個，8個，16個といったように2倍ずつ増えていきますが，この時期の細胞分裂では全体の大きさは変わらないので，分裂するたびに1個1個の細胞は小さくなっていきます。このような細胞分裂を**卵割**といいます(図18-6)。そして**胞胚**(胚盤胞ともいいます)と呼ばれる時期に子宮に到達し，排卵後1週間ほどで子宮内膜に付着します。これが**着床**です。

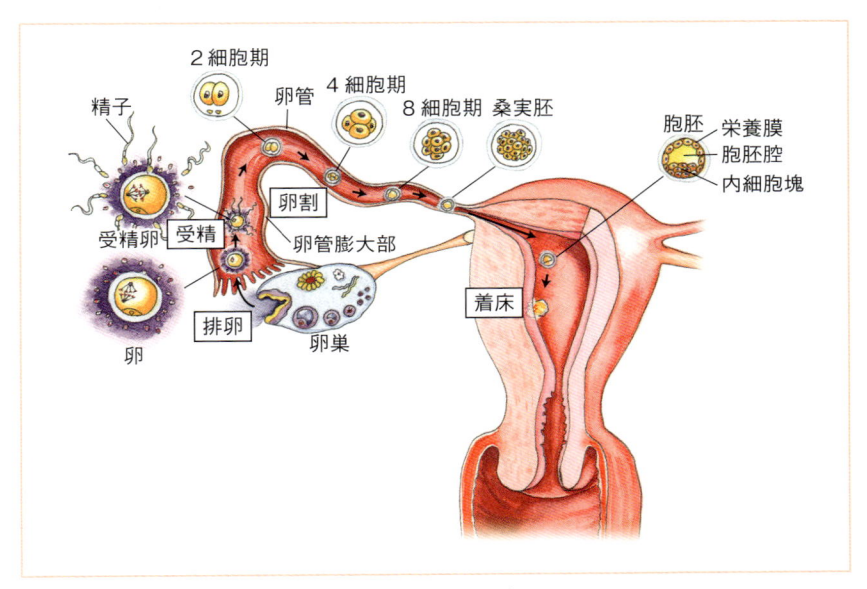

図 18-6　受精卵の細胞分裂(排卵から着床まで)

## 胚の成長

胚(受精後8週までを**胚子**，9週目からは**胎児**と呼びます)が成長していく様子を図18-7に示します。受精後9日目頃には図18-7aのように将来胎児となる部分は2層の細胞層でできていますが，16日目頃(図18-7b)になると，上の細胞層から細胞が下の層との間にこぼれ落ちてきます。上の細胞層を**外胚葉**，中間のこぼれ落ちた細胞群を**中胚葉**，そして下の細胞層を**内胚葉**と呼びます。外胚葉からはすべての神経組織，皮膚の表皮，乳腺，角膜や水晶体，内耳などができてきます。中胚葉からできるのが筋や骨その他の結合組織，血液，腎臓，性腺など，内胚葉からは消化管の上皮，気管や気管支，膀胱，甲状腺などができてきます。

胚の着床とともに，胚の**栄養膜**が子宮内膜に向けて増殖し，**絨毛膜**となり，母体側から伸びる**脱落膜**とともに**胎盤**を形成します。胎盤については3章でも書きましたが(➡p20)，母体血から酸素や栄養素が胎児の血液に供給され，胎児の体内で生じた二酸化炭素や尿酸，アンモニアなどの老廃

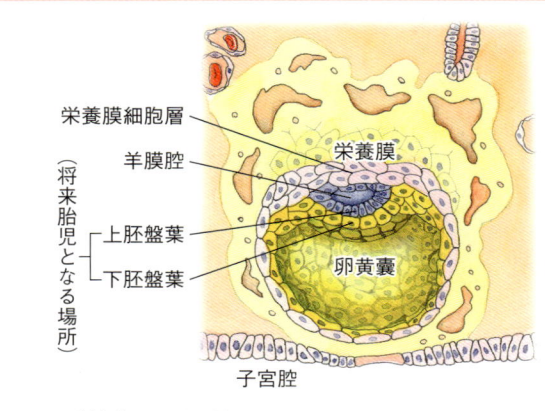

a. 受精後 9 日目頃

b. 受精後 16 日目頃

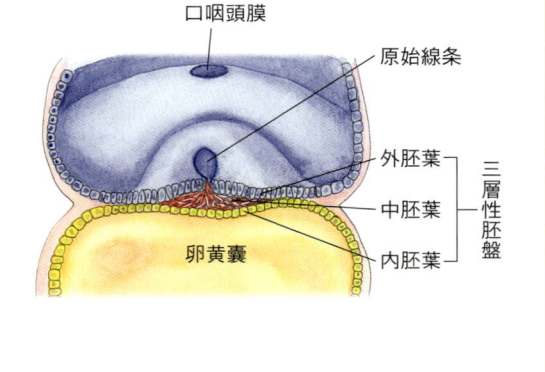

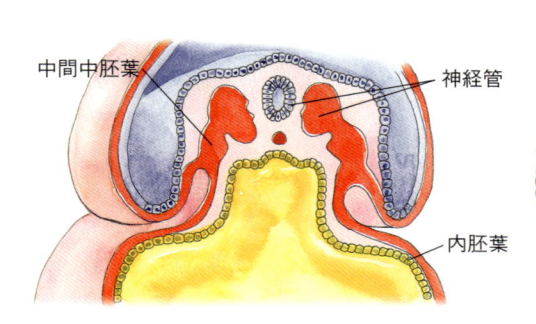

c. 受精後 22 日目頃

d. 受精後 22 日目頃

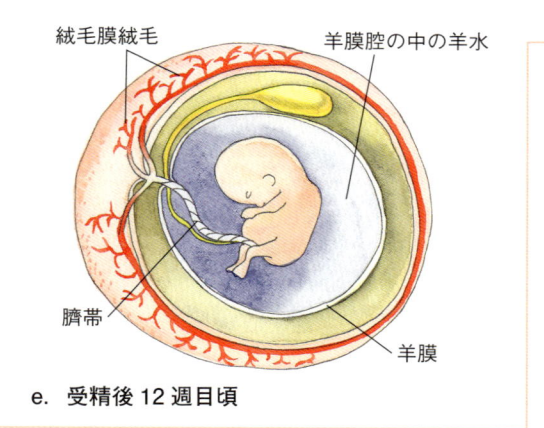

e. 受精後 12 週目頃

図 18-7 胚の成長

物が母体側に排泄されます。つまり胎盤は胎児にとって呼吸器、消化器、そして腎臓の役割を一手に担う命綱ということができます。胎盤はホルモンを分泌する内分泌腺の役割も果たしています。

胎盤からは**ヒト絨毛性ゴナドトロピン（hCG）**というホルモンが分泌され、黄体に作用して黄体が退縮するのを防ぎ、プロゲステロンの分泌を維持させて、妊娠を継続させます。このホルモンは受精後 2 週間ほど（最終月経から 4 週間）で分泌されはじめ、尿中に排泄されるようになるため、妊娠の早期判定（確定診断にもなる）に利用されます。市販の妊娠判定キットはこのホルモンを検出しています。

胚の時期には胚の上部の空洞であった**羊膜腔**は次第に大きくなり、胎児全体を包むようになります。これが**羊膜**であり、その中にたまる液体が**羊水**です。羊水は脳の周りにある脳脊髄液と同様に（豆腐を運ぶ時に鍋に水を入れる話を思い出して

## Column 37　がんと肉腫

　これは病理学の範疇に入る話題ですが，腫瘍についてちょっと書きましょう。腫瘍とは，ある1つの細胞群が自律的に，つまりコントロールを受けることなく増殖してしまう状態です。細胞の分化度が低く，周囲の組織に浸潤して広がり，そして遠隔の臓器に転移を起こすのが**悪性腫瘍**，増殖はしますがその場所から広がらないのが**良性腫瘍**です。子宮筋腫などができると，子宮の形がいびつになるため，不妊の原因とはなりますが，転移はしないので筋腫の部分だけを切除すれば問題ありません。胼胝（たこ）や鶏眼（ウオノメ）も機械的刺激が原因となって生じる皮膚の良性腫瘍であるといえます。良性腫瘍であっても脳腫瘍の場合は問題です。頭蓋内という限られた空間の中で腫瘍が増殖すると，周囲の脳細胞が圧迫されて機能異常をきたしてしまいます。

　悪性腫瘍のほうですが，がんができる臓器によって胃がんとか大腸がんとか呼びますが，胃がんを例にとると，胃全体ががんになるわけではありません。胃の壁は粘膜上皮や平滑筋，結合組織，血管，神経など様々な組織で構成されていますが，胃の一番内側を覆う粘膜上皮の細胞が悪性化したのが胃がんです。がんがまだ粘膜面だけに留まっているのが早期がん，筋層にまで浸潤したのが進行がんです（下図）。

　**がん**とは内胚葉と外胚葉に由来する細胞から発生する悪性腫瘍のことです。中胚葉由来の筋や骨，結合組織に由来する悪性腫瘍は**肉腫**と呼ばれます（腎臓や性腺の場合はなぜか，腎臓がんとか卵巣がんと呼ばれます）。先ほど出てきた子宮筋腫のように筋腫といったら良性，悪性のものは筋肉腫となります。同様に脂肪細胞の腫瘍では脂肪腫が良性で脂肪肉腫が悪性です。骨肉腫なども恐ろしい悪性腫瘍です。肉腫はがんに比べて頻度ははるかに少ないのですが，悪性度の高いものが多いので警戒が必要です。

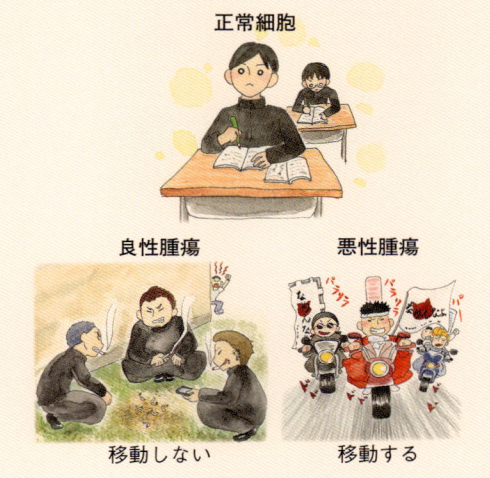

　一口にがんといって恐れられる病気ですが，その性質はがんによって様々です。皮膚がんの中でも最も多い扁平上皮がんは転移しないので，そう診断されても恐れる必要はありません。ところが皮膚でもホクロから発生する悪性黒色腫は悪性度が高く恐ろしいがんです。膀胱がんも比較的穏やかながんなので，がんが発生したらカテーテルを挿入して切除してもらえば通常は大丈夫です。普通のがんは治療して5年間再発がなければ治癒したと判断されます。ところが乳がんはずいぶん時間が経ってから再発する危険があり，10年間は警戒を続ける必要があります。

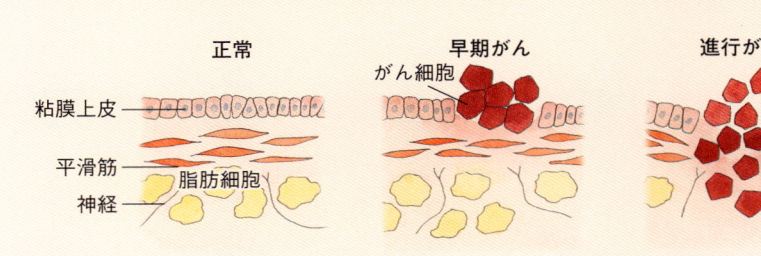

ください。➡column36，p135)胎児への機械的衝撃を吸収する役割があるほか，胎児の皮膚が乾くのを防ぎ，また胎児の皮膚が周囲の組織と癒着してしまうことも防ぐという重要な役割を持っています。初期の羊水は母体側から分泌されたものですが，後期になるとその大部分は胎児が排泄した尿となります。つまり私たちは胎児の時期には自分が排泄したおしっこの中に浮かんでいたわけです。何だか汚いように思えますが，決して不潔ではありません。「母体側から分泌されたもの」と同じように，「胎児の腎臓から分泌された液体」と読み替えればよいのです。この羊水の中には胎児の体から剝がれた細胞が含まれていますので，お母さんのお腹に針を刺して羊水を採取し(羊水穿刺)，胎児の細胞を調べて病気の有無を検査することができます。羊膜は分娩に先だって破れ，羊水が流出します。これが破水で，分娩が近いことを知らせてくれます。

## 胎児の血液循環

　胎児はお母さんの子宮の中にいますから当然，呼吸はしておらず，肺はつぶれています。そして酸素は胎盤でお母さんの血液からもらいます。胎児のお臍から出ていくのが**臍動脈**，そして胎盤でたくさんの酸素を受け取ってお臍へと戻ってくるのが**臍静脈**です(図18-8)。酸素に富んだ血液を流す臍静脈は胎児の体内に入ると，静脈管を通って下大静脈に合流します。この酸素に富んだ下大静脈血は右心房から，右心室と左心房とを隔てる壁(心房中隔)に胎児期にだけ開いている孔(**卵円孔**)を通って左心房に入り，左心室から大動脈へと拍出されます。一方，脳や顔面，上肢などを灌流して来た純然たる静脈血である上大静脈血も右心房に流入しますが，こちらは右心房の形状のせいで，右心室に流入し，肺動脈へと拍出されます。ところが肺は先ほども述べたようにつぶれており，血流抵抗が高いため，これも胎児期にだけ開いている**動脈管**を通って大動脈に合流します。

　酸素に富んだ下大静脈血と酸素に乏しい上大静脈血はここで混合してしまうわけですが，混合する場所に意味があります。大動脈から最初に分枝するのは，心臓を灌流する**冠動脈**，次いで脳に血液を送る**腕頭動脈**と**左総頸動脈**，そしてすぐに**左鎖骨下動脈**が分枝します。そして静脈血を流す動脈管が大動脈に合流するのは，これらが分枝した後なのです。このため，重要な臓器であるとも

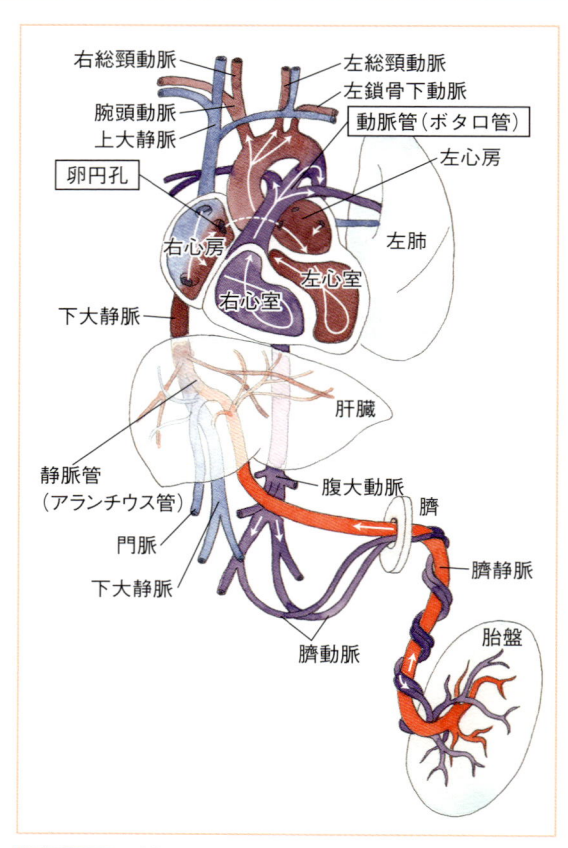

**図18-8** 胎児の血液循環

に多量の酸素を必要とする心臓と脳には酸素に富んだ血液が送られ，それ以外の酸素不足に強い臓器には動脈血と静脈血が混合した血液が送られる

ことになります。

　赤ちゃんが誕生した瞬間に、温度など自分の身体周囲の環境が激変したことが刺激となって「オギャーッ」と産声を上げます。普通私たちが声を出すときには、息を吐いて声を出しますが、この産声は息を吸い込むことによって出る声です。産声とともに吸い込まれた空気によって肺が膨らみ、肺の血流抵抗が減り、それによって肺動脈に血液が流れ始めます。動脈管と卵円孔は自然に閉鎖し、臍動静脈も収縮して閉鎖し、成人と同じ血液循環ができ上がるのです。

## Column 38　幹細胞

　心臓を構成する心筋細胞は、細胞分裂をする能力を失っている細胞です。ですからその一部が死滅すると、後は線維細胞に置き換わるばかりで、再生することはできません。神経細胞も同様で、脳の細胞数は新生児期が最も多く、後は加齢とともに減少する一途です。

　ところで、最初にたった1個の受精卵が様々な形・機能を持った60兆個の細胞に分化する、と書きましたが、このような様々な細胞に分化する能力を持った細胞のことを**幹細胞**(stem cell)と呼びます。つまり受精卵は究極の幹細胞ともいえるわけです。実際には胞胚の時期の細胞をばらしてシャーレの上で培養すると、何回でも分裂を繰り返して増殖していきます。これを胚性幹細胞、通常は英語の embryonic stem cell の頭文字をとって **ES細胞** と呼びます。これを例えば心筋梗塞によって心筋細胞が死滅してしまった部分に移植してやれば、周囲の心筋細胞の影響を受けて心筋へと分化し、再び元気な心臓をよみがえらせることが可能となります。このような方法によってこれまでは治療法のなかった多くの病気が、治療可能になる可能性が期待されました。

　ところが、ここで倫理的問題が立ちはだかったのです。胞胚であっても、これはすでに1人の人間になり得る生命です。これを殺して他人の病気の治療のために用いることが許されるだろうか、という問題提起です。貧しい発展途上国において、金のために自分の片方の腎臓を摘出してもらって売る、そして腎臓病の金持ちがそれを買って移植してもらう、そういう行為と同じ問題を孕んでいるのです。

　このようにして立ち往生していた幹細胞移植の問題に突破口を開けたのがノーベル賞を受賞した山中伸弥教授の **iPS細胞** です。山中先生は皮膚の細胞(別に皮膚の細胞である必要はないのですが、採取しやすいからでしょう)に、たった4個の遺伝子を導入することによって、すでに皮膚細胞に分化していた細胞をどのような細胞にでも分化し得る幹細胞に戻すことに成功したのです。iPSとは induced pluripotent stem cell の略で、日本語では人工多能性幹細胞となります。

　自分の皮膚の細胞を取り、これを幹細胞に脱分化させたうえで、いろいろな分化誘導因子を与えれば、心筋細胞でも、網膜の細胞でも、様々な細胞を作り出すことができます。これを病変のある部分に移植してやれば、組織を再生させることが可能となります。自分の細胞ですから、これも免疫系の攻撃を受けて拒絶反応に苦しむ恐れもありません。1日も早く臨床応用が可能となるよう、願ってやみません。

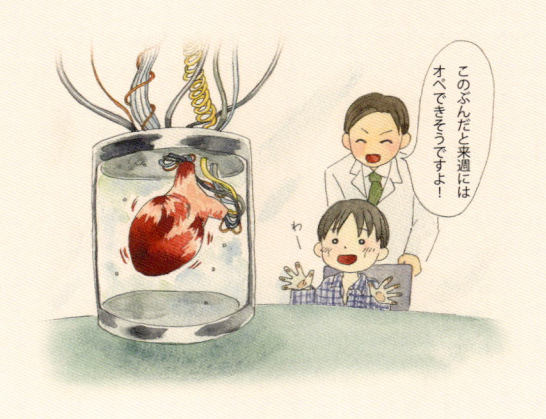

# 19 成長と老化

　「年は取りたくないね」，そんな言葉をよく耳にします。確かに若い時にはできたことができなくなる。耳が遠くなったり，足元がおぼつかなくなったり。そんな年齢に達しておられる読者もいらっしゃるかもしれません。かくいう私も同類です。

　でも考えてください。年を取りたくても取れなくなってしまう人も多いのです。私の先妻は42歳で大腸がんのために亡くなりました。小学校2年生の長男と幼稚園年中組の長女を残して。どんなにか生きて子どもたちの成長を見守りたかったことでしょう。孫を抱きたかったことでしょう。お婆さんになりたかったことでしょう。だから考え方を変えてください。「年を取る」ということは，それだけ長く生きることができた証拠です。だから自慢してよいのです。頑張って，働いて，それだけ家族や社会に貢献してきた，その勲章なのです。

## 成長

　お母さんのお腹の中で，1個の受精卵は細胞分裂を繰り返し，様々な臓器・組織に分化し，そして大きくなっていきます。生まれる時の体重は約3 kg，身長は約50 cmにまで大きくなっていますが，これがさらに生後1年で体重は3倍に，身長は2倍に増加します。その後，身体が大きくなるスピードは次第に緩やかになっていきますが，**思春期**になると再び増加します（これをスパートといいます）。思春期は女の子のほうが先に始まるため，小学校高学年では女の子のほうが男の子よりも背が高いのが普通です。ただし，思春期の終了も女の子のほうが早いため，最終的には男の子のほうが背が高くなります。

### ヒトの成長要因

　子どもの成長には様々な要因が影響を与えます（図19-1）。**遺伝因子**（子どもの身長は両親の身長の平均値と高い相関を示す）や各種ホルモン（成長ホルモンや甲状腺ホルモン，性ホルモン，糖質コルチコイド，インスリンなど）などの内部要因が大きな影響を与えますが，外部要因も無視できません。十分な栄養が与えられなくては成長できませんし，適度な運動は成長を促進します。そして慢性的な疾患をかかえている子どもの成長は遅れます。さらに気候も影響を与えることが知られて

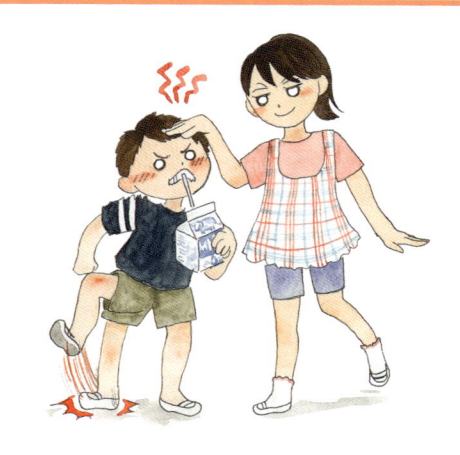

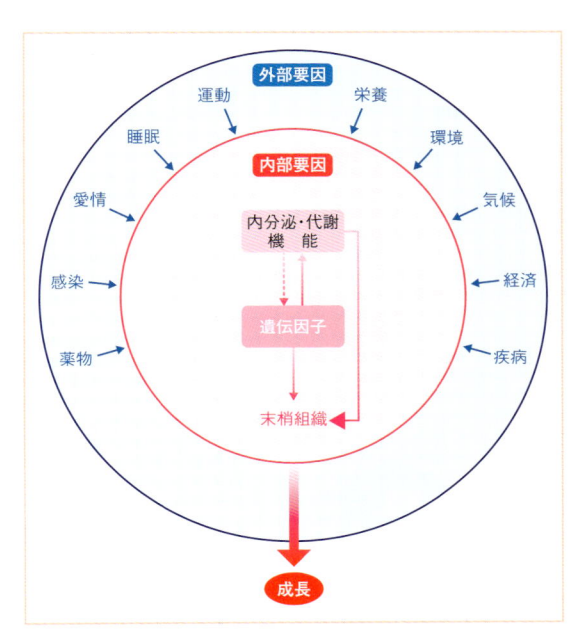

**図 19-1** 成長に影響を与える要因

## 知能，行動，身体機能の発達

　身体のサイズが大きくなっていくにつれ，知能や行動も発達していきます。3か月くらいで首が据わり，7か月ほどでハイハイ，1年前後にひとり歩きを始める，といった具合です。言葉の発達はかなり個人差が大きいようです。私の長男は2歳で単語を20くらいしか言えなかったのですが，二女は1歳でもうかなりのおしゃべりをしていました。これが逆だったらずいぶん心配したと思いますが，なにしろ長男は最初の子だったので，こんなものかと思っていました。ちなみに現在の長男は，私など手を出す気にもならないような純文学作品を読みあさっています。

　成長とともに身体機能も変化し，呼吸数と心拍数は減少し，血圧は上昇して成人の値に近づいていきます。表 19-1 にその変化を示します。その他の機能も次第に成熟していきますが，その一例として消化吸収機能を挙げましょう。例えばタンパク質は成人では1個1個のアミノ酸，あるいはアミノ酸が2個つながったジペプチド，3個つながったトリペプチドの状態にまで消化されてから吸収されます。ところが，子どもでは小腸上皮のバリア機能が充分に発達していないため，未消化のかなり大きなタンパク質のままで吸収されてしまうことがあります。吸収されてしまったタンパク質は私たち自身のタンパク質ではありませんから，免疫系は異物と認識して免疫反応が引き起こ

おり，沖縄や鹿児島などの温暖な土地の子どもよりも，東北など寒冷地の子どものほうが身長は高くなります。社会的地位が高く経済的に豊かな家の子どもは，貧困家庭の子どもよりも身長が高い傾向も認められます。

　もう1つ重要なのが親，特に母親の愛情です。母親からの愛情が注がれず，それが長期間にわたると子どもは精神的，情緒的な障害を引き起こすばかりでなく，著しい成長障害を示すことがあります。これを愛情遮断症候群と呼びます。

**表 19-1** 体温，脈拍数，呼吸数，血圧の年齢的変化

|   | 体温(℃) | 脈拍数/分 | 呼吸数/分 | 血圧 収縮期(mmHg) | 血圧 拡張期(mmHg) |
|---|---|---|---|---|---|
| 新生児 | 36.5〜37.0 | 130〜145 | 40〜50 | 80〜60 | 60 |
| 乳児 | 36.5〜37.0 | 110〜130 | 30〜40 | 90〜80 | 60 |
| 幼児 | 36.8 | 90〜110 | 20〜30 | 100〜90 | 60〜65 |
| 児童 | 36.8 | 80〜90 | 18〜20 | 120〜100 | 60〜70 |
| 成人 | 36.0〜36.5 | 60〜80 | 16〜18 | 130〜110 | 60〜80 |

されます。これが子どもに食物アレルギーが多い理由です。子どもの食物アレルギーは多くの場合，成長とともになくなっていきます。

# 老化

老化とは死へと向かう不可逆的な過程です。女性は肌の老化を防ぐために涙ぐましい努力と，しばしば大金を投入しますが，老化を止めることはできません。せいぜいちょっと遅らせることができる程度です。ほとんどの人が気づいていませんが，老化は20歳過ぎからすでに始まっています。

### 感覚器の老化

眼の水晶体はわずかですが，25歳くらいから白濁し始め，70～80歳で白内障となります。眼といえば，最初に老化に気付くのは**老眼**の始まりでしょう（女性では肌の老化かもしれませんが）。私の先輩は40歳の時に，旅行で撮った写真を友人からもらいました（当時は今のようなデジカメではなく，写真屋さんで焼き増ししてもらったプリントです）。「何よ，これピンボケじゃない」と思ったそうですが，ちょっと離すとピントが合って老眼の始まりに気付いたそうです。私も42歳で始まりました。

感覚器の老化はわかりやすいので，もう少し続けましょう。今度は耳です。年を取ると耳が遠くなります。しかし，音が全般的に聞き取りにくくなるわけではなく，特に高い音が聞こえにくくなります（**高音難聴**）。読者の中にも経験された方がいらっしゃると思いますが，耳の遠い老人でも，悪口だけはよく聞こえるのです。耳の遠いふりをしているのではないかと疑ってしまうのですが，実際に悪口はよく聞こえるのです。悪口は，普通は声を小さくして言うのですが，この時に知らず知らずのうちに声を低くしてしまうのです。高い音は聞こえませんが，低音になると聞こえるようになります。聞かれたくなかったら，できるだけ高い声で悪口を言うとよいでしょう。

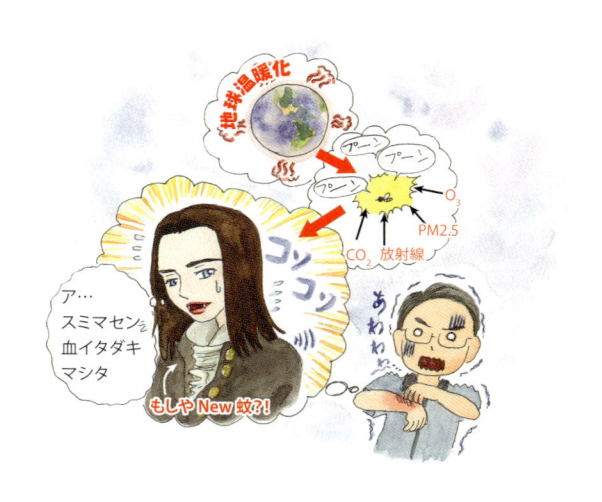

私にも老人性の難聴が始まっているようです。蚊が飛ぶときの「プーン」という独特の高い音，あれは後ろの羽が退化して平均棍というものに変わり，それが振動して生じる音です。私は最近の蚊が「プーン」といわなくなったことを心配していました。環境汚染の結果，蚊の体にも異常を生じているのではないかと思っていたのです。ところが先日，家族と話していましたら，家内も子どもたちも最近の蚊も「プーン」といっていると言うのです。老人性の高音難聴で，私が聞こえなくなっているだけでした。ちょっとショックでした。

老化は味覚にも現れます。年をとると味覚が鈍くなってくるため，味付けの濃い食事を好むようになります。

### 臓器・組織の老化

老化を生じるのは，もちろん感覚器だけではなく，全身の臓器・組織に及びます。骨量が減少して高齢者では骨粗鬆症を起こしやすくなることは以前に書きましたが，筋量も減っていきます。大

部分のプロ野球選手やプロサッカー選手が30歳台で引退せざるをえないのも，加齢に伴う筋量の減少がその大きな原因です。

心拍出量は高齢になっても維持されますが，予備力が減少するため，激しい運動は不可能になっていきます。肺活量も70歳までに35%ほど減少し，また気道上皮の線毛の動きも悪くなるため，気管支炎や肺炎を引き起こしやすくなります。腎臓でも尿生成のための糸球体濾過が減少します。腎臓そのものも萎縮して小さくなっていきます。消化器は老化の影響を比較的受けにくいのですが，それでも吸収機能は低下し，カルシウム不足をきたす場合があります。

老化の影響を最も強く受けるのは免疫系かもしれません。加齢とともに感染に対する免疫系の応答は鈍くなるため，高齢者では様々な感染症にかかりやすくなります。また，がんなどの悪性腫瘍が発生しやすくなるのも免疫系による防御機構が破綻するためです。一方で，自己抗体（自分自身を構成する細胞に対する抗体）を作りやすくなり，自己免疫疾患にかかりやすくなります。

### 老化の原因

さて，どうして老化現象が起こるのでしょう。老化の原因は1つではなく，複数の要因（活性酸素や自己免疫反応，さらに放射線や紫外線などの外部要因など）が関係するでしょうし，どの要因が主たる原因になるかは臓器によっても違っているでしょう。なぜ老化が起こるのか，その詳細は膝関節の長年の使用による関節軟骨の摩耗のように機械的な老朽化によるものを除き，未だに充分には明らかにされていません。しかし，老化に重

---

## Column 39 サビ抜きの寿司

子どもはワサビが苦手です。お寿司などでも，子どもが一緒だとサビ抜きを注文しなくてはならず，結構面倒くさいものです。ところが大人になってもワサビが苦手な人がいます。寿司屋のカウンターに座って，「サビ抜きでお願いします」と言うのはちょっと恥ずかしいでしょうし，「お子チャマですね」などとからかう無神経な人もいます。一方で「寿司はしっかりサビを効かせてくれなくっちゃ。サビ抜きなんて，それは寿司じゃないよ」などと通人ぶって言う人たちもいます。ところがこれは逆なのです。

味覚は舌の表面に味細胞が集合した蕾のような構造，これを**味蕾**（みらい）といいますが，この部分で感じます。成人ではこの味蕾はほとんどが舌の表面に分布しており，少数だけが口蓋や咽頭にも分布します。ところが子どもではこの味蕾の数が多いのです。口蓋や咽頭のみならず，頬の粘膜にも分布しています。これはおそらく，先ほど書きましたように子どもの小腸のバリア機能が未熟なために，変な物を食べてしまわないよう，入り口でチェックしているのでしょう。

このように子どもは味に敏感なので，刺激の強いワサビなどはいやがるわけです。つまりワサビが苦手，ということは味に敏感な証拠です。「サビを効かせてくれよ」などと注文する客は，自分が味に鈍感であることを宣伝しているようなものです。

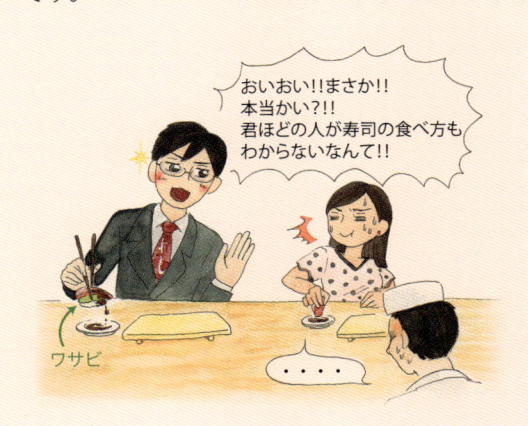

要な役割を演じるであろう，その容疑者は挙がっています。

その容疑者とは，意外にもグルコースなのです。グルコースは私たちが利用する代表的なエネルギー源として重要なもので，脳などは血液中のグルコース濃度（血糖値）が低下するとエネルギーが枯渇して働けなくなり，失神してしまいます（低血糖性昏睡）。ところが，この大切なグルコースは血液中を流れている間に悪さをします。グルコースには細胞の中でも外でもでたらめにタンパク質に結合してしまう性質があります。そしてタンパク質とタンパク質との間を橋渡しして繋ぎ止めてしまうのです。膠原線維（コラーゲン）や弾性線維（エラスチン）にこのような架橋が形成されると，皮膚では弾性が低下し，血管は硬化し，そして心臓では心室壁の弾性が低下するために勢いよく拡張して，血液を中に充満させる力が低下します。

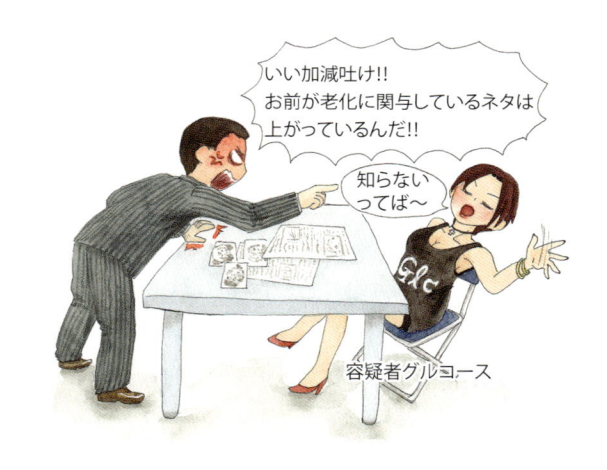

いい加減吐け!!
お前が老化に関与しているネタは上がっているんだ!!

知らないってば〜

容疑者グルコース

# 死

産まれた者は必ず死にます。日本人の平均寿命（ゼロ歳児の平均余命）は女性で約86歳，男性で約80歳で，世界一です。平均寿命が延びたのは，医療の発達と衛生環境の向上のお陰で，若い時，特に新生児期に死亡する人が減少したせいです。図19-2のように曲線AがBへと変化してきているのです。今後さらに曲線Cに近づくことは可能でしょうが，曲線Cが曲線Dに変わることはないだろうと考えられています。つまり寿命の限界は定められており，ヒトではこの限界は120歳程度であろうといわれています。実際，これまでの長寿世界記録は122歳です。

では，どうして寿命の限界が決まっているのでしょう。これもよくわかっていません。米粒が春に芽を出し，生長して夏に花を咲かせ，種をつけて秋には枯れる。枯れるのが多少早かったり遅かったりの差があるとしても，イネの寿命が1年足らずと定められているように，ヒトの寿命は120年なのだとあきらめるしかないようです。

## テロメア仮説

このように寿命の限界が定められている，その理由の1つの候補として**テロメア仮説**があります。ヒトの細胞の核の中には46本の染色体があり，その上に遺伝子が乗っています。細胞分裂に際しては，この染色体が複製されて2倍となり，これが2つの新しい細胞に分配されて細胞分裂が完成します。すべての染色体の先端部分にテロメアと呼ばれる特殊なDNA配列があり，これが染

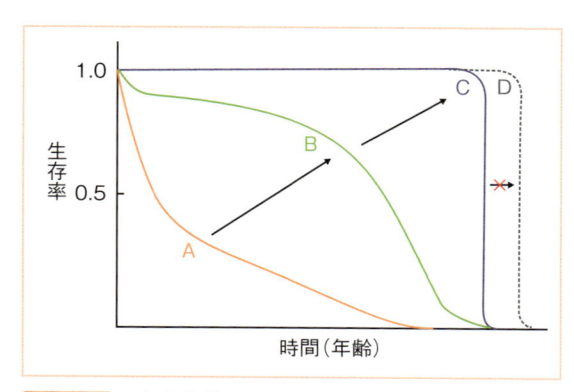

図 19-2　生存曲線

色体の先端が別の染色体に取り込まれてしまったり，別の染色体と繋がらないように保護していると考えられています。ところが，このテロメアは分裂を繰り返すたびに短くなっていってしまうのです。そしてテロメアがなくなってしまった時点で，その細胞は分裂能を失います。つまり，全身の細胞からテロメアがなくなって分裂能が失われた時点で，そのヒトの死は免れえないことになります。

それなら，テロメアが短くならないようにすればいいじゃないか，とお考えですか？ そのとおりです。**テロメラーゼ**という酵素が発現している細胞では，いくら分裂を繰り返してもテロメアが短縮せず，細胞は不死となります。テロメラーゼが活性化する代表的な細胞ががん細胞で，このために無制限な細胞分裂を繰り返すことになります。

このような不死の細胞で一番有名なのは **HeLa細胞**（ヒーラ）でしょう。アメリカ人女性のHenrietta Lacksさんは1951年に子宮頸がんのために亡くなりました。このがん細胞を取り出して培養したものがHeLa細胞で，Henriettaの最初のHeとLacksのLaをつなげて命名されました。この細胞は不死ですから，何度でも分裂を繰り返して増殖し，現在でもヒトの細胞としてさまざまな実験に用いられています。Lacksさんが亡くなったのは，もう60年も前のことですが，今後も実験材料としてHeLa細胞が必要とされる限り，HeLa細胞は何十年でも，何百年でも生き続けることでしょう。こういう形でなら，あなたも不死を手に入れることができるかもしれません。

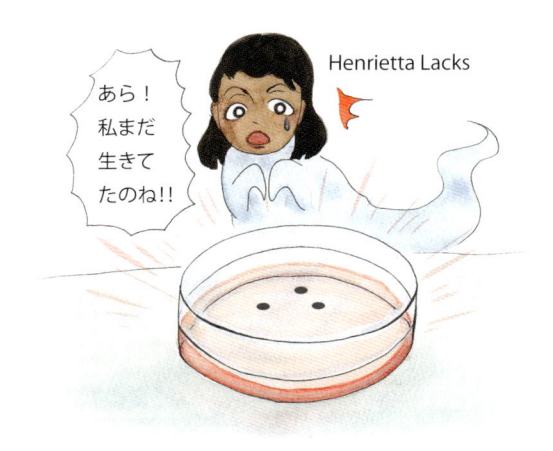

# Column 40 　体のサイズと寿命との関係

　本コラムの冒頭はK. Schmidt-Nielsen 著の『Scaling』(Cambridge University Press) および本川達雄著『ゾウの時間ネズミの時間』(中公新書)を下敷きにしていることを最初にお断りします。

　ネズミはちょこまかと素早く走り回り，呼吸数も心拍数もとても速いものです。一方のゾウは悠然としており，呼吸数も心拍数もゆっくりとしています。そして，小さい動物の寿命は短く，体の大きい動物は長生きします。ところが，一生の間に心臓が拍動する回数はどの大きさの動物でもほぼ20億回で一定なのだそうです。つまり，ネズミの心拍は速いため，1～2年で20億回に達してしまって死んでしまいます。一方のゾウは心拍が遅いため，20億回に達するまでに70年くらいかかるわけです。呼吸数についても同様のことがいえるそうです。

　ヒトではどうでしょうか。心拍数は年齢によっても変わりますし，運動をすれば速くなり，眠っている時はゆっくりとなります。このような変化があったとしても，平均値として，心拍数が70/分とすると1時間で4,200回，1日で10万回，1年で3,700万回拍動し，約54年で20億回に達します。80/分とすると48年です。つまり，ヒトも体重が50～60 kgの他の動物たちと同様であれば，50歳前後で死亡するはずなのです。

　「50歳前後」で思い当たることはありませんか？　そう，女性の閉経の時期です。ヒト以外の動物では，子どもを作れなくなると，その時点で死んでしまうのです。子孫をもう残すことができなくなっているのに餌だけを食べるのでは，他の若い個体の餌を奪うことになりますから死んだほうがよいという，自然界の厳しい掟といえるでしょう。

　ところが実際には，ヒトは80年以上生きることができます。これ以降は想像になりますが，こういうことではないでしょうか。ヒトは高度な社会生活を営む動物です。このような動物では子どもを作れない年齢に達しても，長年生きてきたその豊かな経験と多くの知識，技能が若い個体を助け，その生存と繁殖に有利に働く。そのために，動物の中では例外的に長い寿命が許されているのでしょう。

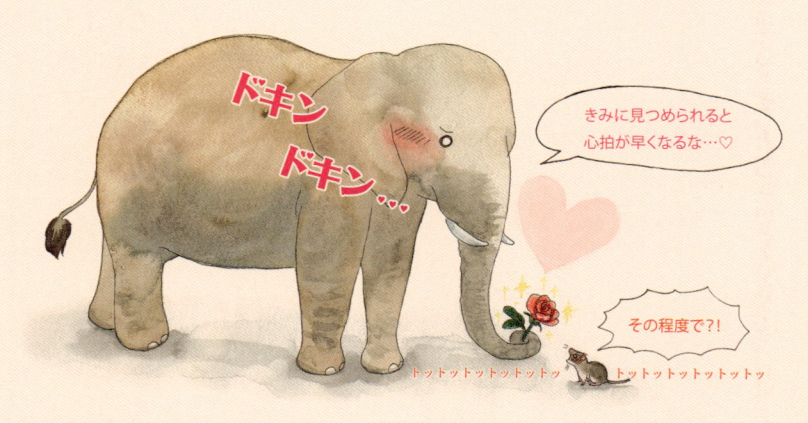

# 20 感覚
## 痛みを中心に

以上で本編を終えようと思っていたのですが，感覚について触れるのを忘れていました。というのは言い訳で，感覚について触れていないことを自覚はしていたのですが，私は感覚の生理学が苦手で，頬かむりしてすまそうと思っていたのです。ところが編集部に気づかれてしまって，追加せざるをえなくなりました。そこで比較的得意な「痛み」を中心に解説し，ちょっとスタイルを変えて，これまでに受けた質問に答える形で進めたいと思います。

### 感覚の種類

感覚は大きく，特殊感覚，体性感覚，そして内臓感覚に分けられます。**特殊感覚**とは嗅覚，視覚，聴覚，平衡覚，そして味覚の5つの感覚のことです。すべて頭部にある特殊に分化した感覚器（鼻や目，耳，舌）で受容される感覚なので，このように呼ばれています。

**体性感覚**は皮膚で感知される感覚，すなわち痛覚，触圧覚，温覚，冷覚，そして最近になって受容器が明らかになった痒覚（かゆみの感覚）です。さらに筋肉や関節からの情報，つまり運動感覚や位置感覚（関節が曲がっているか，伸びているかなど）なども体性感覚に含まれます。

最後の**内臓感覚**ですが，内臓痛覚（お腹が痛いなど）と臓器感覚（のどの渇き，空腹感，満腹感など）に分類されます。これらの感覚すべてについて解説することは専門書に委ね，ここでは痛みの感覚（体性感覚の痛覚と内臓痛覚）に限って説明しましょう。

### 痛み

私たちは日常的に様々な痛みを経験しています。痛いのはいやなものですが，急性期の痛みは身体の異常を知らせる信号としてとても大切なものです。もし釘を踏み抜いてしまっても痛みを感じなかったら大変なことになります。痛くないので気付かず，治療もしないでしょうから化膿させてしまい，ひどければ足を切断するはめに陥るかもしれません。癌の多くは進行してしまうまで痛くないから怖いのです。このように急性期の痛みは大切ですが，4週間以上続く慢性的な痛みは有害無益で，積極的に取り除いてあげる必要があります。

### 頭痛の種類と原因

頭痛には脳動脈瘤の破裂など命に関わるものもありますが，最も多いのは**緊張型頭痛**で，15歳以上の日本人の22%がこのタイプの頭痛持ちであるといわれています。ストレスなどによって頭部の筋緊張が高まり，帽子をかぶせられたような，締め付けられるような痛みを感じます。しばらく休むとか，ストレッチをする，逆に仕事に集中するなどによって軽快します。

次に多いのが**片頭痛**です。15歳以上の人の8.5%が片頭痛で悩まされています。片頭痛は頭蓋内部あるいは頭蓋外の血管が過度に拡張したり収縮したりすることによって三叉神経が刺激されることによって起こります。片頭痛という名前がついていますが，片側だけが痛いと限ったわけで

はなく，両側とも痛いことも少なくありません。音や光に過敏になる，吐き気がするなどの前兆があるのが特徴で，習慣的に片頭痛に悩まされている人は緊張型頭痛とは異なり，生活に支障をきたしますので一度医師を受診されることをお薦めします。

では，質問に答えましょう。

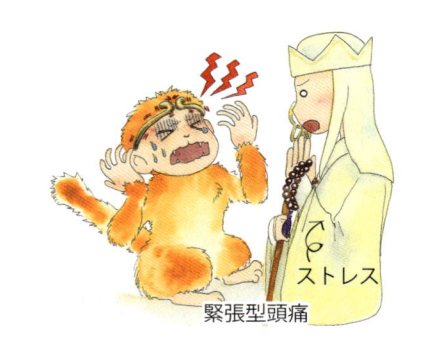

緊張型頭痛

## Q1 気圧と頭痛の関係性はどうなっているの？

とても漠然としたご質問です。おそらく台風など低気圧が近づいてきたときに頭痛がひどくなった経験がおありで，そのことを聞いておられるのだと思います。天気や気候が身体に与える影響を研究する学問を生気象学といいます。生気象学によると，例えば関節リウマチは，確かに天気が悪くなると痛みが増悪するそうです。しかし気象の影響は単純ではありません。台風が近づいて気圧が下がったとしても，同時に雨が降る，風が吹く，湿度が上がるなど様々な変化を生じます。空が曇って憂鬱な気分になるなど，精神的影響も無視できません。どの要因が身体に影響を与えているのかが，なかなかわからないのです。

そこで気圧と頭痛の関係ですが，結論からいうと，間接的影響はあるかもしれませんが，気圧が下がったからといって，それが直接的に頭痛を引き起こすことはないでしょう。なぜそういえるかというと，旅客機内では気圧が低くなっているのに，あまり誰も頭痛を訴えないからです。旅客機は1万メートル以上の高空を飛びます。外気の気圧は低く，酸素濃度も低いので，機内には空気が送り込まれて与圧されています。しかし海抜ゼロメートルでの正常な気圧が1気圧であるのに対し，旅客機内での気圧は0.8〜0.75気圧に抑えられています。学問分野によって使われる単位が違うのでわかりにくいのですが，1気圧＝760 mmHg＝760 Torr＝1,013 hPaです。最後のヘクトパスカルは台風の気圧を表すのによく使われます。旅客機内での気圧である0.8気圧は810 hPaに相当します。これまでに日本に上陸した台風の中でも最大級の伊勢湾台風の気圧は895 hPaだったそうですから，それよりも低い気圧です。それでも，頭が痛くなるのがいやだから海外旅行には行かないという人には会ったことがありません。

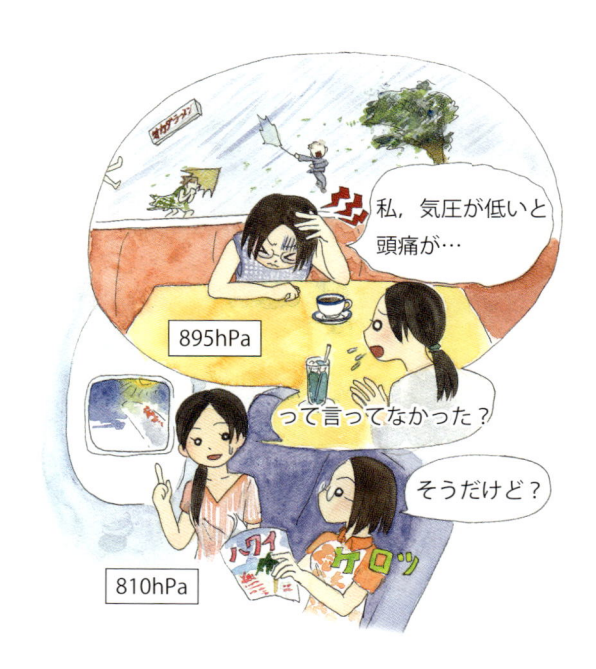

私，気圧が低いと頭痛が…

895hPa

って言ってなかった？

そうだけど？

810hPa

## Q2 なぜ冷たいものを食べると頭がキーンとするの？

　私は全く痛くならないのですが，かき氷を食べると頭が痛くなるというのをよく聞きます。体温調節機序として，寒いと皮膚血管が収縮して熱の放散を減らすことは 14 章(➡ p107)で説明しました。かき氷などを食べて口〜顔面が冷やされると，それに反応して頭部（頭蓋外）の血管が収縮し，それによって痛みを感じるのです。

## Q3 なぜ風邪をひくと頭が痛くなるの？

　風邪をひいた場合も同様で，視床下部の体温調節中枢のセットポイント（体温をそのレベルに保つようにする調節の目安）が上昇します。そうすると，現在の体温はセットポイントよりも相対的に低いため，熱放散を減らし（皮膚血管の収縮），熱産生を増加（ふるえなど）させて体温を上昇させます（図 14-3，➡ p110）。これが発熱です。頭部の皮膚血管も収縮しますので，頭痛として感じるのです。

## Q4 なぜ走ると横隔膜が痛くなるの？

　準備運動を充分にせずに，ジョギングなど比較的長距離を走り始めると，左の脇腹が痛くなることがあります。しかし，あれは横隔膜が痛いのではなく，脾臓が痛いのです。

　脾臓には濃縮された赤血球が蓄えられています（図 20-1）。運動すると脾臓は収縮し，その赤血球を循環血液中に放出して血液による酸素運搬能を高め，骨格筋への酸素供給を維持しようとする

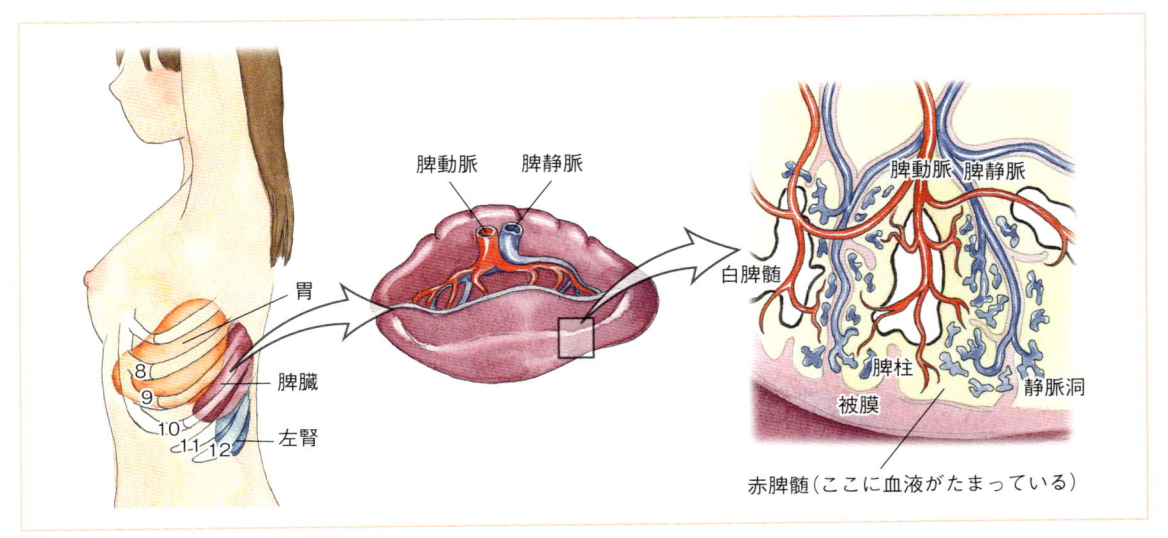

図 20-1　脾臓の位置と構造

のです。しかし，突然に運動を始めると，脾臓の収縮が急激すぎて，脾臓からの出口までもが収縮して狭窄してしまいます。出口が閉まっているのに，脾臓が収縮して赤血球を押し出そうとするので，痛みを感じます。脾臓の収縮による赤血球の循環血液中への供給は，ウマやイヌなど運動能力の高い動物では重要で，競走馬などでは運動によりヘマトクリット値（血液のうち赤血球が占める容積の割合）は約1.5倍に増加し，65％に達します。しかしヒトでは脾臓の収縮による効果は微々たるものです。

と，ここまで書いてきて，頻度としては少ないのですが右の脇腹が痛くなることもあるのに気づき，念のために本棚の本を手当たり次第に調べてみました。すると驚いたことに，このように日常的に私たちが経験することに，はっきりとした説明ができていないのです。

上の私の説明も1つの説として間違ってはいません。しかしこの質問「なぜ走ると横隔膜が痛くなるの？」も間違っていませんでした。失礼いたしました。

これも1つの説ですが，急に走り始めると激しく使っている足の筋肉での酸素消費が増えますから，足の筋肉への血流が増加します。それに伴って使っていない臓器や組織への血流を減らして，血流の再配分をしなくてはならないのですが，急に運動を始めると血流配分の調整が追いつかず，酸素を取り込むためにこれも激しく働かなくてはならない呼吸のための筋肉（横隔膜や肋間筋）への血流も減少してしまうのです。このため呼吸筋が酸素不足（虚血）に陥り，発痛物質が産生され，それが侵害受容器に感知されて痛みを生じるというのです。

さらに，これは人から聞いた話ですが，最近になってNHKの番組で実験が行われたそうです。被験者を走らせて，脇腹が痛くなった時点で被験者のお腹をMRIで検査してみたところ，脇腹，つまり腹腔の上部にガスがたまり，膨れ上がっていたそうです。走ることで腸管内のガスが揺すられて上部に移動し，そこにたまってしまって腸の壁を伸展することで痛みを引き起こしている（普通の腹痛も腸の壁の伸展によるものです）と考えられるとのことです。確かに中学生の頃に，体育の先生からお腹の上のほうをベルトできつく縛っておくと痛くならないよと教えてもらったことを思い出しました。きつく縛ることでガスの貯留を抑えることができるのかもしれません。

申し訳ありませんが，現在のところ，どの説が正しいのかわかりません。

## Q5 なぜ痛い部分をさすると痛みが和らぐの？

筋肉痛などの際，筋肉をリズミカルに押すことによって血液循環，リンパの循環が促進されます。筋肉痛は筋肉に微小な炎症が多発することによって起こります。血液やリンパの循環を良くすることで，発痛物質であるブラジキニンや痛みを増強するプロスタグランジンが洗い流され，痛みが和らぎます。

筋肉痛については上記の説明で充分だと思いますが，その他の痛みや苦しさでは，精神的な効果も大きいと思います。治療のことを「手当て」というように，他者が手を当ててくれる，あるいは優しくさすってくれることで，精神的に落ち着き，痛みも和らぐ（おそらく脳内の麻薬様鎮痛物質であるオピオイドが関係していると思います）ことはよく経験することです。私も初めて胃カメラの検査を受けた時，チューブが喉を通る時に激しい吐き気で苦しかったのですが，看護師さんが背中に手を当ててさすってくれると，不思議に苦しさが和らぎました。

## Q6 なぜ痛風発作は足の親指の関節に出るの？

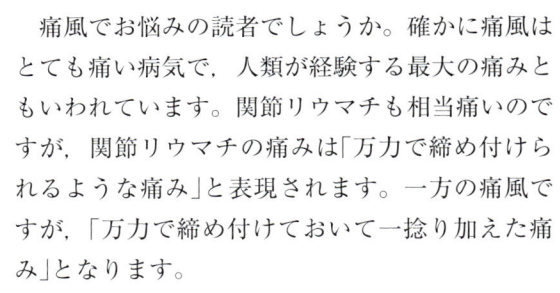

痛風でお悩みの読者でしょうか。確かに痛風はとても痛い病気で，人類が経験する最大の痛みともいわれています。関節リウマチも相当痛いのですが，関節リウマチの痛みは「万力で締め付けられるような痛み」と表現されます。一方の痛風ですが，「万力で締め付けておいて一捻り加えた痛み」となります。

痛風は，血中尿酸値の上昇によって起こります。では，なぜ尿酸値が上昇するかというと，プリン体が代謝される結果として尿酸が発生します。プリン体といってもお菓子のプリンとは何の関係もありません。あれは本来はプディング（pudding）というお菓子でハウス食品がカップ入りのプディングを売り出す時にプリンという商品名をつけたのが一般化しただけであり，お菓子のプリンを食べたからといって高尿酸血症になるわけではありませんからご安心ください。

プリン体とは，DNAの構成成分であるアデニンやグアニン，エネルギー源として重要なATP，補酵素として働くNADH，細胞内でのセカンドメッセンジャーであるcAMPに含まれ，生体内における様々な化学反応に関与しています（図20-2）。プリン体を多く含む食品としてはビールが有名です。ただ，同じビールといっても銘柄によって含有量は大きく違いますので，痛風の気のある読者はそれを充分に調べて飲まれることをお薦めします。ちなみに，エビスビールはプリン体の含有量が高く（エビスビールの会社の方，ご免なさい。私はエビスが大好きです），比較的含有量の低いスーパードライの2倍近くあります。それ以外に含有量の高い食品としては，動物の内臓（もつ），魚の干物などが挙げられます。

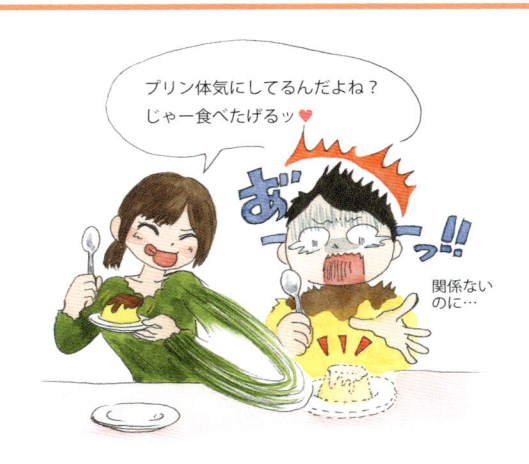

さて，プリン体から尿酸を生じるわけですが，過剰な尿酸は針状の尿酸塩の結晶となって関節腔内に析出します。これを白血球が貪食し，様々なサイトカインを放出したり，骨を破壊して痛風結節を生じます。この痛風結節ですが，膝や肘，あるいは脊椎に生じることもありますが，足の親指の関節が圧倒的に多くなっています。

なぜ足の親指関節に多いのかは完全には解明されていませんが様々な要因が関与しているようです。まず，足の親指は最も身体の末端にあるた

図20-2　プリン体の代謝

め，血液循環が充分に行われず，代謝産物が蓄積しやすく，pHは低めであろうと考えられます。また，温かい血液があまり流れませんから温度も低くなっています。低温とpHの低下は尿酸の溶解度を低下させ，結晶をできやすくします。また循環が悪いですから，尿酸がたまりやすいということもあるでしょう。第二に，足の親指は最も体重がかかり，機械的ストレスを受けやすいところです。機械的な刺激によって関節腔内に尿酸塩の結晶がパラパラと落ちたり (crystal shedding)，体重がかかって関節内に微小な組織片などができると，尿酸塩の結晶化が起こりやすくなります。これらの要因が重なり合って，足の親指に痛風結節をできやすくしていると考えられます。

## Q7 なぜ年をとると腰痛になりやすいの？

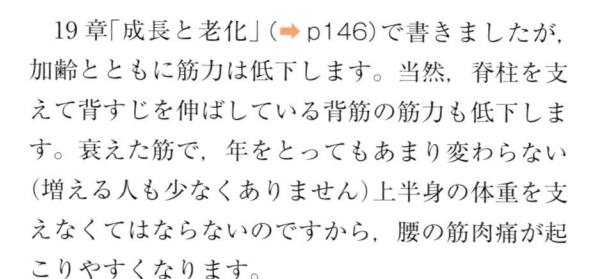

19章「成長と老化」(→p146)で書きましたが，加齢とともに筋力は低下します。当然，脊柱を支えて背すじを伸ばしている背筋の筋力も低下します。衰えた筋で，年をとってもあまり変わらない(増える人も少なくありません)上半身の体重を支えなくてはならないのですから，腰の筋肉痛が起こりやすくなります。

もう1つの原因は椎間板（椎間円板）の劣化です。椎間板は椎骨と椎骨との間を埋める軟骨性の組織で，これがあるお陰で私たちは身体を前屈させたり，後屈させたりすることができます。このクッションの役割を果たしている椎間板も加齢とともに弾力性を失い，もろくなっていきます。特に体重のかかる腰の部分の椎間板は圧によってつぶれ，後方にはみ出してしまいます。これが椎間板ヘルニアで，すぐ後ろにある脊髄から出る神経根を圧迫して痛みを生じます(図20-3)。単なる筋肉痛なのか，あるいは椎間板ヘルニアなのか

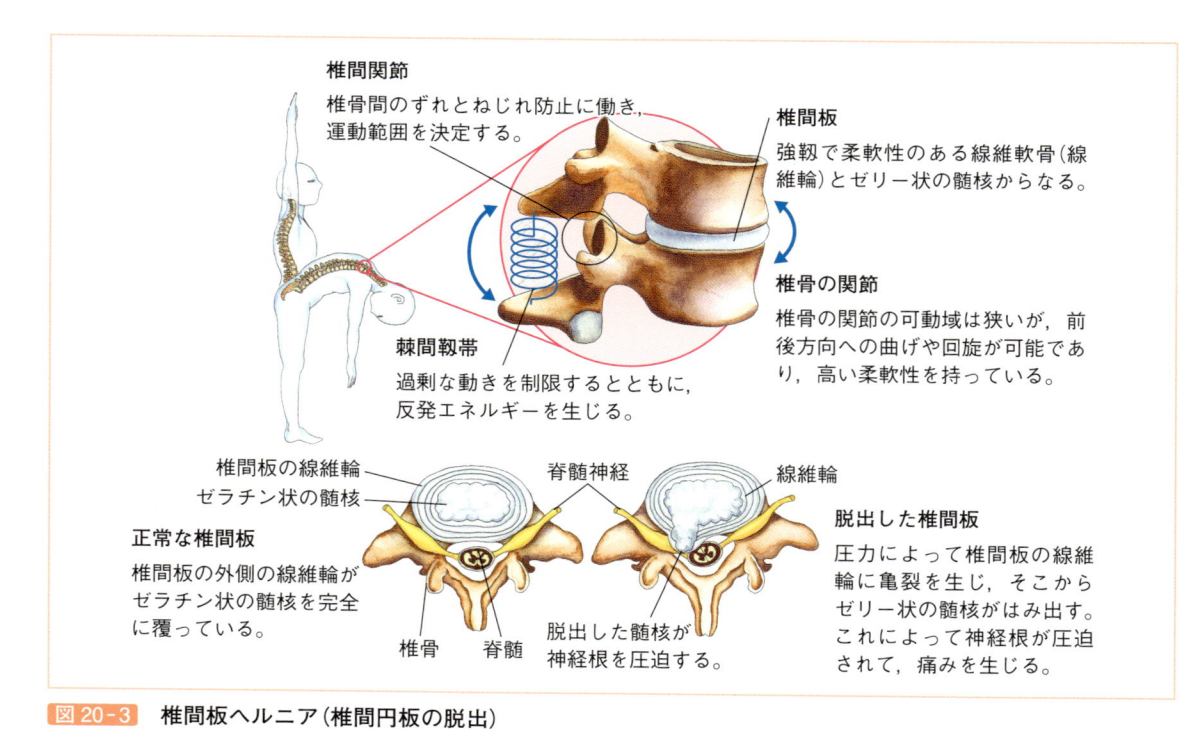

**図20-3** 椎間板ヘルニア（椎間円板の脱出）

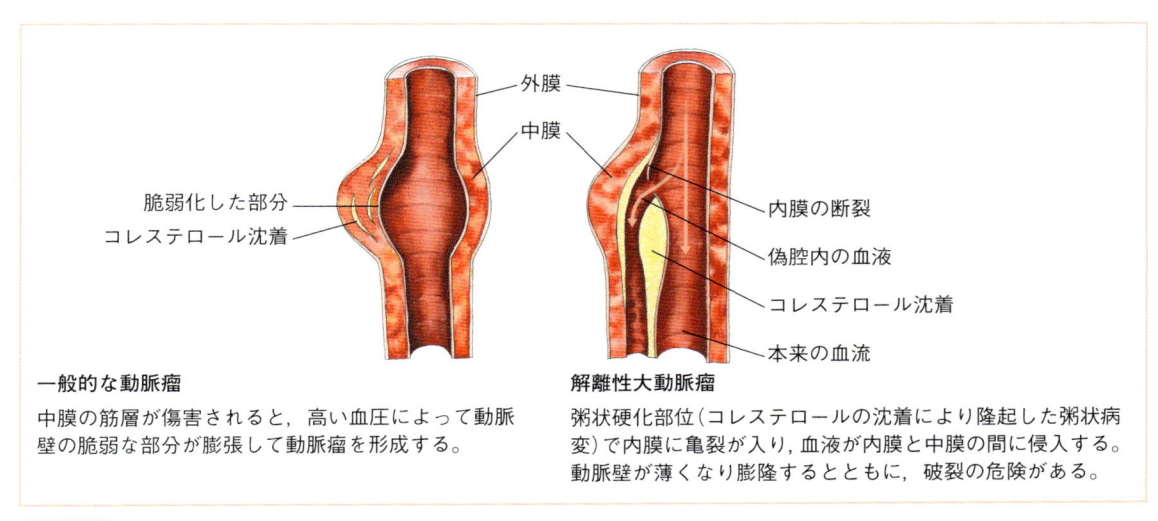

**図20-4** 動脈瘤

**一般的な動脈瘤**
中膜の筋層が傷害されると，高い血圧によって動脈壁の脆弱な部分が膨張して動脈瘤を形成する。

**解離性大動脈瘤**
粥状硬化部位（コレステロールの沈着により隆起した粥状病変）で内膜に亀裂が入り，血液が内膜と中膜の間に侵入する。動脈壁が薄くなり膨隆するとともに，破裂の危険がある。

は，足にしびれや痛みがあるかどうかで判断できます。しびれ感や痛みが下肢にまで広がっていれば，神経が圧迫されている椎間板ヘルニアや脊柱管狭窄症の可能性が高くなります。

腰痛の原因は上記のような整形外科的な疾患が多いのですが，それだけとは限りませんのであまり軽く考えることは禁物です。怖いのは大動脈の壁の間に血液が入り込み，大動脈が膨らんでしまう解離性大動脈瘤で，瘤が破裂して突然死することがあります（図20-4）。また，膵臓がんやがんの骨転移によって腰痛を生じることもありますし，尿管結石や腎臓の障害によることもあります。これらの病気も年をとると増えてきますから，注意が必要です。

## Q8 なぜ肩こりが起こるの？

首から肩にかけては腰とともに大きな負担がかかる場所です。細い首で重い頭を支えなくてはなりません。しかも頸部は大きな可動範囲がありますので，運動による負担もかかります。そして，これが肩こりの原因として最も多いものでしょうが，肩から上肢（腕）がぶら下がっているので，上肢の運動による疲れもたまりやすいのです。指先の運動であっても，腕を一定の曲げた状態に保っておかなければなりませんから，肩の筋肉には負担がかかります。プログラマーなど長時間コンピュータに向かって仕事をする人にとっては肩こりは職業病ともいえるでしょう。

筋肉を収縮させるためには，あるいは収縮した状態を保っておくためにはエネルギー（ATP）を消費します。運動を続けるためには，あるいは収縮状態を持続させるためには消費したATPを補給しなくてはなりません。ATPは**解糖系→TCA回路（クエン酸回路）→電子伝達系**と呼ばれる生化学的反応を経て生み出されます（図20-5）。解糖系の化学反応は酸素を必要とせず，この過程で2分子のATPが作られます。一方，TCA回路以降は酸素を必要とし，この過程で約30分子のATPが作られます。つまり，充分なATPを作り出すためには酸素が必要であり，酸素が足りないと化学反応は解糖系までで止まってしまい，解糖系の最終産物である乳酸が蓄積してきます。乳

酸が筋疲労，この場合は肩こりを引き起こします。酸素を筋肉に運んで来てくれるのは血流ですから，筋の収縮が激しすぎて血流による酸素供給が追いつかない場合と，血行が悪い場合に肩こりが起きるわけです。

ここまでは通常の肩こりのお話ですが，肩こりの原因は筋肉痛だけではありませんので注意してください。頸椎（首の骨）の異常，例えば椎間板変性症，椎間板ヘルニア，変形性頸椎症などでも，頸から肩にかけての痛みとして感じられます。いわゆる五十肩も肩周辺の痛みから始まり，次第に痛みのために肩の運動がしづらくなるものです。原因はよくわかっていませんが，肩関節の靱帯が固く短縮することがわかっています。通常は放置しても1〜2年で自然に治りますから，五十肩と診断されたら，あきらめてしばらく我慢するしかありません。

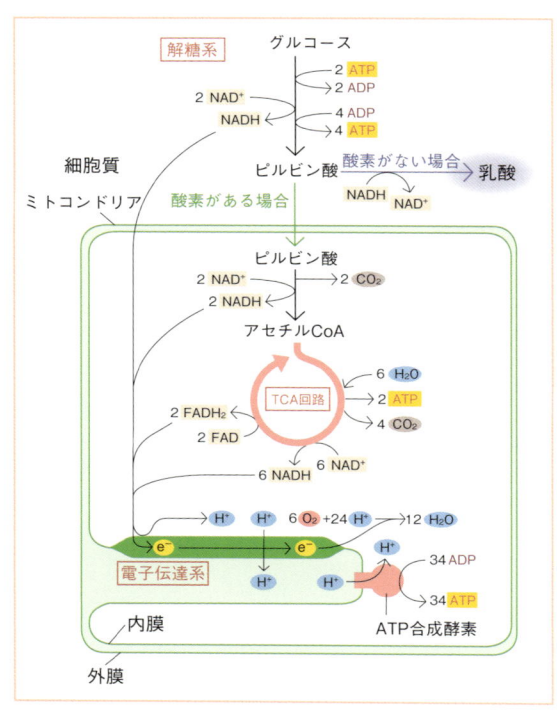

**図20-5** 解糖系，TCA回路と電子伝達系

## Q9 なぜ「朝のこわばり」が起こるの？

「朝のこわばり」は関節リウマチの典型的な症状です。関節リウマチは代表的な自己免疫疾患，つまり自分自身の細胞に対して抗体が作られてしまい，関節の内側を覆う滑膜に炎症が起こって軟骨や骨が次第に破壊されて，変形や機能障害をきたす病気です。朝のこわばりは朝起きた時に，手や手指の関節が腫れぼったく，動かしにくい感じがすることをいいます。痛みを伴うこともありますが，痛みのために動かせない，あるいは関節が固まってしまって動かせない状態ではありません。

寝ている間は関節を動かすことが少ないために，関節に水（関節液）が貯留してしまうことが原因と考えられています。起床して関節を動かすことによって関節液は徐々にリンパ管や細静脈に吸収され，こわばりの感覚は減っていきます。

短時間の朝のこわばりは他の疾患でも出現することがありますし，正常であっても更年期の女性ではしばしばみられます。しかし関節リウマチの場合，朝のこわばりは1時間以上持続します。

# 21 睡眠

19章で老化から死，つまり"永久の眠り"にまで行き着いてしまったのですが，ここで扱うのは私たちが毎日している眠り，すなわち睡眠です。睡眠について解説を書き始めてみたのですが，どうにも味もそっけもなくわれながら面白くありません。そこで20章と同様に質問に答える形で進めてみたいと思います。

## Q1 なぜ動物は眠らないといけないの？

　大変本質を突いたご質問です。昆虫も眠りますし，貝の仲間であるアメフラシも1日に少なくとも1回は不活動となり，眠っているらしいと考えられています。なぜ眠らなくてはいけないのか，現在の私たちの知識では明快にお答えすることはできないのですが，推測はされています。

　長時間起きていると，思考力が低下したり，いらいらするなど精神的に変調をきたすことはよく経験します。実験的に200時間眠らなかった人がいますが，最後には幻覚が見えたり，あるはずのない音が聞こえたり（聴覚性幻覚）したそうです。つまり，脳の神経細胞が疲労してくるのです。また，脳の中でもよく使う場所とあまり使われない場所とがあり，疲労の蓄積の度合いが違っています。

　このようなアンバランスを解消し，脳をリセットするために，私たちは周期的に睡眠をとるのであろうと考えられています。その裏付けとなる証拠の1つとして，睡眠を引き起こす中枢の存在があります。つまり，睡眠は覚醒状態がOFFになって引き起こされるものではなく，睡眠のスイッチがONになって起こる，つまり脳は必要に応じて積極的に睡眠を引き起こしているのです。この睡眠促進中枢は脳幹と視床下部にあり，動物で実験的にこれらの睡眠促進中枢を破壊すると，動物は全く眠らなくなり，やがて疲労のために死んでしまいます。

> さて，一言で睡眠といいますが，睡眠には種類があります。

　睡眠には，**ノンレム睡眠**（徐波睡眠）と**レム睡眠**の2種類があります。図21-1にいろいろな覚醒レベルで記録される脳波の波形を示します。**α波**は目を閉じてボーッとしている状態，**β波**は目を開けて何か（計算など）に集中している時に記録されます。そして**θ波**は浅い眠り（睡眠段階1～2），**δ波**は深い眠り（睡眠段階3～4）の時に出現します。

　眠りに入る時には通常はノンレム睡眠から始まり，眠りが深くなっていくにつれて脳波はα波→θ波→δ波と変化していきます。つまりノンレム睡眠は脳の休息の時期であるといえるでしょう。しかし，睡眠は深くなった状態が持続するわけではなく，深くなった睡眠は再び浅くなっていき，レム睡眠に入ります（図21-2）。レム睡眠は5～

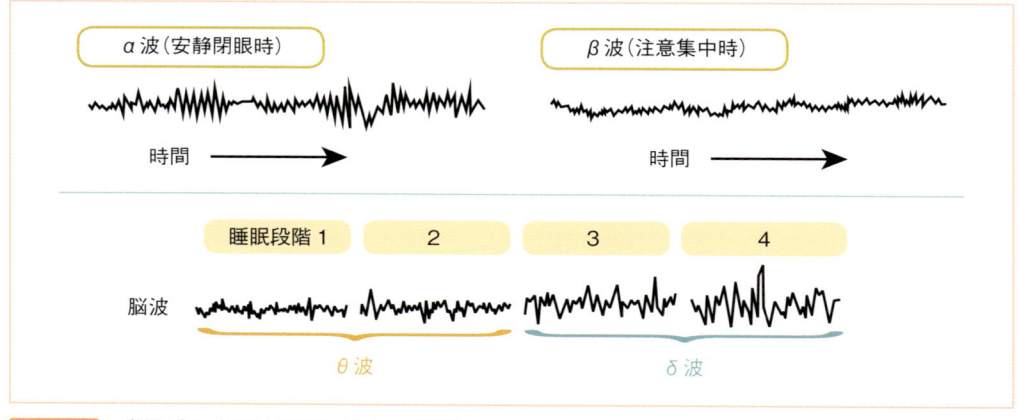

**図 21-1** 覚醒時と各睡眠段階における脳波

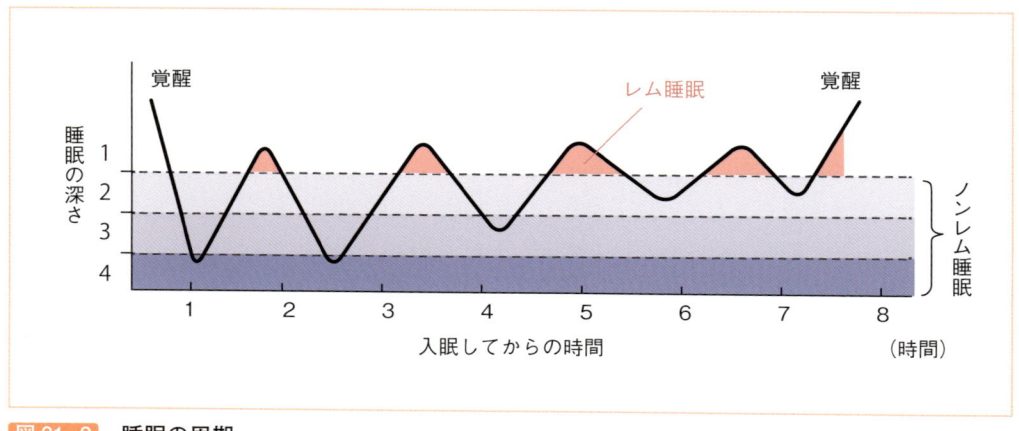

**図 21-2** 睡眠の周期

30 分ほど続き，約 90 分周期で出現，つまり一晩の睡眠で 3〜6 回出現します。ただしこれは成人での話で，新生児ではレム睡眠は成人よりもずっと長く，全睡眠の約半分を占めるといわれています。

このレム睡眠ですが，脳波上は β 波が観察され，まるで覚醒しているように見えます。ところが眠りは深く（睡眠段階の意味ではなく），刺激を与えてもなかなか覚醒させることができません。脳波上は覚醒しているようなのに，眠りとしては深いということから逆説睡眠とも呼ばれます。レム睡眠の時期に夢を見ます。自律神経系が不安定になって心拍や呼吸は不規則となり，四肢の筋肉は極端に抑制されて弛緩します。陰茎の勃起が起こったり，子どもがおねしょをするのもレム睡眠の時期です。私は子どもの頃に，トイレでおしっこをする夢を見たら，実際におねしょをしていたことがあります。これなど典型的なレム睡眠です。またレム睡眠の特徴的な所見として急速な眼球運動が見られ，まぶたはつぶったまま，眼球が左右に激しく動きます。レム睡眠のレムとはこの状態，つまり Rapid Eye Movement の頭文字をつなげた REM からきています。

> では，眠りに入るまでのご質問に順番に答えていきましょう。

## Q2 なぜ眠いと欠伸が出るの？

驚いたことに，これにもはっきりと答えることができません。眠くなってくると副交感神経優位となり，呼吸が抑制されて無気肺（空気が充分に入らず，つぶれている肺胞）が増えてきます。欠伸は一種の深呼吸ですから，大きく空気を吸い込むことによってこの無気肺を解消しているのだろう，と考えられています。

実際に血液中の酸素濃度は，欠伸によって上昇することが確かめられています。授業中に欠伸をして先生に叱られることがありますが，欠伸によって酸素をより多く取り込み，脳を活性化しようとしているのですから，叱るのは間違いです。眠くなるような授業をしている先生のほうが悪いのです。

## Q3 なぜ欠伸をすると涙が出るの？

涙は眼球の外上方にある涙腺で作られ（図21-3），絶えず少量ずつ分泌されて角膜表面を潤し，角膜が乾燥するのを防いでいます。眼球表面を潤した涙は涙嚢に流入した後，鼻涙管を通って鼻腔へと流出します。涙を流して泣くと鼻水が増えるのはこのためです。さて，前に書きましたように，欠伸は強い深呼吸であり，口を大きく開けて息を吸い込みます。この時に眼を強くつぶるなど，顔面の筋肉の多くも同時に収縮します。これによって涙嚢が圧迫されて中にたまっていた涙が逆流して流れ出すのです。欠伸をする時には，顔面の筋のみならず，頸や肩の筋肉も軽い運動をしますので，適当に緊張もほぐれ，精神的にも身体

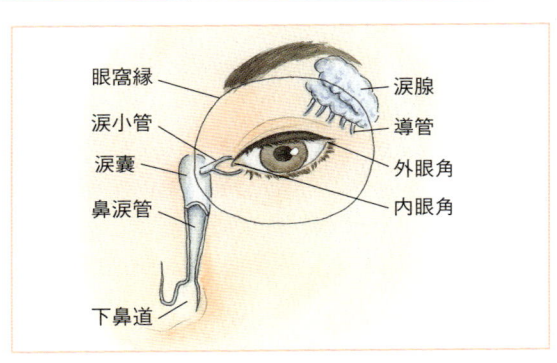

図21-3 涙器

的にもリラックスでき，眠りに入りやすくなります。

## Q4 欠伸はどうしてうつるの？

これは私にも長年の疑問でした。昔は欠伸によって何らかのガスが放出され，それによって他人に伝染するのではないかと考えられていましたが，映画やテレビが発明されると，映画やテレビの俳優が欠伸をすると，それを見ている人にも伝染することから，この説は否定されました。

伝染する理由がはっきりしてみると，私の経験にも納得がいきました。ずっと前，長男がまだ生後4〜5か月の赤ちゃんだった頃，家内が外出したため1人で赤ん坊の面倒をみている時でした。赤ちゃんが欠伸をすると私に伝染して，私も欠伸をしてしまいました。ところが，私が欠伸をして

も赤ちゃんには伝染せず，ニコニコしているのです。「チクショー，生意気だぞ」と思いました。

これだったのです。欠伸が伝染するのは，群れの仲間の気持ちを理解し，共感を示す行動だったのです。「君は眠いんだね。ボクも眠いよ。だって仲間なんだもん」という合図なのです。赤ちゃんに欠伸が伝染しないのは，赤ちゃんではまだ社会性が育っていないせいです。イヌやライオンも仲間の欠伸は伝染します。ところが群れは作っても社会性のない，つまり仲間意識がないカメでは，他のカメが欠伸をしてもそれは伝染しないのです。このことを実証した研究は2011年度のイグ・ノーベル賞を受賞しています。イグ・ノーベル賞とは，珍妙な問題に大真面目に取り組んで解決した，つまり「人々をまず笑わせ，そして考えさせてくれる」研究に与えられる賞です（日経サイエンス2012年2月号より）。

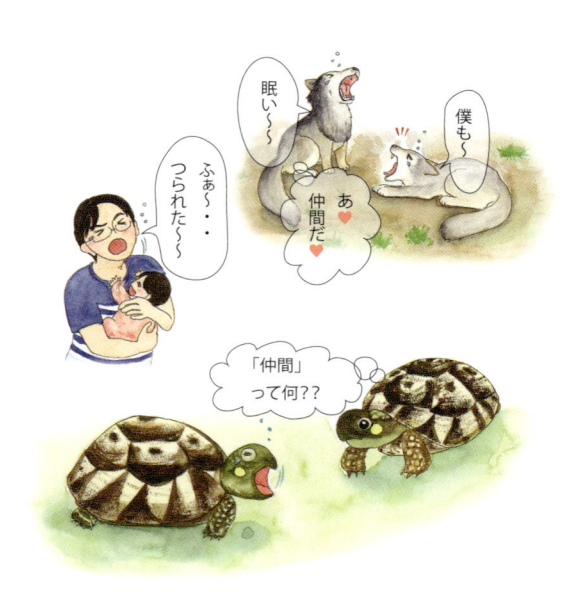

## Q5 なぜ電車で眠くなるの？

電車の座席に座ると，本を読んだり，ゲームをやっていないと眠くなってきます。これは暇でやることがないため，副交感神経優位となるせいです。ゴトン，ゴトンという電車の周期的な音と揺れも胎児期の母親の心音を聞いているようで，眠気を誘うのでしょう。ただし，電車の中であれほどよく眠るのは日本人だけのようです。欧米などではスリやかっぱらいを警戒して，人々は決して電車の中では眠りこけないそうです。

「ご飯を食べると眠くなるのはなぜ？」というご質問への答えも同様で，副交感神経優位となるせいです。

> だいぶ眠くなってきましたので，そろそろベッドに入りましょう。

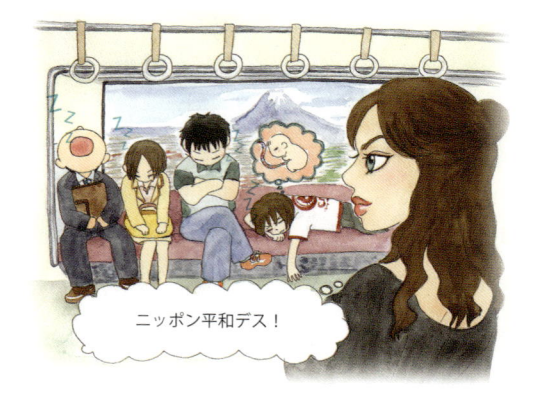

## Q6 なぜ寝入りばなに手足がピクッとするの？

確かに寝入りばなに，特に足がピクッと動き，それにびっくりして目が覚めてしまうことすらありますね。これは**ミオクローヌス**といいます。覚醒時にミオクローヌスが起きるのは異常で，てんかんなど脳内に何らかの障害があることを示していますが，寝入りばなのピクッは生理的ミオクローヌスと呼ばれ，誰にでも起こります。ミオクローヌスは大脳皮質から脊髄までの間のあらゆるレベルでの易興奮性による症状と定義されます。

ここでは一番単純な脊髄レベルで考えましょう。16章で**屈曲反射**の話をしましたが（→p124），もう少し詳しく説明しましょう。屈曲反射とは，うっかり熱いやかんに触れてしまった時に，思わず手を引っ込める，あれです。熱いという感覚情報は感覚神経を通って脊髄に入り，大脳へ情報を送ると同時に，脊髄レベルでの反射により，屈筋を収縮させるとともに伸筋を弛緩させて手を引っ込めさせます。16章では事態を単純化するために省略したのですが，弱い感覚刺激でもいちいちこの反射が起きていたのでは大変なことになります。そこで，脊髄におけるシナプスには大脳から常に抑制性のインパルスが送られ，過剰な反応を抑えています（図21-4）。強烈な感覚情報（熱い！とか痛い！など）が来た時にだけ，大脳からの抑制に打ち勝ってこの反射が起こります。ところが半分眠ったような状態では，大脳の機能が低下してきますから，大脳からの抑制が弱くなってしまうのです。私たちの腕や足はベッドのシーツに触れています。この触覚情報が脊髄に入り，大脳からの抑制がないために，シーツなどの弱い刺激に対して屈曲反射を起こしてしまうのです。

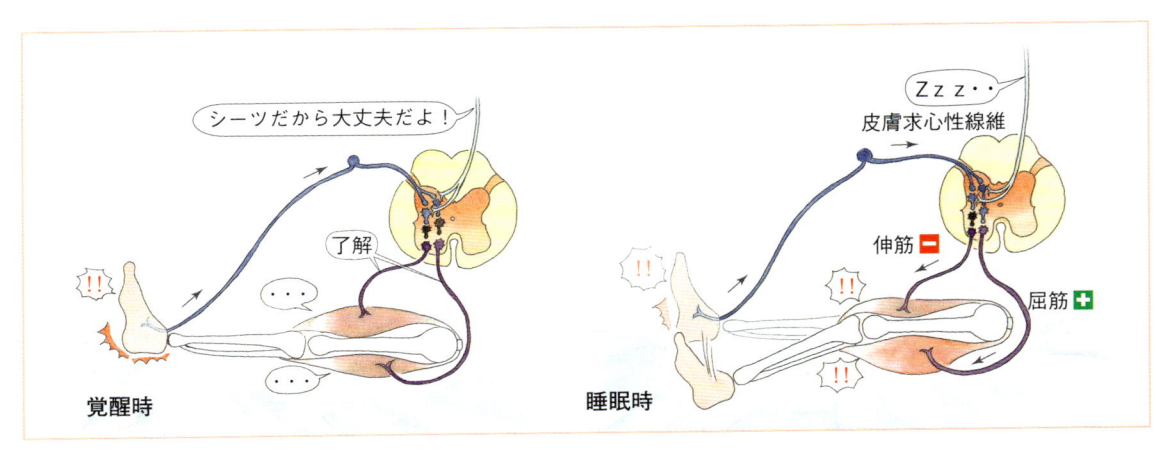

**図21-4** 屈曲反射

## Q7 なぜ金縛りは起こるの？

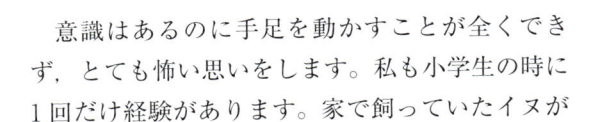

意識はあるのに手足を動かすことが全くできず，とても怖い思いをします。私も小学生の時に1回だけ経験があります。家で飼っていたイヌが初めての出産をした時です。心配なので母子ともに家に入れ，近くに布団を敷いて寝たのですが，金縛りにあってしまったのです。

普通は図21-2(➡p160)のようにノンレム睡眠から入眠し，いったん深い睡眠に入った後にレム睡眠が来ます。ところが非常に疲れていたり，精神的に落ち着かないまま眠りに入ると，いきなりレム睡眠から入眠してしまうことがあります。眠りかけの状態ですから意識はまだあるのに，レム睡眠ですから手足の筋肉は弛緩してしまっていて動かせず，それで怖い思いをするのです。

## Q8 なぜ就寝時にこむら返りが起こりやすいの？

同じような質問を何人もの方々から受けました。皆さんずいぶんお悩みの様子です。確かにふくらはぎのこむら返りは痛くていやですが，私の場合は足の裏の親指を曲げる筋（短母趾屈筋）がつると，その後で疲れが抜けるようで気持ち良くて好きです。足の親指を強く曲げてわざとつらせることも時々やっています。変でしょうか？

こむら返りを起こしやすくする原因は「冷え」と「運動」，そして「脱水」なのだそうです（これはNHKの「ためしてガッテン」で得た知識です）。夜眠る時は1日の活動の後で足も疲れています。足がつりやすくなっているのでしょう。冷え症の人で起こりやすいのかもしれません。アルコールには利尿作用がありますから，お酒を飲むと脱水気味となり，足がつりやすくなるでしょう。

もう1つ重要な要因があります。**膝蓋腱反射**をご存じでしょうか。膝のお皿のすぐ下をゴムのハンマーで叩くと下腿が跳ね上がる反射です（図21-5）。これは，筋線維の間に存在する感覚受容器（伸展受容器）である筋紡錘が興奮して伸筋（大腿四頭筋）を収縮させるためです（図21-6a）。一方，腱の部分には**ゴルジ腱器官**という伸展受容器があり，それが急に伸展されると逆に筋の収縮を抑制し，過剰な収縮で筋が断裂してしまわないようにしています（図21-6b）。ところがこの受容器はしばらく刺激が来ないと働かなくなってしまいます。眠って筋肉が弛緩していた状態の後に，突然寝返りなどをうつと，このゴルジ腱器官が働かない状態で筋が収縮しますので，筋収縮に対するブレーキが効かず，収縮が過剰になってしまうの

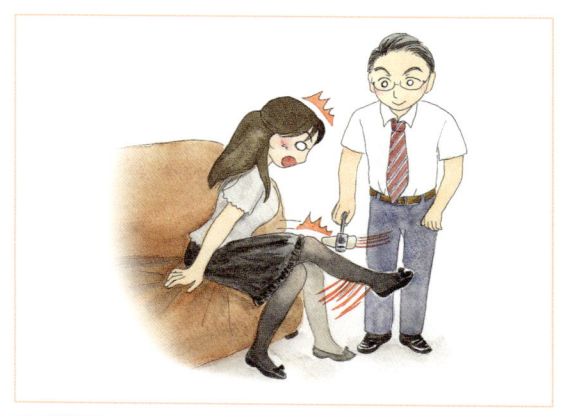

図21-5　膝蓋腱反射

です。こむら返りが起こったら，痛みに耐えて足を背屈させると，ある時点で筋の緊張がとれ痛みが和らぎますが，これはゴルジ腱器官がやっと興奮して筋の収縮を抑制してくれるためです。

こむら返りが毎日，あるいは数日に1回程度の高頻度で起こる方は，一度整形外科を受診されることをお薦めします。脊柱管狭窄症である可能性があります。また，低マグネシウム（Mg）血症でも起こりやすくなります。サプリメントなどでMgを補充するのも予防法の1つです。ただし，腎機能が低下していると逆に高Mg血症をきたす場合もありますので，ご注意ください。

つい最近のことですが，こむら返りの予防には漢方の芍薬甘草湯（しゃくやくかんぞうとう）が効くと聞きました。お悩みの方はお試しください。ただし，ドーピングに引っかかりますので，一流のスポーツ選手にはお薦めできません。また妊娠中の方は，服用前に医師にご相談ください。

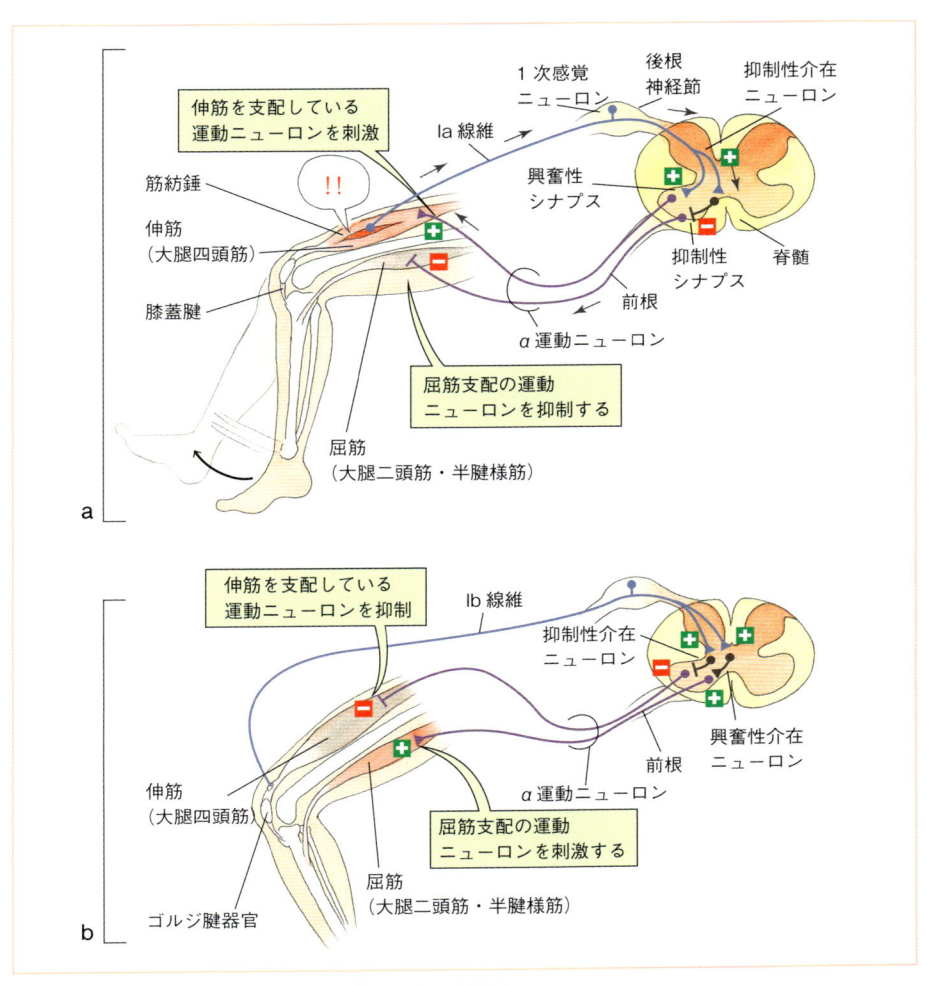

**図21-6** 膝蓋腱反射(a)とゴルジ腱器官反射(b)

## Q9 なぜ夢を覚えている時といない時があるの？

　これは難しい質問です。1ついえることは，私たちは寝ている間に何度も夢を見ているのですが，覚えているのは最後に見た夢だけなのです。再び図21-2(→p160)をご覧ください。先ほど述べたように，夢を見るのはレム睡眠の時期で，一晩のうちに何度もレム睡眠は出現します。脳波を記録しながら被験者に眠ってもらい，レム睡眠が起こるたびに叩き起こして聞くと，そのたびに夢を見ていたと答えるそうです。つまりレム睡眠で夢を見ても，その後のノンレム睡眠によって夢の記憶は消去されてしまうのです。したがって覚えているのは覚醒の直前のレム睡眠で見た夢だけです。図21-2は自然に覚醒した場合を示していますが，目覚まし時計などで強制的に目覚めさせられた場合などは，そのタイミングによってはノンレム睡眠から突然覚醒させられるため，夢は覚えていません。またいったん自然に覚醒しても，ウトウト状態が長く続けば夢は忘れてしまうでしょう。

# 索引

## 数字・欧文索引

### 数字

0.9％食塩水　25
1回換気量　68
1回心拍出量　36, 41, 46
1秒率　69
5％ブドウ糖液　26
Ⅰ型アレルギー　21
Ⅱ型アレルギー　21
Ⅲ型アレルギー　21
Ⅳ型アレルギー　21

### 欧文

αアミラーゼ　84
α受容体　80
α波　159
β受容体　80
β波　159
γグロブリン　17
δ波　159
θ波　159

ABO式血液型　18
ACE　4
ACh　29
ADH　78
ATP　3
Bリンパ球　14
$Ca^{2+}$　38, 46
$Ca^{2+}$過負荷　38
$Ca^{2+}$チャネル　26
cAMP　7
DNA　2
ES細胞　143
GFR　79
GnRH　127
hCG　140
HeLa細胞　149
HLA抗原　21
IgA　17
IgD　17
IgE　17, 21
IgG　17
IgM　17
iPS細胞　143
$K^{+}$チャネル　26
mmHg　48
$Na^{+}/K^{+}$ポンプ　6
$Na^{+}$チャネル　5, 26
NK細胞　14
NSAIDs　104
Osm　76
PG　105
PTH　114
P波　33
QRS波　33
R on T　38
Rh式血液型　20
RNA　2
$SpO_2$　11
TCA回路　157
Torr　57
TRH　96
TSH　96
Tリンパ球　14
T波　33
X染色体　136
Y染色体　136

## 和文索引

### あ
アゴニスト　4
アジソン病　103
アセチルコリン　29
アセチルコリン受容体　5
アダムス・ストークス失神　37
アトピー性皮膚炎　119
アドレナリン　4, 99
アナフィラキシーショック　52
アラキドン酸　104
アルコール　85
アルドステロン　78, 101
アレルギー　21, 119
アレルゲン　21
アンジオテンシン変換酵素　4
アンドロゲン　101
欠伸　161
悪性腫瘍　141
朝のこわばり　158

### い
イオン　5
イグ・ノーベル賞　162
イヌリン　79
インスリン　4, 79
インパルス　30
胃　83
胃酸　83
異常自動能　39
遺伝因子　144
遺伝子　1
閾値　30
一次血栓　15
一次脱水　82
一酸化炭素　11
陰イオン　25
飲水中枢　126

### う
ウェルニッケの中枢　130
うっ血性心不全　47
うつ熱　111

### え
運動神経　120
運動性言語中枢　130
運動野　129

### え
エクリン腺　108
エコノミークラス症候群　73
エストラジオール　94
エストロゲン　137
エネルギー　65
エラスチン　116
エリスロポエチン　93
栄養膜　139
腋窩温　108
延髄　125
炎症　103
遠位尿細管　77
遠心線維　120

### お
オータコイド　105
オームの法則　51
オキシトシン　96
黄体　137
横隔膜　66, 153
男の脳　131
温度感覚　118
女の脳　131

### か
カイロミクロン　86
カスケード反応　16
カテコールアミン　4
カルシトニン　114
ガス交換　56, 71
ガストリン　85
がん　141
花粉症　22
顆粒球　12, 13
回腸　85
灰白質　128
解糖系　157
外胚葉　139
外部要因　144

外分泌　92
角質層　117
拡散　27, 55
拡散障害　71
拡張期血圧　49
核　1
肩こり　157
活動電位　29, 30
金縛り　163
汗腺　117
冠動脈　142
換気/血流比不均等　71
換気障害　71
間質液　9, 59
間脳　125
感覚神経　120
感覚性言語中枢　130
幹細胞　143
関節リウマチ　158

● き
キモトリプシン　84
キャリアー　6
気圧　152
気管　67
気管支　67
気道　67
起立性低血圧　53
機能局在　129
拮抗支配　121
求心線維　120
嗅覚　129
共輸送　6
強心配糖体　46
橋　125
凝固因子　15
近位尿細管　77
筋肉痛　154
緊張型頭痛　151

● く
クエン酸回路　157
クッシング症候群　101
クリアランス　79
クレアチニン　80

グルコース　61, 79, 148
グレリン　89
くる病　115
空腸　85
屈曲反射　124, 163

● け
ケラチノサイト　116
解熱　110
経皮薬剤　118
撃発活動　38
血圧　44, 48, 51
血液凝固　16
血管拡張薬　45
血管内皮細胞　59
血漿　8
血漿 $Ca^{2+}$ 濃度　114
血小板　15
血栓　52
血流速度　55
血流輸送　56
月経　138
言語中枢　130
減感作療法　24
減数分裂　137

● こ
コラーゲン　116
コルチゾル　99
ゴナドトロピン　127
ゴナドトロピン放出ホルモン　127
ゴルジ腱器官　164
こむら返り　164
呼吸促迫症候群　69
誤嚥　68
甲状腺機能亢進症　50
甲状腺刺激ホルモン　96
甲状腺刺激ホルモン放出ホルモン　96
甲状腺ホルモン　96
好塩基球　14
好酸球　13
好中球　13
交換系　6
交感神経　91, 121
抗原　14

索引

抗体　14
抗利尿ホルモン　78
後頭葉　129
後負荷　44
恒常性　8
高音難聴　146
高カリウム血症　32
高血圧　51
高体温　111
高張　76
高張液　26
高尿酸血症　155
喉頭蓋　68
酵素　4
膠原線維　116
膠質浸透圧　59
興奮　29
骨格　112
骨格筋　112
骨格筋細胞　29
骨芽細胞　113
骨細胞　112
骨髄　113
骨粗鬆症　115
骨軟化症　115
骨膜　112
骨梁　113

### さ

サーファクタント　69
サイクリックAMP　7
挫滅症候群　32
再吸収　59
再分極　33
細静脈　62
細動脈　56, 62
細胞　1
細胞外液　9, 25
細胞質　2
細胞性免疫　14
細胞内液　9, 26
細胞膜　3
最高血圧　49
最低血圧　49
臍静脈　142
臍動脈　142

三大栄養素　83
酸素分圧　56

### し

シクロオキシゲナーゼ　15, 104
ショック　52, 61
死腔　70
死にまね反応　100
糸球体　50, 52, 77
糸球体濾過量　79
刺激伝導系　34
思春期　144
脂質二重層　3
視床　125
視床下部　125
自己寛容　19
自己トレランス　19
自己免疫疾患　21
自動能　33
自由神経終末　118
自律神経　91, 120
膝蓋腱反射　124, 164
腫脹　103
腫瘍　141
受攻期　38
受精卵　139
受容体　4, 29
収縮期血圧　49
収縮性　46
集合管　77
十二指腸　84
充満期　45
絨毛膜　139
出血性ショック　61
除細動　40
徐脈　36
徐脈性不整脈　35
小腸　85
小脳　133
常在細菌叢　88, 89
常染色体　136
食道　67
触圧覚　118
職業性アレルギー　24
心筋　32
心筋細胞　42

心室拡張期　35
心室細動　40
心室収縮期　35
心室性期外収縮　35
心静止　40
心臓　61
　──の圧-容積軌跡　45
心停止　40
心電図　33
心肺蘇生法　40
心拍数　44
心房細動　40
神経線維　29, 30
神経伝達物質　29
神経内分泌　96
神経内分泌反射　96
浸透圧　25, 75
真皮　116, 117
腎小体　77
腎臓　74

### す
スターリングの心臓の法則　42
ステロイド　119
スポーツ心臓　46
頭蓋骨　135
頭痛　151, 152
睡眠　159
膵液　84
髄腔　113

### せ・そ
セカンドメッセンジャー　7
正のフィードバック　96
生存曲線　148
生体恒常性　90
生理食塩水　25
成長　144
声帯　66
声門　66
性周期　137
性腺刺激ホルモン　127
性染色体　136
性同一性障害　131
精子　138

精巣　127
静止電位　27
赤芽球　12
脊髄　123
脊髄神経　120
赤血球　9
　──の産生　84
摂食中枢　125
染色体　2
前頭葉　129
前負荷　44
前立腺肥大　82
総末梢抵抗　51
側頭葉　129

### た
タンニン　84
多臓器不全　62
体液性免疫　14
体温　90, 108
体温調節中枢　109
体性感覚　151
体性感覚野　129
体性神経　120
対向輸送　6
胎児　139
胎盤　20, 139
大蠕動　88
大腸　87
大脳　128
大脳基底核　128
脱水　82
脱分極　29
脱落膜　139
単球　12, 14
単糖　86
胆汁　85
男性ホルモン　101
弾性線維　116

### ち
チャネル　5, 26
緻密質　113
蓄尿　80
着床　139

中枢神経　123
中脳　125
中胚葉　139
腸絨毛　85
懲罰系　126
直腸温　108

## つ

椎間板　156
椎間板ヘルニア　156
痛覚　118, 151
痛風　155

## て

テストステロン　94, 101
テロメア仮説　148
テロメラーゼ　149
低張　76
鉄　84
鉄欠乏性貧血　10
伝導速度　30
電位勾配　27, 28
電解質コルチコイド　78, 101
電子伝達系　157

## と

トリプシン　84
疼痛　103
等張液　26
等容性弛緩期　45
等容性収縮期　45
糖質コルチコイド　99, 104
糖尿病　79
頭頂葉　129
洞房結節　33, 34
動静脈吻合　117
動脈管　142
動脈血の酸素飽和度　11
特異動的作用　106
特殊感覚　151

## な

ナチュラルキラー細胞　14

内臓感覚　151
内胚葉　139
内部要因　144
内分泌　92
内分泌細胞　92
内分泌腺　92

## に

二酸化炭素分圧　57
二次血栓　16
二次性高血圧　53
二次性能動輸送　6
二次脱水　82
二重支配　121, 123
二糖類　86
肉腫　141
乳児突然死症候群　111
乳糖不耐症　4
尿　74
尿細管　77
尿酸塩　156
尿失禁　82

## ね・の

ネフロン　77
ノルアドレナリン　4, 29, 99
ノンレム睡眠　159
能動輸送　6
脳　61
脳幹　125
脳神経　120
脳脊髄液　135
脳梁　129
濃度勾配　27, 28

## は

ハイムリック法　68
ハバース管　113
バセドウ病　50
バソプレシン　78
パチニ小体　118
パラソルモン　114
破骨細胞　114
播種性血管内凝固症候群　62

肺活量　69
肺気量　68
肺血栓塞栓症　73
肺水腫　62
肺胞　57
肺胞換気量　71
肺毛細血管　57, 65
胚子　139
排尿　80
排尿困難　82
排尿障害　81
排尿反射　124
排便　88
排便反射　124
排卵　137
白質　128
拍出期　45
白血球　12
発熱　103, 110
半透膜　3, 59, 75

## ひ

ヒス束　34
ヒスタミン　64, 103
ヒストン　2
ヒト絨毛性ゴナドトロピン　140
ビタミン$B_{12}$　84
ビタミンD　116
ピロリ菌　89
ピンポン感染　15
皮脂　117
皮膚　116
肥満細胞　21
脾臓　153
微絨毛　85
微小循環　56
左鎖骨下動脈　142
左総頸動脈　142
表皮　116
頻脈性不整脈　35, 37

## ふ

フィブリノゲン　16
フィブリン　16
フィラリア症　64

フェロモン　97
ブラジキニン　103
ブローカの中枢　130
プラセボ効果　119
プラトー　32
プリン体　155
プルキンエ線維　34, 37
プロゲステロン　137
プロスタグランジン　52, 103, 105, 110
プロスタサイクリン　52
不応期　33
不整脈　32, 35
負のフィードバック　95
浮腫　62, 64
副交感神経　91, 121
副腎　98
副腎髄質　98
副腎髄質ホルモン　99
副腎皮質　98
副腎皮質機能亢進症　101
副腎皮質機能低下症　102
副腎皮質ホルモン　99
物質交換　59

## へ

ヘモグロビン　9, 11
ヘモグロビン酸素解離曲線　11
ペースメーカー　34
ペプシン　83
平均血圧　49
平均寿命　148
片頭痛　151
辺縁葉　129

## ほ

ホスホリパーゼ$A_2$　104
ホメオスタシス　8, 90
ホルモン　91, 94
ボーマン嚢　77
ポンプ　6
胞胚　139
報酬系　126
防衛反応　100
房室結節　34
房室ブロック　35

傍分泌　93
発赤　103
本態性高血圧　51

## ま
マイスネル小体　118
マクロファージ　14
マスト細胞　21
毎分心拍出量　36, 46
膜消化　86
末梢神経　120
満腹中枢　126
慢性心不全　47
慢性閉塞性肺疾患　70

## み
ミオクローヌス　163
ミセル　86
ミトコンドリア　2, 3
味蕾　147
右－左短絡　71
脈圧　49

## め・も
メラニン　117
メラニン細胞　116
メラノサイト　116
メルケル細胞　116
メルケル盤　118
免疫グロブリン　17
毛細血管　59
毛包受容器　118

## ゆ・よ
輸送体　6
羊水　140
羊膜　140
羊膜腔　140

陽イオン　25
腰痛　156
溶血性貧血　20

## ら
ラプラスの法則　43
ランゲルハンス細胞　116
卵　138
卵円孔　142
卵割　139
卵管采　138
卵巣　127

## り
リエントリー　37
リパーゼ　84
リポキシゲナーゼ　104
リン脂質　3
リンパ球　12, 14
利尿薬　45
良性腫瘍　141
輪状ヒダ　85

## る・れ
ルフィニ終末　118
レプチン　89, 127
レム睡眠　159
連合野　129

## ろ
ロイコトリエン　103
濾過　59
老化　146
老眼　146

## わ
腕頭動脈　142